# 中国出生缺陷图谱
## ATLAS OF BIRTH DEFECTS IN CHINA
### 第2版

主　编　刘瀚旻　李胜利　朱　军

编　委（按姓氏笔画排序）

| | | | | | | |
|---|---|---|---|---|---|---|
| 丁自海 | 万立新 | 马　霞 | 马秀伟 | 王　华 | 王　和 | 王　棵 |
| 王宇宏 | 王守磊 | 王劲松 | 王艳萍 | 王晨虹 | 牛　峰 | 仇黎生 |
| 文华轩 | 邓　奎 | 邓长飞 | 邓京城 | 卢彦平 | 田晓先 | 代　礼 |
| 白育萍 | 兰礼吉 | 尼玛旦增 | 曲海波 | 曲维红 | 朱　军 | 朱丽萍 |
| 刘　星 | 刘　铮 | 刘　敏 | 刘文英 | 刘珊玲 | 刘益兵 | 刘银燕 |
| 刘瀚旻 | 羊乐霞 | 牟　祎 | 李　军 | 李　阳 | 李　琪 | 李小洪 |
| 李明蓉 | 李育操 | 李泽桂 | 李胜利 | 李常惠 | 李增明 | 杨明辉 |
| 吴　春 | 何春花 | 何嘉敏 | 邹　于 | 张　涛 | 张　葵 | 张晓辉 |
| 张梦雨 | 阿依古丽·买买提明 | | 陈　明 | 陈　茵 | 陈　翔 | 陈　曦 |
| 陈芷萱 | 陈秀兰 | 陈琼瑛 | 武宪秋 | 范宏连 | 林晓文 | 欧阳淑媛 |
| 尚爱加 | 易　玲 | 罗丹丹 | 周凤荣 | 孟　岩 | 赵博文 | 胡　炜 |
| 钭金法 | 侯　磊 | 姚　军 | 姚　远 | 秦　越 | 袁　鹰 | 袁永一 |
| 贾万钧 | 徐两蒲 | 翁宗杰 | 高志刚 | 高志英 | 郭家松 | 唐　遥 |
| 陶　晶 | 崔世红 | 康乐妮 | 梁　娟 | 梁美玲 | 董　玲 | 董柏青 |
| 蒋小平 | 韩　玲 | 曾　晴 | 温　昕 | 廖伊梅 | 谭　莹 | 缪　蕾 |
| 颜幸燕 | 薛敬洁 | 鞠　延 | | | | |

学术秘书　王艳萍　陶　晶

人民卫生出版社
·北京·

**图书在版编目（CIP）数据**

中国出生缺陷图谱/刘瀚旻，李胜利，朱军主编
. —2 版. —北京：人民卫生出版社，2021.4
ISBN 978-7-117-29691-5

Ⅰ.①中… Ⅱ.①刘…②李…③朱… Ⅲ.①新生儿
疾病-先天性畸形-中国-图谱 Ⅳ.①R726.2-64

中国版本图书馆 CIP 数据核字（2021）第 056395 号

| | | |
|---|---|---|
| 人卫智网 | www.ipmph.com | 医学教育、学术、考试、健康，购书智慧智能综合服务平台 |
| 人卫官网 | www.pmph.com | 人卫官方资讯发布平台 |

**中国出生缺陷图谱**

Zhongguo Chushengquexian Tupu

第 2 版

主　　编：刘瀚旻　李胜利　朱　军
出版发行：人民卫生出版社（中继线 010-59780011）
地　　址：北京市朝阳区潘家园南里 19 号
邮　　编：100021
E - mail：pmph @ pmph.com
购书热线：010-59787592　010-59787584　010-65264830
印　　刷：北京顶佳世纪印刷有限公司
经　　销：新华书店
开　　本：889×1194　1/16　印张：25
字　　数：792 千字
版　　次：2008 年 11 月第 1 版　　2021 年 4 月第 2 版
印　　次：2021 年 5 月第 1 次印刷
标准书号：ISBN 978-7-117-29691-5
定　　价：328.00 元

打击盗版举报电话：010-59787491　E-mail：WQ @ pmph.com
质量问题联系电话：010-59787234　E-mail：zhiliang @ pmph.com

# 前　言

从 2008 年《中国出生缺陷图谱》第 1 版的出版到 2021 年第 2 版的面世,这 10 多年间,随着新医改的不断推进,我国出生缺陷防控形势发生了巨大的变化,全社会对出生缺陷重大问题以及出生缺陷防控高度重视,积极推动了全国出生缺陷防控工作向纵深发展。以神经管缺陷为代表的主要出生缺陷发生率出现了明显的下降趋势,主要出生缺陷致死率和致残率出现下降,出生缺陷导致的疾病负担得到控制。但是,随着我国生育政策的调整,高龄产妇比例和高危孕妇比例呈现上升的态势,出生缺陷发生风险增加。随着出生缺陷筛查与诊断技术的迅速发展,越来越多的出生缺陷被发现。同时,新形势下出生缺陷防控的需求也日益增加,这些都对出生缺陷防控提出了更大的挑战。

出生缺陷诊断仍是出生缺陷防控中的重要任务,是为患儿及其家庭提供治疗和预后咨询的重要依据。只有精准地诊断,才能精准地防控。当前出生缺陷筛查与诊断技术日新月异,医学知识加速更新,但由于出生缺陷种类繁多,大多数为罕见疾病,临床变异多样,致使出生缺陷筛查、诊断和治疗能力不足的矛盾突显,出生缺陷防控水平亟待进一步提高。因此,希望《中国出生缺陷图谱》的再版能为一线临床医务人员在出生缺陷诊断和监测方面提供有用的帮助,成为临床实践中不可或缺的工具书。

《中国出生缺陷图谱》(第 2 版)仍延续第 1 版的体例风格,重点突出先天畸形的典型图片,配以简明扼要的文字说明,从而使"图谱"更能可视化地表现各种畸形的临床特征,便于读者直观而形象地理解疾病的表现,进一步提高疾病的诊断水平。

我们组织了多学科的专家重新审核、修改和完善了本书的文字和图片,在第 1 版的基础上,尽可能增加更多的病种和图片。全书共分为 12 章,按照国际疾病分类(ICD10)编码,从第 1 版的 193 种出生缺陷增加到目前 290 余种出生缺陷,图片从第 1 版的 870 幅增加到第 2 版的 1 000 余幅,这些图片精选于全国出生缺陷图片库以及专家们的无私提供。在第 2 版的编写过程中,先后有来自四川大学华西第二医院、深圳市妇幼保健院、中国人民解放军总医院第七医学中心附属八一儿童医院、中国人民解放军总医院、首都医科大学附属北京安贞医院、中国医学科学院整容外科医院、首都儿科研究所附属儿童医院、上海儿童医学中心、空军军医大学第一附属医院(西京医院)、南方医科大学深圳医院、南方医科大学、哈尔滨红十字中心医院、浙江大学医学院附属儿童医院、浙江大学医学院附属邵逸夫医院、重庆医科大学附属儿童医院、中国人民解放军陆军军医大学、四川大学华西医院、四川省医学科学院·四川省人民医院、四川大学共 19 所医院及高校的 30 名专家加入图谱的反复审核和论证中,对图片进行遴选以及对文字进行修改完善,从而确保本书的科学性和实用性。

本书是全国从事出生缺陷监测同仁、相关专家学者以及行政管理人员无私付出和共同努力的成果,同时,本书的出版得到了中国出生缺陷干预救助基金会、"十三五"国家重点研发计划项目(项目编号:2018YFC1002200)的资助。在此,我们表示诚挚的感谢!同时,我们还要感谢四川大学华西第二医院中国出生缺陷监测中心/全国妇幼监测办公室以及深圳市妇幼保健院产前超声科的所有同仁,他们无怨无悔、默默坚持,不懈努力,为本书的出版做了大量的基础性工作。

虽然编者尽了最大的努力,但编写过程中也难免存在疏漏和不妥之处,本书出版之际,恳切希望广大读者在阅读过程中不吝赐教,欢迎发送邮件至邮箱 renweifuer@ pmph. com,或扫描封底二维码,关注"人卫儿科学",对我们的工作予以批评指正,以期再版修订时进一步完善,更好地为大家服务。

主　编
2021 年 4 月 1 日

3

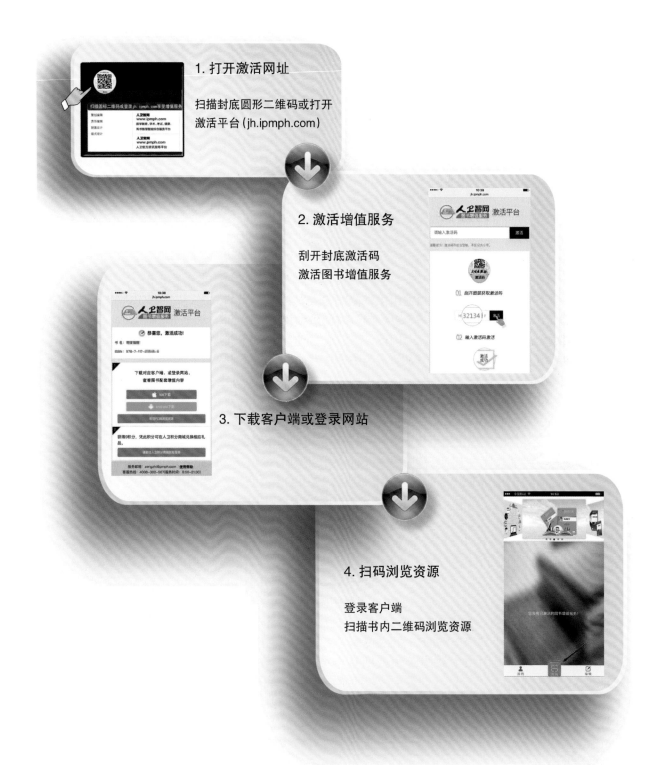

1. 打开激活网址

扫描封底圆形二维码或打开
激活平台 (jh.ipmph.com)

2. 激活增值服务

刮开封底激活码
激活图书增值服务

3. 下载客户端或登录网站

4. 扫码浏览资源

登录客户端
扫描书内二维码浏览资源

# 目　录

# 第一章

## 绪　论

### 一、出生缺陷含义

出生缺陷(birth defects),又称先天性疾病(congenital disorder)或先天异常(congenital anomalies),是指胚胎或胎儿在发育过程中所发生的结构或功能异常。其定义涉及广泛,疾病种类繁多,包括先天畸形、先天性代谢病、染色体异常、先天性宫内感染等所致的异常,以及先天发育残疾如盲、聋、智力障碍等。出生缺陷可表现于出生时,如脊柱裂,也可在生后一段时间才显现出来,如血友病是临床上在婴儿期或儿童期出现的一种功能性出生缺陷。有些出生缺陷可以通过临床表现和体格检查即可诊断,但有一些出生缺陷如某些先天性代谢病,则需要特殊检测技术方能诊断。

先天畸形(congenital malformation)是专指以形态结构异常为主要特征的出生缺陷,约占出生缺陷的60%~70%,是最为重要的一类出生缺陷。先天畸形可伴有遗传物质的异常,涉及生殖细胞遗传物质的改变,可传给后代,但并不是所有的先天畸形都是由于遗传物质的改变所致,也可由环境危险因素所致。故先天畸形和遗传病概念既有内在联系,又有区别。在实践中,有必要明确这些概念的差别,划清其间的界限,以利于疾病的咨询、诊断、防治及研究。

出生缺陷具有复杂性,主要体现在病种、病因和诊断的复杂性。

### 二、出生缺陷发生

人体胚胎自受精卵开始至足月胎儿要经过一系列连续而复杂的演变过程,其间有细胞生长增殖、细胞分化、胚胎诱导、形态发生及细胞迁移、黏着、类聚、相互识别和细胞凋亡等过程,涉及诸多复杂的形态和生化机制。在不同的发育阶段,细胞、组织、器官及整体胚胎的形成,均遵循严格的发育规律,表现出精确的时间顺序和空间关系,从而形成特定的形态结构和生理功能。这一系列表达主要受遗传信息的调控,而环境因素,包括母体的内外环境、胚胎的微环境也有重要的作用。遗传的表达有固定的程序性,同时也受胚胎内外多种因素的调节。出生缺陷是胚胎发育过程发生紊乱的结果。

#### (一) 发生机制

1. **迁移异常**　器官形成过程有细胞迁移和器官定位的变化,这个过程受阻就会形成畸形。如睾丸不下降至阴囊就形成隐睾。

2. **形成过程受阻**　器官形成中有很多形态变化过程,若其中某一步骤受阻则可造成畸形,如前、后神经孔未闭合会造成神经管缺陷;原始心管分隔异常可导致某种先天性心脏病等。

3. **诱导作用异常**　胚胎发生过程存在诱导与被诱导的关系。如脊索诱导神经管的发生,当同时出现两个脊索时可诱导出两个神经管,形成双头畸形。

4. **吸收不全**　在胚胎发育中,有一些结构形成后要经历一个再吸收的过程,即细胞凋亡使不该存在的结构消亡。并指/趾、肛门闭锁、食管闭锁等都是由再吸收不全引起的畸形。

5. **发育滞留**　由于组织分化紊乱引起的一类畸形,发生时间较晚。如结肠发育期间,如果肌间神经节细胞未及时分化出来,结肠不蠕动,致使结肠极度膨大,形成巨结肠。

**（二）发生原因**

出生缺陷的病因繁多且复杂,通常认为出生缺陷可由遗传因素、环境因素或两者的相互作用而导致。20世纪70年代,美国的Wilson曾对人类出生缺陷病因进行综合分析,认为遗传因素占出生缺陷病因的25%,环境因素占10%,遗传和环境因素相互作用及原因不明占65%。2006年,美国出生缺陷基金会发布的《全球出生缺陷报告》提出了新的出生缺陷病因比例:遗传因素约占40%,环境因素约占5%~10%,原因不明或两者相互作用的占50%。总之,多数出生缺陷仍然是遗传和环境因素相互作用的结果,或至今原因未明。按病因的分类只是相对的,遗传因素起决定作用时,也常是因环境因素诱发了基因突变或染色体畸变;反之,当环境因素起决定作用时,缺陷的发生也常与母体和胎儿的遗传背景有关。故出生缺陷是由遗传与环境两种因素结合,相互影响产生的结果。

**1. 遗传因素**　遗传因素也常常被理解为受孕前即发生的原因,主要是指遗传物质的异常,即染色体和基因,其中也包括部分遗传来源的异常,如基因在特定的环境因素作用下引起异常。遗传性异常可以遗传,也可以发生在散发病例中。种类包括染色体异常、单基因遗传和多基因遗传(表1-1)。

表1-1　各种遗传因素所导致的出生缺陷

| 遗传因素 | 结构 | 病种 | 占总出生缺陷比例 |
|---|---|---|---|
| 基因数量或结构效应 | 染色体分布不均 | 非整倍体<br>21三体、18三体、13三体、45,X、47,XXX、47,XXY、47,XYY | 6% |
| | 染色体重排 | 易位,脆性,重复,缺失,亚微缺失,倒位 | |
| 主要突变基因 | 常染色体显性或隐性 | 超过7 000多种罕见的疾病 | 7.5% |
| | X、Y连锁 | | |
| | 线粒体 | | |
| 多基因遗传 | 主基因,微效基因与环境因素相互作用决定个体的易感性 | 常见先天畸形如神经管缺陷、先天性心脏病、唇腭裂等 | 20%~30% |

（1）**染色体异常**:包括染色体结构或数目发生异常,称染色体畸变。一对同源染色体缺失其中一条称为单体型。性染色体单体型胚胎几乎不能存活,仅有3%存活,且有畸形,如缺一条X染色体(45,X)引起的特纳综合征。

一对同源染色体增多一条成为3条,称三体型。常发生于21号染色体,称唐氏综合征;其次是18号染色体的三体型,13号染色体三体型相对罕见。性染色体三体型也比较多见,如47,XXY(精曲小管发育不全)或47,XXX。性染色体还可增多至4或5条,成为四体型或五体型,如48,XXXY,49,XXXXY等。

胚体含有两个或更多的染色体组型细胞系称为嵌合体,可以是常染色体嵌合体或性染色体嵌合体,导致的畸形常表现较轻,如45,X/46,XX嵌合体的患儿异常体征比45,X单体型的轻。

多倍体是指染色体数目成倍增加,如三倍体、四倍体等。这类畸形儿多在宫内夭折,是自然流产的主要原因之一。能存活至足月出生者最多见于三倍体,其染色体数为23×3=69条。

染色体结构异常是染色体的某一片断缺失、重复、倒位或易位,可引起多种畸形。两个非同源染色体间的某片断交换称为相互易位,一般不引起畸形。若21号染色体与14号染色体间片断相互易位,胚胎可正常发育,但易引发21号染色体三体型,而发生唐氏综合征。5号染色体的短臂末端常断裂缺失,引起猫叫综合征。此外,同源罗氏易位及同源等臂易位携带者,不能产生正常配子,不可能孕育正常胎儿。

（2）**基因突变**:是指受一对同源染色体致病基因影响而发生的疾病,可按孟德尔遗传定律遗传后代。分为:①常染色体显性遗传;②常染色体隐性遗传;③X连锁显性遗传;④X连锁隐性遗传;⑤Y连锁遗传;⑥线粒体遗传。

（3）多基因遗传病：不是由一对基因决定，而是由多个微效基因共同产生累加效应，且受环境因素影响的一种遗传病，其遗传方式并不符合孟德尔遗传规律。这类疾病主要包括大多数的先天畸形，如无脑畸形、脊柱裂、唇裂、腭裂、马蹄内翻足、先天性心脏病等和一些常见病如冠心病、原发性高血压、胃溃疡等。再发风险一般根据经验危险率推算。此外，遗传基础（遗传率）作用较大、家庭中患病人数较多或病情较严重者，再发风险均可增高。常用遗传度衡量遗传因素在某种畸形发生中作用的大小。遗传度越高则遗传因素在该畸形的发生中作用越大。遗传度 80% 表示遗传因素在该畸形发生中占主导；遗传度为 20% 则遗传因素的作用小，而环境因素是主要的。

2. **环境因素** 虽然胚胎或胎儿在发育过程中有羊膜、绒毛膜和胎盘屏障的保护，但仍会在受孕后直接或间接受到环境中的某些危险因素干扰，导致发育迟缓、先天畸形或胚胎死亡。影响胚胎发育的环境有三个：①母体周围的外环境；②母体自身的内环境，包括营养、代谢、疾病等；③胚胎所处的微环境，包括胎膜、胎盘、羊水等。致畸因子可直接或间接影响这些环境而作用于胚胎。环境因素引起的出生缺陷占 5%~10%，通常不具有遗传性，主要包括有干扰胚胎或胎儿正常发育的致畸因子（teratogens）、导致胎儿变形的机械压力以及中断胎儿器官正常生长的血管异常。

（1）致畸药物：药物对母体有治疗作用，但同时对胎儿也会产生一些影响。药物对胎儿的不良影响受到宫内暴露时间、剂量、个体差异以及药物本身性质等因素的影响。但由于妊娠通常是意外发生的，任何一个孕妇都可能无意中使胎儿暴露在这些药物中，或者是一些孕妇患者一旦停药，还可能导致疾病复发率更高，因此，对于药物致畸，如多数抗癌、抗惊厥药物，包括白消安、6-巯基嘌呤、环磷酰胺、苯妥英钠、丙戊酸、三甲双酮等，抗生素如四环素、链霉素、庆大霉素等，都有可能增加胎儿发生出生缺陷的风险。异维 A 酸、来那度胺、利巴韦林、非那雄胺、碳酸锂等药物的致畸风险明显增高，孕期应绝对禁用。

（2）生物性致畸因素：TORCH（病原微生物的英文名称缩写）指的微生物主要有弓形虫（toxoplasma）、其他（others）（梅毒，水痘-带状疱疹，人细小病毒 B19）、风疹病毒（rubella virus）、巨细胞病毒（cytomegalovirus）、疱疹病毒（herpes virus）等五类微生物，如果孕期暴露，在一定程度上可能会增加胎儿发生先天畸形或先天性宫内感染的风险。大多数母体感染，其症状比较轻微，如风疹病毒感染，但有时对胎儿则是致命的。感染风疹病毒，可使胎儿发生白内障、心脏畸形、小头、小眼、先天性耳聋等。

（3）母体疾病因素：近年来一些研究发现，妊娠期母体患有糖尿病，报告称在发达国家妊娠期糖尿病发生率为 5‰，其后代发生出生缺陷的风险增加。癫痫病孕妇的后代发生出生缺陷以及生长发育障碍等风险也明显增加。此外，有报道孕期缺氧、营养素缺乏如叶酸、碘等也可能导致胎儿畸形。近年来我国两孩政策的实施，高龄、妊娠合并症或并发症的孕妇比例出现增加趋势，势必会对胎儿产生不利的影响，导致出生缺陷发生风险的增加，应加大对孕妇的管理和临床监测。

（4）物理性致畸因素：X 射线、放射性同位素、高温等都可能会增加胎儿发生出生缺陷的风险。其他如低温、微波等致畸作用尚有待证实。

（5）化学性致畸因素：种类繁多，包括大量的农药、除草剂、除虫剂、重金属、空气污染等，既有一些外环境存在的危险因素，也有食源性危险因素。当前研究较多是空气污染对胎儿的影响。

（6）不良行为或习惯因素：越来越多的证据提出了孕妇吸烟、饮酒或娱乐性药物如大麻等因素对胎儿会产生不良影响，包括出生缺陷在内的不良妊娠结局。

（7）宫内机械性压迫及损伤：双角子宫、子宫肌瘤、羊水过少、羊膜带等能造成先天异常，如畸形足、斜颈、指/趾或上下肢缺如、面、胸、腹壁裂等。因受压变形的部位生后亦有逐渐自然恢复可能；严重损伤者终身致残或死亡。

3. **原因不明或环境和遗传因素两者作用** 这类原因约占 50%，未来随着出生缺陷的病因不断被发现或确认，这类出生缺陷原因的比例将可能逐渐减少。

（三）致畸敏感期

对于受孕后由于环境危险因素导致的先天畸形，其产生不仅取决于胚胎的遗传构成和致畸因子的性质,亦取决于胚胎受致畸因子作用时所处的发育时期,即胚胎在不同发育时期对致畸因子的敏感性不同(图1-1)。一般来说,胚胎在整个发育时期均可能发生畸形,但易感程度不同,只有了解畸形发生的敏感期,才能对畸形作出正确诊断、处理和预防。

卵细胞受精后第1~2周,是细胞分裂增殖时期,受致畸因子作用后出现两种状况,一是仅少量细胞被致畸因素影响,其他细胞正常分裂增生,代偿力强,胚卵正常发育,不发生畸形,此期属非致畸敏感期,另外一种情况是致畸因子作用强,胚卵受损死亡而自然流产,据统计约50%的胚卵在这个时期死亡,故又称最大毒性期。这就是通常所说的"全"或"无"的情况。

卵受精后第3~8周是胚胎发育的关键时期,此期胚胎细胞分裂繁殖旺盛,分化明显,形态复杂多样,多数器官原基分化出现,胚体形成。器官原基出现和分化时对致畸因子最敏感,最易受到干扰而发生器官形态的异常,故此时期为致畸敏感期。不过,不同器官的分化和形态的发生时间不同,因而各有自己的畸形敏感期。另外同一种致畸因子作用在不同时期可产生不同器官的畸形;不同的致畸因子对不同的器官也有不同的致畸敏感期。由于各器官系统的敏感期有交叉,故可出现多种畸形并存的情况。

从受精第9周开始直至胎儿出生,初步形成的各器官进行组织和功能的分化,体积迅速增大,功能逐步完善,此期易有器官的功能障碍,出现组织和功能水平的异常,虽不是致畸的敏感期,但仍能引起少数器官发生畸形,如外生殖器和神经系统的异常。

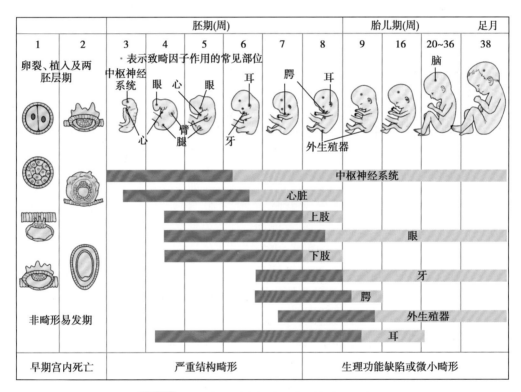

**图 1-1　胚胎发育时期与畸形发生的关系示意图**

(注:黄线示畸形易感期,此期发生的畸形常为严重畸形,蓝线示可发生功能缺陷和其他非严重畸形时期)

### 三、先天畸形分类

先天畸形是以形态结构异常为主要特征的出生缺陷,表现形态多种多样,发生过程错综复杂。因此,必须对其进行科学分类,然而在理论研究和在临床实践中至今尚无理想的分类方法。现有的分类方法都是从某一特定角度出发,有一定的局限性。

根据临床诊治、科学研究、公共卫生预防等不同的目的,先天畸形可有多种分类方法。

**(一)单发畸形和多发畸形**

单发畸形主要影响身体的单一器官或单一组织,约占主要畸形的60%,可与结构名称或该结构通用标准同义名称连用,来表示某种畸形,如小下颌畸形。

多发畸形通常是指同一个体发生两种或两种以上不同形态的缺陷。有的多发畸形随机出现在同一个体上,没有特定规律或形式;有的多发畸形有特定的组合,可以进一步诊断为综合征、序列征和联合征等。

(1) 综合征:是指有一个明确诊断的一系列出生缺陷,其疾病发展史和再发风险已明确。使用"综合征"这个词意味着这些缺陷有一个共同的特异病因。染色体综合征如唐氏综合征,单基因遗传病综合征如特雷彻·柯林斯综合征,环境因素导致的综合征如胎儿酒精综合征、先天性风疹综合征等。

(2) 序列征:由某个主要缺陷或机械力量引发的一系列出生缺陷组合。最先发生的原发缺陷导致 1 个或更多的次级异常,或者进一步导致其他异常。如罗班序列征(小颌、后位舌头、软腭裂)是由于原发缺陷小下颌所引发后续的系列异常;双侧肾不发育综合征(肺发育不全、扁平脸、四肢位置异常等)是由于羊水过少导致的系列压迫症状。

(3) 联合征:非随机联合发生的多个出生缺陷出现在一个个体上,其发生率比预计发生频率高,但尚未有明确的原因。常以其多个畸形的英文名第一个字母组成病名,如 VACTERL 联合征(脊柱异常,肛门畸形,气管食管瘘,肾和四肢的缺陷)和 CHARGE 联合征(眼组织残缺,心脏缺陷,后鼻孔闭锁,生长发育迟缓和/或中枢神经系统缺陷,生殖器官缺陷和/或性腺功能减退,耳部缺陷和/或耳聋)。使用"联合"这个词并不意味着已经做出了明确的诊断。

区分单发和多发畸形对于研究畸形的发生机制、探索病因、实施干预措施具有重要的意义。例如单发的唇裂畸形可能在发生上趋向于同质,而与多发畸形中的唇裂发生机制有所不同,后者可能是异质性的,不同的个体病因不同,可以是 13 三体综合征的一个表现,也可以是外胚层发育不良-缺指/趾-唇腭裂综合征的一个表现。不断提高对多发畸形特别是综合征的诊断能力,可以为病因学研究和临床干预提供进一步可靠的科学依据。

各类畸形的预后、处理以及再发风险各有不同。因此对患儿应尽可能进行全面检查,查明异常的类型、临床特征、病因及再发风险,为其父母提供科学的咨询。对多发畸形诊断和分析时,应掌握的原则和信息如下:

(1) 个体缺陷的非特异性。因一种畸形可出现在多种综合征中,因此临床诊断往往不能基于单一的缺陷来确定,故应全面查找所有异常。一般需要对多种异常特征进行综合判断后,才能获得特异性的诊断。特别应注意对微小畸形的检查,微小畸形越多,合并内脏或严重畸形的机会越大,这有助于对主要缺陷的检测和诊断。

(2) 个体差异表达。在不同个体中,即使是患同一病因的综合征,也可有不同表型或严重程度不同的病变。例如,唐氏综合征所有患者中,只有智力障碍是共同的特征,肌张力减退也是一个常见的特征,但此外的大多数临床特征只存在于不到 80% 的该综合征患者中。

(3) 不同病因可引致类似的表型,即异质性。只有对表型及病因学的模式进行准确的鉴别,才能把这些相似的疾病真正区分开来。如马方综合征与高胱氨酸尿症均有指、趾细长及晶体脱位临床表现,但前者为常染色体显性遗传,后者为常染色体隐性遗传,须全面细查后才能正确诊断。

(4) 对于一些多发畸形的统计计算,应遵循一定的统计标准。国际出生缺陷信息交换所对部分多发畸形的统计进行了规定。例如,无脑畸形合并脊柱裂,只作为无脑畸形进行统计,而不再计入脊柱裂的发生率。脊柱裂合并脑积水,只作为脊柱裂统计,也不再计入脑积水的发生率。

**(二) 体表畸形和内脏畸形**

体表畸形是指发生在婴儿体表部分的畸形,通常临床观察即可诊断,如脊柱裂、唇裂等;可以是单发,也可以是多发,这部分畸形是目前我国出生缺陷监测的主要种类。

内脏畸形是指发生在内脏某个器官或组织的畸形,如先天性心脏病、食管闭锁等,一些内脏缺陷出生时不容易被诊断,其诊断往往需要借助一定的检查手段才能发现,因而容易被忽视,特别是在一些儿科技术水平及产前诊断水平不高或尸解率不高的地区,内脏畸形常常被误诊或漏诊,从而影响内脏畸形的真正发生率的统计,发生率可能会由于诊断年龄的不同而发生变化。例如,某医院一名出生后 5 小时经抢救死亡的新生儿,最初的死因被诊断为出生窒息,但随后进行的尸解检查却证实死因为先天性膈疝。近些年来,我国医疗技术水平迅速发展,不断得到提高,一些常见的内脏畸形,被越来越早地诊断出来。以先天性心脏病为例,诊断时间越来越提前,多数先天性心脏病能在产前被诊断发现。根据全国出生缺陷医院监测的数据,2000 年,我国先天性心脏病能在围产期(孕 28 周至生后 7 天)监测发现的比例大约为 12.5%,到 2017 年该比例达到了 78.3%。

### (三) 严重畸形和微小畸形

严重畸形又称主要畸形、大畸形,是指威胁生命,严重影响患者的生存,导致寿命损失的畸形;或是一些需要较复杂的内科、外科及矫形科处理或康复,否则将危及生命的畸形。

微小畸形又称为小畸形,通常不影响患者生存,也不导致寿命损失;通常不需要进行内科、外科或矫形科处理的、不引起明显残疾的异常,即使需要手术干预,其畸形程度也不危及生命。微小畸形比严重畸形更常见,主要发生在面部、手和足。

识别微小畸形的价值在于可以为诊断特定或严重畸形提供有价值的线索。研究资料显示,有 3 个或以上微小畸形的患儿,伴有严重畸形的可能性为 20%~90%。此外,确认微小畸形可以有助于筛选致畸因子,以宫内暴露抗癫痫药卡马西平为例,可以导致 11% 的婴儿有头颅和指甲发育不全等小畸形,而仅有 1% 的婴儿可能发生神经管缺陷。

微小畸形种类繁多,但至今没有一个公认的、统一的微小畸形的范畴,各国或各监测系统常有各自的定义范畴。表 1-2 是美国出生缺陷监测系统所纳入的微小畸形,以供参考。

表 1-2　微小畸形的部分种类

| 器官 | 中文名称 | 英文名称 |
| --- | --- | --- |
| 眼 | 内眦赘皮 | epicanthal folds |
| | Brushfield 斑 | iris freckles, Brushfield spots |
| | 睑裂上斜或下斜 | upward or downward palpebral slant |
| 耳 | 达尔文结节(耳郭结节) | darwinian point or tubercle |
| | 耳轮增厚或过多皱褶 | thickened or excessively folded helix |
| | 耳轮褶缺乏 | lack of helical folding |
| | 耳垂褶,切迹或分裂 | creased, notched, or bifid ear lobe |
| | 低位、杯状或后倾耳 | low, cup-shaped, or retroverted ear |
| | 耳前瘘管、囊、窝或皮肤附属物 | preauricular sinus, cyst, pit, or skin tag |
| 头、面和颈 | 枕骨扁平 | flat occiput |
| | 额部隆起 | frontal bossing |
| | 扁平额 | flat brow |
| | 扁平鼻或隆突鼻梁 | flat or prominent bridge of nose |
| | 前倾鼻孔 | anteverted nostrils |
| | 长的鼻隔 | long nasal septum |
| | 颈蹼或多余皮肤 | webbed or redundant neck skin |
| 手和足 | 通贯掌纹 | single or horizontal palmar crease |
| | 手指弯曲 | clinodactyly |
| | 变细手指 | tapered fingers |
| | 重叠指 | overlapping digits |
| | 第 2 和第 3 足趾间距增宽或有蹼 | webbed or widely spaced $2^{nd}$ and $3^{rd}$ toes |
| | 跟骨凸出 | prominent heel |
| 其他 | 骶骨小凹 | sacral dimple |
| | 痣 | nevi |
| | 牛奶咖啡斑 | café-au-lait spots |
| | 蒙古样斑 | mongolian spot |
| | 副乳 | accessory nipples |
| | 脐疝 | umbilical hernia |
| | 阴道附属物 | vaginal tag |
| | 单脐动脉 | single umbilical artery |

2012年,中国出生缺陷监测系统开始制定了适合我国出生缺陷监测工作发展的微小畸形名录,进一步规范我国出生缺陷监测工作,提高出生缺陷监测质量。

#### (四)发生频率分类

发生频率可采用发生率来反映,通常以1/万来表示,个别采用‰来表示。根据发生率大小,通常可以将先天畸形分为四类:

常见畸形:发生率为>10/万

较常见畸形:发生率为1/万~10/万

罕见畸形:发生率为0.1/万~1/万

极罕见畸形:发生率为<0.1/万

一般来说,不同目的、不同期限和不同方法的监测项目所获得的先天畸形发生率不具有可比性,例如,计算先天畸形发生率时,有些采用活产数作为分母,而有些则采用的是出生数,后者包括活产数和死胎数,这样所计算得到的发生率不宜比较。又如,两地区的先天性心脏病发生率由于监测期限不同所获得的发生率通常也是不能进行比较的。因此,国际上通常的做法是鼓励进行各国或地区进行自身的纵向比较,即与自身的历史发生情况进行比较。在进行比较时,需要明确数据收集的来源以及收集期限、活产的定义等。

#### (五)国际疾病分类

"国际疾病分类"(international classification of disease,ICD)是由世界卫生组织(World Health Origination,WHO)发展的,能更好地对疾病诊断信息进行存贮、完善和分析而完成的疾病分类编码系统。正如WHO调查后发现没有一种更好的分类编码体系能代替目前的ICD,因此,无论是出生缺陷基础研究、临床诊疗,还是出生缺陷监测,都建议采用国际通用且广泛认可的ICD分类编码。

采用同一个标准的分类来进行出生缺陷的分类和编码,可以对不同医疗工作者收集的出生缺陷资料进行比较、分组和制成统计表格。2015年出版的疾病和有关健康问题的国际统计分类(ICD-10)(第2版),是目前常使用的版本。

在ICD-10中,先天畸形被列为第十七章先天性畸形、变形和染色体异常,编码为Q00~Q99。按照不同系统,对先天畸形进行了分类和编码,共有11大类(表1-3)。但这部分主要包括的是先天畸形,而一些先天性代谢性疾病、先天性肿瘤、宫内感染等的分类和编码被列在其他章节的分类编码中,如先天性代谢性疾病分类编码为E70~E90。

ICD分类在出生缺陷监测中对出生缺陷病例诊断、信息采集和质量控制等具有重要的作用。

表1-3　国际疾病分类(ICD-10)——先天性畸形、变形和染色体异常

| 分类 | 编码 | 分类 | 编码 |
|---|---|---|---|
| 神经系统先天性畸形 | Q00~Q07 | 生殖器官先天性畸形 | Q50~Q56 |
| 眼、耳、面和颈部先天性畸形 | Q10~Q18 | 泌尿系统先天性畸形 | Q60~Q64 |
| 循环系统先天性畸形 | Q20~Q28 | 肌肉骨骼系统先天性畸形和变形 | Q65~Q79 |
| 呼吸系统先天性畸形 | Q30~Q34 | 其他先天性畸形 | Q80~Q89 |
| 唇裂和腭裂 | Q35~Q37 | 染色体异常,不可归类在他处者 | Q90~Q99 |
| 消化系统的其他先天性畸形 | Q38~Q45 | | |

### 四、先天畸形诊断

先天畸形的临床特征多种多样,即便为同一畸形,在不同个体间的表现亦不尽相同。严重畸形易被发现而做出诊断,微小畸形或内脏畸形则有可能被漏诊。有些必须经实验室检查方能确诊。

#### (一)临床观察与体检

婴儿出生后临床观察与体检是发现先天畸形可疑病例、进行诊断的主要手段。出生后,应系统地对每

一位新生婴儿进行临床检查,及时发现一些体表畸形,并对可能存在的疑似内脏畸形给予进一步的诊断。婴儿和儿童应进行定期的体格检查,每次体检都应从头到足、从前至后、从左至右逐个器官进行详细检查,不可遗漏任何一个部分。即使发现了一两种缺陷,也应完成全部的体检项目,否则可能遗漏其他的缺陷。体检的关键在于全面、认真。

1. **头颅**　检查头的前、后、左、右,是否有异常隆起、肿物或异常皮肤开口。测量头围大小,两侧是否对称,正常足月儿头围的参考值为 34~35cm。

触摸囟门,看是否隆起,张力是否增高;再触摸骨缝,看是否存在,是否太宽;正常的骨缝宽度应小于小指尖。正常前囟的对边距离为 2cm。

2. **眼**　要检查两只眼睛。如果婴儿在哭闹,应在助手帮助下分开眼睑以看清眼球。检查两眼睑及眼裂大小是否正常,两眼间距离是否过宽或过窄;注意两眼球大小是否正常,两眼瞳孔是否有白斑。正常新生儿角膜直径应≥10mm,两眼内眦距离应为 15~25mm。

3. **耳**　检查两耳,注意两耳大小及形状是否一样,是否正常;耳郭的位置是否正常,有无低位,两侧是否都有外耳道;耳前方是否有小隆起或小洞。正常耳郭上下径应为 30~42mm,两耳上缘应在两眼内眦水平连线之上。

4. **鼻**　鼻的位置是否正常,鼻梁是否塌陷,两个鼻孔或单鼻孔,外鼻是否变形。

5. **口唇**　上唇皮肤线是否光滑、完整,是否有裂隙,裂隙的位置和大小;齿龈是否光滑,是否裂隙;上腭是否光滑、完整、弯曲度合适,有无异常缺损;下颌是否过大或过小。嘴的外形是否正常,是否过大。

6. **腹壁**　腹壁应光滑、完整、稍膨隆,除脐部外应无开口。注意腹壁是否凹陷而呈舟状腹或膨胀。腹壁有无异常膨出物。脐部是否有隆起。

触摸腹腔内是充实或空虚,肝脾是否正常,有无肿物。

7. **外阴**　检查女婴时,注意在阴唇之间能否看到正常阴道开口,阴蒂的大小是否正常;检查男婴时,应翻起包皮,检查尿道开口是否在阴茎头端,阴囊外观是否正常,其大小是否正常。阴茎与阴囊位置是否正常。应触摸阴囊,看是否能摸到睾丸,大小、硬度是否正常。

8. **肛门**　在肛门位置是否能看到正常肛门开口,有无括约肌,粪便是否从肛门排出,是否存在其他粪便排出口。

9. **背部**　检查整个后背,是否有隆起或肿物,特别要注意检查整个脊柱的皮肤,有没有皮肤破损或凹陷。注意有无异常毛发或红色胎记。脊柱正常生理曲度是否存在,各棘突之间的距离是否相等。

10. **四肢**　检查两侧的臂、手、腿和足,各肢体发育是否正常,数目是否正常,长短、粗细、形状和关节的位置是否正常。各关节的主动运动及被动运动是否正常,两侧的运动是否对称。

11. **皮肤**　检查全身皮肤。注意是否有异常颜色,如青色、褐色、红色或紫色的斑块,皮纹是否正常,表面是否光滑,是否高出皮肤表面;其上面是否有异常附属物,如毛发等。

12. **心肺**　注意是否有呼吸困难、鼻翼扇动、气促、三凹征、皮肤苍白或青紫,胸廓形状是否异常,有无不对称。注意心脏杂音、肺部啰音及其他异常听诊特征。

**(二) 特殊检查方法和手段**

应结合临床症状、体征、病史综合考虑选用检查方法。应尽量采用无损伤性、灵敏度和准确性高的方法,确保安全。

1. **超声诊断技术**　超声检查对胎儿及新生儿严重先天畸形有较好的诊断效果,尤其对神经管缺陷诊断的准确性较高,且有助于肝、胆、脾、肾等脏器先天畸形的诊断;彩色多普勒对诊断先天性心脏病有重要的作用。

虽然,当前产前超声技术得到了极大的提高,越来越多的出生缺陷会在产前被发现,但产前超声检查对于胎儿缺陷诊断的灵敏度和特异性可能会受妊娠周数、操作人员的技术和经验、母亲肥胖度、羊水量的多少、胎位等因素影响。因此,根据目前的技术水平,许多产前诊断的缺陷须在出生后进行评估,才能判断诊断是否正确。如果产后评估不能进行或无法获得医疗记录时,是否应该把这些产前诊断的缺陷纳入确诊病例,或者是纳入统计范围,则应由不同缺陷的产前诊断确定性和特异性来决定。

表 1-4 是美国出生缺陷监测系统中关于产前诊断病例确认标准的规范,针对不同畸形的产前诊断,提出了不同的病例确认标准。归纳起来为两类:一类是病例在产前得到诊断,即可被确认,无需出生后的确认,但需要确定作出产前诊断的准确性和可靠性,只要产前诊断准确性有保障,那么这类畸形即可被确认,这类畸形包括无脑畸形、脊柱裂等;另一类是即使在产前被发现或怀疑,但仍需得到出生后的确认,才能作为最终诊断的病例,这类畸形包括小头畸形、无眼畸形等。

表 1-4 产前诊断的出生缺陷病例确认标准

| 畸形名称 | 病例确认标准 | 备注 |
| --- | --- | --- |
| 无脑畸形 | 产前诊断确认病例 | 需要确定产前诊断技术的准确性 |
| 脊柱裂 | 产前诊断确认病例 | 需要确定产前诊断技术的准确性 |
| 脑膨出 | 产前诊断确认病例 | 需要确定产前诊断技术的准确性 |
| 脑积水 | 产前超声发现的病例通常需要得到生后确认,不过严重病例不需要得到生后确认 | 需要确定产前诊断技术的准确性 |
| 小头畸形 | 产前超声发现的病例通常需要得到生后确认 | |
| 无眼/小眼 | 产前超声发现的病例通常需要得到生后确认 | |
| 先天性白内障 | 产前超声发现的病例通常需要得到生后确认 | |
| 虹膜缺损 | 生后诊断 | |
| 小耳/无耳 | 产前超声发现的病例通常需要得到生后确认 | |
| 永存动脉干 | 产前诊断确认病例 | 需要确定产前诊断技术的准确性 |
| 大动脉转位 | 产前诊断确认病例 | 需要确定产前诊断技术的准确性 |
| 法洛四联症 | 产前诊断确认病例 | 需要确定产前诊断技术的准确性 |
| 室间隔缺损 | 产前诊断的病例须得到生后确认才纳入病例范围 | 许多产前诊断确认的病例可以在出生前或出生后自发闭合。 |
| 房间隔缺损 | 产前诊断的病例须得到生后确认才纳入病例范围 | 许多产前诊断确认的病例可以在出生前自发关闭。 |
| 心内膜垫缺损 | 产前诊断确认病例 | 需要确定产前诊断技术的准确性 |
| 肺动脉瓣狭窄或闭锁 | 产前超声发现的病例通常需要得到生后确认 | |
| 三尖瓣狭窄或闭锁 | 产前超声发现的病例通常需要得到生后确认 | |
| 埃布斯坦综合征 | 产前超声发现的病例通常需要得到生后确认 | |
| 主动脉瓣狭窄 | 产前超声发现的病例通常需要得到生后确认 | |
| 左心发育不全综合征 | 产前诊断确认病例 | 需要确定产前诊断技术的准确性 |
| 主动脉狭窄 | 产前超声发现的病例通常需要得到生后确认 | |
| 腭裂 | 产前超声发现的病例通常需要得到生后确认 | |
| 唇裂 | 产前超声发现的病例通常需要得到生后确认 | |
| 鼻后孔闭锁 | 产前超声发现的病例通常需要得到生后确认 | |
| 食管闭锁/气管食管瘘 | 产前诊断确认病例 | 需要确定产前诊断技术的准确性 |
| 直肠和大肠狭窄或闭锁 | 产前超声发现的病例通常需要得到生后确认 | |
| 幽门闭锁 | 生后确认 | 罕见情况下,幽门闭锁可以在出生前形成和被超声检查发现 |
| 先天性巨结肠 | 产前超声和怀疑的病例通常需要得到生后确认 | |
| 胆管闭锁 | 产前超声怀疑的病例通常需要得到生后确认 | |

| 畸形名称 | 病例确认标准 | 备注 |
| --- | --- | --- |
| 肾缺如/发育不全 | 产前诊断确认的双侧肾缺如病例即可纳入监测范围,产前超声发现的双侧肾发育不全或单侧肾缺如的病例通常需要得到生后确认 | 需要确定产前诊断技术的准确性 |
| 膀胱外翻 | 产前诊断确认病例 | 需要确定产前诊断技术的准确性 |
| 阻塞性泌尿生殖道缺陷 | 生后确认 | 许多产前发现的病例可以在出生前逐渐消失 |
| 尿道下裂和尿道上裂 | 产前超声怀疑的病例通常需要得到生后确认 | |
| 上肢短缩 | 产前超声怀疑的病例通常需要得到生后确认 | 需要确定产前诊断技术的准确性 |
| 下肢短缩 | 产前超声怀疑的病例通常需要得到生后确认 | 需要确定产前诊断技术的准确性 |
| 腹裂 | 产前诊断确认病例 | 需要确定产前诊断技术的准确性 |
| 脐膨出 | 产前诊断确认病例 | 需要确定产前诊断技术的准确性 |
| 先天性髋关节脱位 | 产前超声怀疑的病例通常需要得到生后确认 | |
| 先天性膈疝 | 产前诊断确认病例 | 需要确定产前诊断技术的准确性 |
| 13 三体综合征 | 产前诊断确认的病例,不过 13 三体嵌合型时,应得到生后确认 | |
| 唐氏综合征 | 产前诊断确认病例,不过 21 三体嵌合型时,应得到生后确认 | |
| 18 三体综合征 | 产前诊断确认病例,不过 18 三体嵌合型时,应得到生后确认 | |
| 胎儿酒精综合征 | 产前怀疑的病例通常需要得到生后确认 | |
| 羊膜带粘连 | 产前超声发现羊膜带,通常伴有结构性畸形。参照伴发畸形的标准 | 存活患儿应检查羊膜带证据 |

**2. X 线检查**　包括 X 线平片和造影检查。新生儿头部平片有助于脑积水、小头畸形、单脑室的诊断;胸片可显示膈疝、部分严重先天性心脏病、胸廓和脊柱畸形;腹部平片可有助肠道、肝、肾、脊柱等畸形的诊断;四肢平片可诊断骨及关节畸形。此外,疑有消化道梗阻畸形可行钡剂或碘油造影,呼吸道畸形采用碘油造影。产前进行 X 线检查应谨慎。

**3. MRI 检查**　宫内 MRI(in-uteroMRI,iuMRI)是超声检查的重要影像学诊断辅助手段,已经显示出作为产前超声辅助技术的潜力,特别是对于胎儿大脑发育的评估。目前 MRI 并不作为产前保健的主要筛查工具,在不使用造影剂的情况下,妊娠期进行 MRI 检查对胎儿不会造成不利影响。尚未发现进行 1.5T 的 MRI 检查会造成不良反应。目前普遍认为:当产前超声检查发现的有关胎儿异常的信息尚不完整时,可以在后续进行胎儿 MRI。对于一些胎儿脑部、肺部以及泌尿生殖系统异常的诊断具有较明显的优势。

**4. 尸体解剖和病理学检查**　对死胎和死亡新生儿进行病理解剖,有助于先天畸形的诊断,特别是内脏畸形。应鼓励对死亡病例进行常规的尸体解剖,明确死因诊断,以利于再次妊娠的遗传咨询。

**5. 唐氏综合征产前血清学筛查与产前无创检查**　指孕早期或孕中期,检测孕妇血清中甲胎蛋白(alpha-fetoprotein,AFP)、绒毛促性腺激素(β-HCG)、游离雌三醇(uE3)、抑制素 A(inhibin A)或妊娠相关血浆蛋白 A(pregnancy associated plasma protein-A,PAPP-A)的浓度,判断胎儿患唐氏综合征或 18 三体综合征的风险。并在此基础上,对高风险孕妇建议进一步的产前诊断以确诊胎儿是否患病。通常筛查在孕 9~12 周和 15~20 周进行。在孕早期进行唐氏综合征血清学筛查,一般采用 PAPP-A 和 β-HCG 指标;如果在孕中期进行筛查,可以采用两联筛查(AFP+游离 β-HCG)、三联筛查(AFP+游离 β-HCG+uE3)和四联筛查(AFP+游离 β-HCG+uE3+抑制素 A)方案。随着筛查指标的增加,检查率也会增加。孕早期的两联筛查,唐氏综合征的检查率为 65%,假阳性率为 5%。孕中期三联筛查检出率为 70% 左右,假阳性在 5%,而四联筛查可达80%~85%。对胎儿而言,该项筛查为无创性的检测方法,因此鼓励所有年龄小于35岁的孕妇都应该进行这项检查。曾经生育过唐氏综合征或神经管缺陷患儿的孕妇,或年龄超过35岁的孕妇应直接进行产前诊断。

2010年,随着二代测序技术的出现和发展,通过检测母体外周血胎儿游离DNA预测胎儿发生常见染色体三体病在技术上成为可能,并迅速发展为国际新的产前筛查前沿技术,成为产前无创技术(NIPT技术)。国内一些产前诊断机构也随之率先在临床上开展这项技术临床应用的探索,前期的研究结果显示出该项技术的先进性,相较于产前血清学筛查技术,胎儿游离DNA产前检测技术具有很高的检出率,对于唐氏综合征的检出率高达98%,而假阳性则有所下降。2012年,卫生部全国产前诊断技术专家组就该项技术进行了论证,指出该检测技术是一种"近似于诊断的筛查""目标疾病指向准确",应该与现行的产前检测体系相结合,只要准确把握使用人群,能够有效地降低现有介入性产前诊断的数量,并解决部分产前诊断机构技术或人力不足等问题。2014年12月,国家卫生计生委公布了第一批NIPT应用试点机构名单。2016年10月27日,国家卫生计生委办公厅向全国发布了《孕妇外周血胎儿游离DNA产前筛查与诊断技术规范》,进一步规范了该技术的临床应用,并明确将该技术纳入到产前筛查和产前诊断机构的管理范畴,有力地推动了产前无创技术的有序发展。当前这项技术正在全国范围规范地推动应用,受益人群也在不断增加。

**6. 染色体核型分析等产前诊断技术** 对于产前血清学筛查高风险人群、诊断不明或疑有染色体异常者应做染色体核型分析检查。染色体核型分析可助确诊染色体病,如唐氏综合征、18三体综合征等。准确性可高达99%以上。检测材料可以是来自羊膜腔穿刺术、脐血穿刺术和绒毛膜取样术所取的材料,也可以是外周血。

近年来,产前诊断技术也从细胞遗传学领域向细胞分子遗传学领域转变,以染色体微阵列(CMA)和高通量测序技术为代表的分子遗传学诊断技术不断发展,特别是CMA技术逐渐进入到临床应用中,丰富了现有产前诊断技术体系,提高了我国产前诊断的能力和水平。

## 五、出生缺陷筛查和诊断流程图(图1-2)

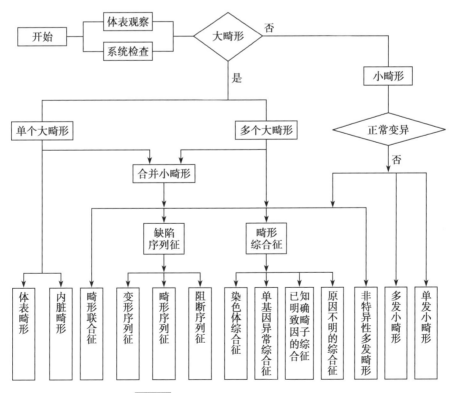

**图1-2** 出生缺陷筛查和诊断流程图

### 六、出生缺陷综合预防

现代科学技术的发展,为研究出生缺陷的病因和发生机制以及出生缺陷的预防提供了理论依据。WHO针对出生缺陷预防和控制提出了三级干预的概念,包括防止出生缺陷的发生和严重缺陷的出生,对出生后的缺陷及时治疗和康复,提高患儿的生存质量。WHO认为如果实施出生缺陷综合三级防控措施,60%~70%的出生缺陷是可以得到预防、或改善或有效治疗。因此,需要全社会共同努力,以促进出生缺陷预防与控制目标的实现。

就目前的医学技术发展水平,出生缺陷三级预防措施主要包括:以出生缺陷病因学预防为目标的一级措施,如法律法规和政策、健康教育与健康促进、遗传咨询、出生缺陷咨询、孕前小剂量叶酸增补、碘补充、接种风疹疫苗、慢性疾病防控等;以宫内早诊断以减少严重致死或致残出生缺陷儿出生或进行宫内治疗为目标的二级预防措施,如产前筛查、产前诊断和宫内治疗等;以出生后早诊断和早治疗以提高患儿生存质量、减少致死率、致残率为目标的三级预防措施,如新生儿筛查、听力筛查、内外科康复治疗等。这是一个系统而全面的出生缺陷预防和控制体系。

**（一）一级预防——预防出生缺陷发生**

出生缺陷一级预防措施主要是通过基本公共卫生服务来实现的,一级预防措施通常具有良好的成本效益,在真正减少出生缺陷数量方面发挥巨大的作用。一级预防措施主要包括法律法规、婚前医学检查、孕前优生健康检查、基本公共卫生措施如孕前增补小剂量叶酸、风疹疫苗接种等、健康教育与健康促进、计划生育、营养保健、母体感染以及慢性疾病的治疗、携带者筛查、遗传咨询或出生缺陷咨询等。

1. 针对公众、医务人员、决策制定者、媒体和其他相关人员开展出生缺陷防治的健康教育和健康促进。

将出生缺陷防治的健康教育和健康促进纳入到公共卫生策略中,开展基于不同目标人群、不同病种的出生缺陷干预健康教育和健康促进,建立不同地区的健康教育干预模式。提高出生缺陷干预措施的知晓率,树立正确的行为和理念。

2. **推广孕前保健,提高孕前保健覆盖率**　许多出生缺陷一级干预措施可以整合到孕前保健中。提供基本保健服务,将计划生育纳入到孕前保健中,减少高龄妇女(年龄大于35岁以上的妇女)怀孕的比例和无计划怀孕比例,从而达到降低高龄孕妇所引起的出生缺陷问题。孕期特别是孕早期的保健对预防出生缺陷的发生至关重要,保健内容主要包括:

（1）合理营养:应保证孕期充足的蛋白质、维生素等的供应。注意膳食平衡,不偏食,应在怀孕前3个月增补含有0.4mg叶酸的多种维生素、矿物质等。控制好体重,不提倡减肥。

（2）避免感染:应预防对胎儿危害严重的病原微生物,如风疹病毒、巨细胞病毒、弓形虫、单纯疱疹病毒、梅毒螺旋体、流行性感冒病毒等感染。疑有感染时应做血清学检查。阳性者应进一步进行羊水检查,证实有宫内感染者应及时给予临床治疗和处理。必要时,应进行疫苗接种。

（3）谨慎用药:特别在孕早期,不可滥用药物,即使是中药也应慎用。必须进行药物治疗时,应在医生指导下选用最安全、最有效的药物;使用有致畸作用或对胚胎有毒性作用的药时,须权衡利弊;非用不可时,应加强胎儿监测。对于有生育意愿的育龄妇女,用药应向医生进行咨询。

（4）戒烟戒酒:孕期饮酒,可导致死胎、流产和"胎儿酒精综合征"等系列病理改变。孕期绝对禁酒可以完全预防酒精所导致的各种缺陷。此外,孕妇主动或被动大量吸烟,导致胎儿死亡、流产、婴儿猝死的风险增加。

（5）避免放射线照射及接触同位素;若在孕早期不知已怀孕而接受了X线检查,应进行产前咨询,决定是否继续妊娠。

（6）减少环境污染:随着现代工业的发展,日趋严重的环境污染,成为世界性问题,对胎儿有害的污染物质包括:有机汞、铅、砷、镉等重金属,多环芳香烃、亚硝基、烷基、苯类和酚等化合物,黄曲霉素、放射性粉尘、一氧化碳、高浓度二氧化碳等气体及有机磷、滴滴涕、敌枯双等农药。应大力宣传并指导妇女在打算怀孕和孕早期脱离有害的职业性接触,减少食品污染及防止食物变质。应避免空气污染严重的环境。

（7）其他：避免接触高温环境：如工业高温环境、电热毯、桑拿浴等。单纯高热时尽量用物理方法降温。准备做父亲的也应避免高龄生育，并在受精前三个月避免与环境致畸因素接触。

**3. 推广增补小剂量叶酸预防神经管缺陷的措施，积极纠正碘缺乏和铁缺乏** 推广增补小剂量叶酸预防神经管缺陷是目前公认的有效一级干预措施，提高育龄妇女的叶酸知晓率和服用率，提高孕前叶酸增补覆盖率是实施这一措施的关键。孕前3个月至怀孕后头3个月每天增补0.4~0.8mg的叶酸可以有效地降低50%~70%的神经管缺陷，这一措施已在许多国家作为公共卫生措施得到了全面的推广。部分国家还开展了叶酸强化谷类产品如面粉的干预措施，从而使更多育龄妇女的叶酸水平得以提高。

我国于2009年开始在全国农村地区针对有生育打算的育龄妇女，免费提供6个月的小剂量叶酸增补（0.4mg/d），取得了较好的干预效果，全国神经管缺陷发生率逐年下降，已不再位列出生缺陷的前十位。

**4. 控制妇女感染性疾病和慢性疾病** 早筛查，早发现，早治疗妇女的感染性疾病和慢性疾病。先天性梅毒是导致新生儿死亡的重要因素，这在发展中国家尤其突出。如果母亲不用青霉素治疗，可能有40%的婴儿在出生前后死亡，存活儿童常有脑损害、失明、听力障碍、心脏病等问题。应开展梅毒防治的措施，包括孕前和孕期的筛查和治疗。糖尿病、癫痫等妇女慢性疾病也是导致出生缺陷发生的危险因素，因此对妇女的糖尿病、癫痫、高血压等疾病应在怀孕前进行治疗和控制。

**5. 改正不良的生活行为习惯，提倡健康的生活方式** 酒精是明确的致畸物，但酒精致畸又是完全可以预防的，这是因为只要在孕期绝对禁酒，就可以避免。酒精导致的胎儿酒精综合征发生率在美国高达5/万~20/万，所引起的智力障碍数量已经超过了唐氏综合征。孕期绝对禁酒是有效的出生缺陷一级干预措施，应在所有育龄妇女中大力宣传。

**6. 开展孕前筛查** 孕前筛查包括采用家族史和携带者筛查方法，确定胎儿是否患一些常染色体隐性遗传疾病的风险，以便进行医学咨询和产前诊断。我国一些地区如广东、广西、海南等部分地区，已开展了地中海贫血基因携带者的孕前筛查。

以特定人群为基础的单基因遗传病携带者筛查是自20世纪70年代提出的。最初建议针对特定单基因疾病高危夫妻进行筛查，如1970年在美国和加拿大社区开展的育龄德系犹太人戴萨克斯症（Tay-Sachs Disease，TSD）携带者筛查项目。近年来，随着高通量测序技术的出现，极大地改善了检测效能、周期和成本，使得特定人群以及更多没有家族史的普通人群都能在孕前/产前进行多种疾病的筛查，扩展性携带者筛查（expanded carrier screening）也由此得以产生和发展。国外针对扩展性携带者筛查的科学研究已成为近年来的研究热点，美国多家专业协会先后发表多个在孕前/产前进行扩展性遗传病携带者筛查的指南和声明建议。2008年，美国医学遗传学与基因组学学会（American College of Medical Genetics and Genomics，ACMG）向德系犹太人推荐9种遗传疾病的携带者筛查；2013年，ACMG发布关于产前/孕前进行扩展携带者筛查的声明；2015年，ACMG及美国妇产科医师学会（American College of Obstetricians and Gynecologists，ACOG）等5家机构发布生殖医学中进行扩展性携带者筛查的联合声明；2017年，ACOG一连发布2个携带者筛查意见。随着扩展性携带者筛查的普及，加上成本的降低，导致了遗传病筛查模式的转变，孕前开展携带者筛查，将有利于检测出更多的具有遗传病风险的胎儿。

虽然携带者筛查技术发展迅速，但现阶段在临床应用方面还有一些问题需要得到解决。一是纳入的筛查病种缺乏统一的标准，导致各个检测机构的筛查病种差异大；二是在报告变异时，存在很大的差异。需要行业内发展技术规范，达成共识。

**7. 遗传咨询与出生缺陷咨询** 遗传因素是畸形发生的重要因素之一，孕前和孕期应进行遗传咨询，预防遗传性出生缺陷于未然，是一项有效的一级干预措施。凡本人或家族成员有遗传病或先天畸形史、多次在家族中出现或生育过先天智力低下儿或反复自然流产者，应进行遗传咨询。找出病因、明确诊断和确定处理方法，制订合理的婚姻和生育计划。

出生缺陷是由遗传因素、环境因素或两者共同作用的结果，其中环境因素同样也占有重要的一席，针对孕前和孕期环境因素，为临床医生和大众提供关于致畸因素的最新循证信息，为临床咨询和诊治提供科学依据，从而避免了仅凭经验、旧知识给咨询者提供咨询。1991年，WHO提出了致畸信息服务（teratology information service，TIS）概念，其主要是为怀孕前后暴露的不利因素提供对生育潜在危害及评价的最新研究资料和知识，包括药物、化学物、辐射、感染和其他不利因素，为医学干预提供科学的依据。同时，WHO将致畸信息服务列为出生缺陷的一级干预措施。此后一些发达国家陆续开展了致畸信息咨询服务，最早开展这项服务的是法国里昂、荷兰、美国威斯康星等，1997年欧洲13个国家致畸信息服务中心组成了欧洲致畸信息服务网（European Networks of Teratology Information Service，ENTIS）。目前，有20个国家共33个机构参加了该组织。另外，从1992年开始，美国50个州和加拿大先后建立了致畸信息咨询服务，陆续开展向公众和医生提供咨询信息服务。1997年，美国各州组成了致畸信息服务组织（Organization of Teratology Information Service，OTIS），在出生缺陷环境因素致畸的科学研究、人才培养、人力资源等方面做了大量的工作。在中国，结合我国国情，围绕孕前、孕期以及生后，基于出生缺陷及其防控进行的一系列咨询活动，我们提出了"出生缺陷咨询"，整合婚前咨询、孕前咨询、产前咨询、多学科会诊、罕见病咨询、儿科遗传病咨询等，以及遗传咨询和致畸信息服务，为医生和公众提供出生缺陷的遗传和环境因素方面的咨询，以及三级干预措施的咨询，包括检测前后的咨询。

**（二）二级预防——减少出生缺陷出生**

二级预防是对一级预防的补充，对孕早期疑有接触上述不良因素的妇女，进行必要的产前诊断检查，一旦确诊，则及时处理，减少出生缺陷儿的出生。常用的介入性产前诊断技术有绒毛膜取样术、羊膜腔穿刺术、脐血穿刺术以及无创性的技术如产前血清学筛查、NIPT、超声检查等。

产前超声检查对胎儿属于无创伤检查，其方法简便、实用、准确可靠，已成为常规产前筛查与诊断技术，可检测出胎儿无脑畸形、脊柱裂、脑膨出、脑积水、小头、畸胎瘤、多囊肾、肾缺如、腹裂等畸形。超声检查结合母亲血清或羊水甲胎蛋白检测可检出90%的神经管缺陷。建议孕妇应在怀孕28周前至少接受一次产前超声检查。

根据WHO专家组报告，通过常规的超声检查，一位训练有素的超声科医师能在普通孕妇中发现70%以上的常见胎儿畸形；如果在妊娠第19周前后对高危孕妇人群进行扫描，能检测出90%以上的常见畸形。

可以对羊膜腔穿刺术获得的羊水或脐血穿刺术获得的胎儿外周血，进行生化及胎儿细胞染色体核型分析，以进一步明确胎儿染色体的异常，如唐氏综合征、特纳综合征等。通过孕早期绒毛活检进行细胞遗传学检查，确定胎儿染色体异常，具有诊断早、取材简便易行等优点。

近些年来，孕早期和孕中期孕妇血清学筛查技术不断得到推广和应用。通过检测孕妇血清中AFP、β-HCG和/或uE3、抑制素A等标记物的浓度，可以判断孕妇怀孕唐氏综合征或其他常见三体综合征如18三体、13三体等的风险，并由此对高危人群进行进一步的诊断，这是一项无创性的检测，可以筛查出60%~85%的患病胎儿。因此，鼓励所有的孕妇都要接受这项唐氏综合征产前血清学筛查。正如前面所述，基于二代测序发展的胎儿游离DNA检测技术的快速发展，由于高准确性和无创性，受到广泛地关注和欢迎，公众接受度高。不过，当前我国在唐氏综合征产前筛查与诊断技术方面处于传统技术与新兴技术并存的时期，临床实践中有高达十多种的筛查模式以及多种的诊断方法，应根据当地的社会经济水平、医疗卫生资源、支付方式、孕妇意愿等情况，选择最适合的产前血清学筛查技术。应采用中国人群真实世界的数据对干预策略进行卫生经济学的评估，探索适合我国不同地区、不同人群的具有成本效益的干预策略，进一步推动我国产前筛查与诊断技术的深入发展。

随着产前诊断技术的提高，许多严重的畸形可以在宫内被诊断，并可以在宫内得到治疗。虽然目前仅有少数的畸形可以被进行宫内治疗，但由于其效果明确，越来越引起人们的重视。宫内治疗方法有非手术和手术治疗。前者开展较早，收到了一定的效果，如给孕妇服洋地黄治疗胎儿心动过速；后者起步较晚，但亦已形成专门的学科领域，即胎儿外科学，并取得了较快进展。20世纪80年代初，已对阻塞性脑积水用颅脑穿刺方法或脑室-羊膜腔沟通术成功地进行了宫内治疗；进入20世纪90年代，对先天性膈疝胎儿成功地进行了宫内外科手术，将腹腔脏器如肠管等复位到腹腔中，胎儿继续在宫内生长直至自然分娩，避免了出生后因肺发育不良所导致的死亡。2018年，我国在胎儿肺动脉闭锁、主动脉闭锁等先天性畸形的宫内治疗方面取得了突破性进展。宫内治疗改变了只能对胎儿进行诊断、不能治疗的被动局面，避免了给社会的家庭带来的负担和痛苦，很有发展前途。

（三）三级预防——出生缺陷的治疗

对出生后的婴儿进行早诊断和早治疗,从而提高患儿生存质量,减少致死率和致残率,主要措施包括新生儿疾病筛查、早期诊断和及时的内外科治疗等。

目前,全世界许多国家已经将新生儿疾病筛查作为一项重要的公共卫生干预措施进行了全面推广。中国新生儿疾病筛查始于20世纪80年代,但真正进入快速发展阶段是20世纪的90年代中期以后。1994年,我国正式颁布了《中华人民共和国母婴保健法》,其中第一次明确地提出"逐步开展新生儿疾病筛查",使新生儿筛查工作有了法律的保障。2009年,国家卫生部颁布了《新生儿疾病筛查管理办法》,并于2010年出台了《新生儿疾病筛查技术规范》。规范要求所有新生儿都应接受至少两种遗传代谢性疾病(苯丙酮尿症和先天性甲状腺功能低下)和听力障碍的筛查,同时要求对明确诊断的患者,需要进一步提高接受正规治疗的比例。2011年,我国政府加大了对新生儿疾病筛查的补助力度,在全国21个省的364个贫困地区为新生儿免费提供两病和听力筛查补助,极大地促进了我国新生儿筛查覆盖率的提高,从2008年的52%提高到2019年的97%。目前,新生儿遗传代谢性疾病筛查正从筛查两病向多种疾病扩展。

近10年来,新生儿听力筛查越来越受重视,其筛查后的及时干预也已取得了很好的干预效果。通常可以使轻型的听力障碍得到矫正,患儿可以进入普通学校学习;重型听力障碍可以减轻,聋而不哑。目前,发达国家正在推广1-3-6的干预方案,即出生后1个月内接受筛查,3个月接受诊断,6个月接受治疗和干预,从而保证这项措施能取得最佳的干预效果。通过全国共同的努力,全国新生儿听力筛查率从2008年30%提高到2017年的88%,越来越多的患儿接受了进一步的治疗,避免了听力障碍导致的残疾,让更多的患儿回归到主流社会。此外,听力障碍的基因检测技术不断发展,已在部分医疗机构的临床上得以应用,对进一步明确先天性听力障碍患儿的病因发挥了重要的作用。

当前,新生儿疾病筛查工作进入了一个重要的关键期和转折点,下一步目标是要根据我国国情扩大筛查的病种,提高诊断患儿的规范治疗率,减少致残率。

此外,WHO建议对生后3个月内的婴儿进行简单的髋外展检查、超声检查或X线检查,以便筛查出先天性髋关节脱位,及时给予处理。对单发的先天畸形如唇裂、腭裂、食管闭锁、肛门闭锁、马蹄内翻足等,适时进行手术治疗,并加强功能康复,也可取得较好的效果。

# 第二章

# 神经系统先天性畸形

## 神经管缺陷

### ( neural tube defects, NTDs )

神经管缺陷是一组严重的中枢神经系统畸形,涉及脑和/或脊髓的发育,为我国最常见、最严重的先天畸形之一,常导致胎死宫内,存活的婴儿常有永久性残疾。一般认为是在胚胎发育第24~28天,神经管闭合受阻所致。神经管缺陷是一种遗传和环境因素共同作用引起的多基因遗传病,遗传度为60%。环境危险因素包括母体叶酸缺乏、高热、服用抗癫痫药物(丙戊酸、苯妥英钠等)、接触农药等。根据神经管发育受阻时期及部位的不同,主要包括无脑畸形、脊柱裂和脑膨出。

我国出生缺陷医院监测结果显示,1986—2019年神经管缺陷发生率呈现下降趋势,且具有明显的流行病学特征:①性别差异,男女发病比约为1:(2~4),女性明显多于男性;②地域差异,农村发生率高于城市,部分省份如山西、陕西、内蒙古自治区、甘肃等省发生率明显高于全国水平。

产前超声检查可对神经管缺陷做出早期诊断,无脑畸形的准确度可达90%以上,脊柱裂达70%。此外孕母血清或羊水甲胎蛋白(AFP)的增高也有助于产前诊断。出生后根据临床特征即可诊断。

研究表明:95%的病例为初发,仅5%为再发。普通人群生育神经管缺陷儿的风险为0.1%~0.3%,已生过一胎神经管缺陷者再发风险为4%~5%,生过两胎缺陷者为10%,故再次怀孕前应进行遗传咨询。

孕妇缺乏叶酸是导致胎儿神经管缺陷的重要因素之一,育龄妇女在怀孕前3个月至怀孕后的前3个月每天增补0.4mg叶酸,可以预防50%~70%的神经管缺陷发生,这一干预措施已得到广泛推广应用。对于生育神经管缺陷的高危人群则需要在怀孕前3个月(至少1个月)至怀孕后的前3个月每天增补4mg的叶酸,以减少再发风险。

## 无脑畸形和类似畸形

### ( anencephaly and similar malformations )

**ICD-10 编码:Q00**

无脑畸形和类似畸形是神经管缺陷最严重的类型,无脑畸形系前神经孔未闭合所致。主要有:①无脑畸形(Q00.0);②颅脊柱裂(Q00.1);③枕骨裂脑露畸形(Q00.2)。

## 无脑畸形

### ( anencephaly )

**ICD-10 编码:Q00.0**

**临床特征:**主要表现为颅骨穹窿缺如(眶上嵴以上额骨、顶骨和枕骨的扁平部缺如),覆盖颅骨的皮肤全部或部分缺如,大脑或小脑缺如,脑干裸露。头顶平坦,常有部分脑组织存留,呈柔软、无定形的紫红色团块被覆于颅底部。患儿颅前窝缩短和眼窝变浅,眼球突出,呈"蛙样"面容,耳低位。颈短。常伴有羊水过多。部分伴有脊柱裂、畸形足、肺发育不良、唇腭裂、腹裂等。一般为死胎或出生后不久死亡。

　　根据头颅的缺损程度,无脑畸形可分为:①不完全性无脑畸形,颅骨缺损局限于枕骨大孔以上;②完全性无脑畸形,颅骨缺损达枕骨大孔。

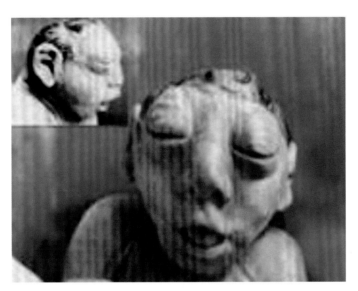

**图 2-1**　**不完全性无脑畸形 1 正、侧面观**
颅面比例失调,双眼球突出,呈"蛙样"面容,部分枕骨和顶骨缺如,
脑组织裸露,颈短

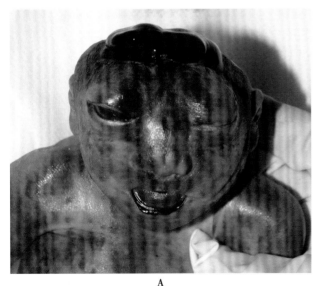

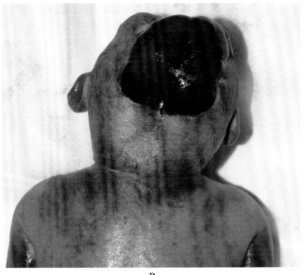

A　　　　　　　　　　　　　　　　　　　　　B

**图 2-2**　**不完全性无脑畸形 2**
A. 颅顶骨及覆盖的皮肤部分缺如,部分脑组织裸露;颅面比例失调,双眼球突出,呈"蛙样"面容;B. 颅骨及覆盖的皮肤缺如局限在枕骨大孔以上,残留的脑组织外露

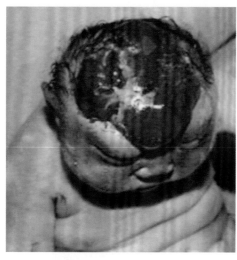

图 2-3　不完全性无脑畸形 3
顶骨及覆盖皮肤缺如,残留脑组织裸露,伴有淤血块

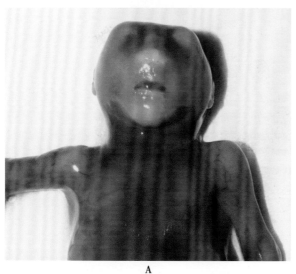

A

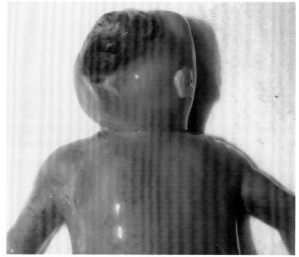

B

图 2-4　不完全性无脑畸形 4(孕 17 周)
A.颅顶部平坦,颅面比例失调;B.顶骨及覆盖的皮肤缺如,部分脑组织缺如,脑组织裸露在外

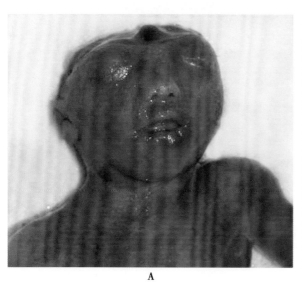

A

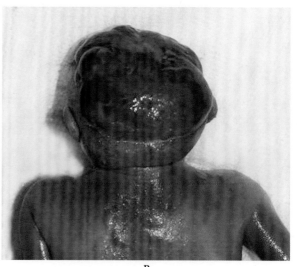

B

图 2-5　不完全性无脑畸形 5(孕 24 周)
A.颅顶部平坦,顶骨及覆盖的皮肤缺如;双眼球突出,呈"蛙样"面容,口半张;B.顶骨、部分枕骨及覆盖的皮肤缺如,
残留脑组织外露

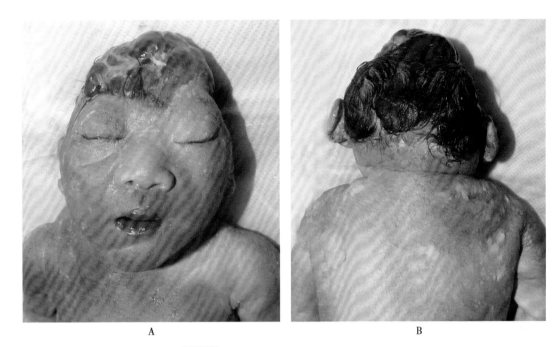

**图 2-6　不完全性无脑畸形 6（孕 36 周）**
A. 顶骨及覆盖的皮肤缺如,残留脑组织裸露,颅面比例失调,颜面不对称;B. 残留脑组织裸露,枕部有头发,双耳郭畸形

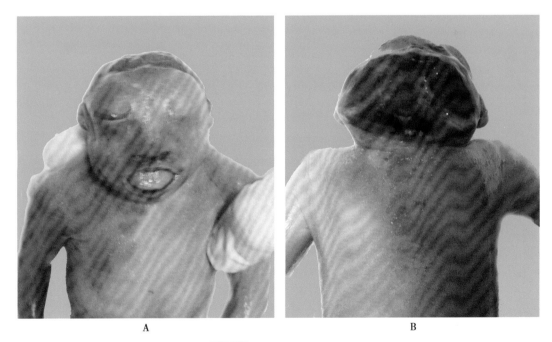

**图 2-7　完全性无脑畸形 1**
A. 颅骨及覆盖的皮肤缺如,颅顶平坦,颅面比例失调,眼球突出,呈"蛙样"面容,双耳畸形;B. 颅骨缺损达枕骨大孔水平,残留脑组织裸露,颈短

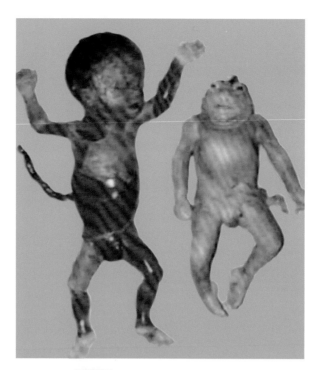

图 2-8　完全性无脑畸形 2,双胎

双胎之一(右胎)正面观,颅面比例失调,双眼球突出,呈
"蛙样"面容,颈短

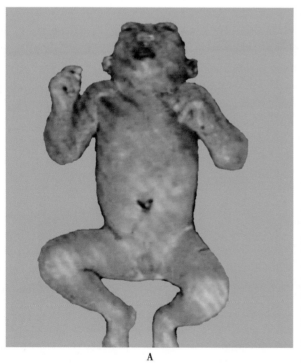
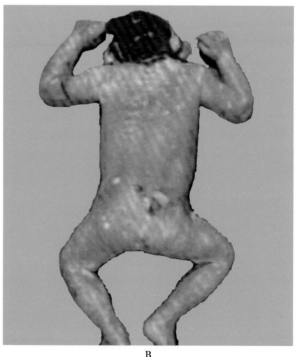

A                                      B

图 2-9　完全性无脑畸形 3

A.颅面比例失调,双眼球突出,呈"蛙样"面容,低位耳;B.颅骨及覆盖的皮肤缺如达到枕骨大孔,残留脑组织外
露,颈短

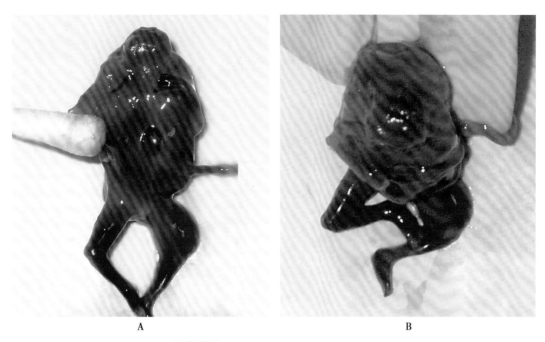

A B

**图 2-10** 完全性无脑畸形 4( 孕 13 周)

A. 颅骨穹窿缺如,残留脑组织裸露,颜面结构模糊;B. 脑部无正常结构

# 颅脊柱裂
(craniorachischisis)

**ICD-10:Q00. 1**

**临床特征:**表现为完全性无脑畸形连续或不连续伴有脊柱裂,脊柱裂可以到胸腰段或腰骶段,最严重的类型是整个神经管全部没有闭合,完全暴露在外。

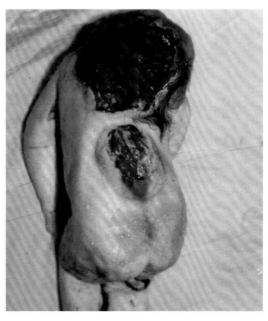

**图 2-11**　颅脊柱裂 1

顶骨和枕骨完全缺如,脑组织缺如;脊膜脊髓膨出位于
胸腰段,与无脑畸形不连续;头部后仰,面朝上,无颈沟

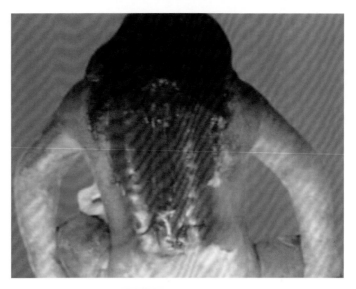

**图 2-12**  颅脊柱裂 2

顶骨和枕骨完全缺如,脑组织缺如,整个神经管未闭合,从头部裂开
直达脊柱腰骶段,神经管外翻暴露在外,表现为红色肉芽面,无颈沟

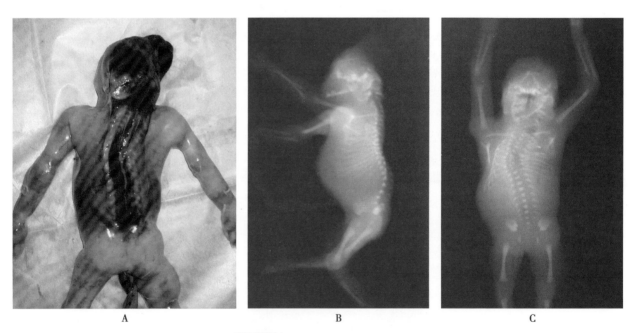

A                                    B                                    C

**图 2-13**  颅脊柱裂 3( 孕 17 周)

A. 整个神经管未闭,椎弓、脊膜、皮肤等缺损,直达脊柱腰骶段,脑组织及脊髓外露,呈红色肉芽面暴露在外,脊柱左
侧弯;B. X 侧位片显示颅盖骨缺如,脊柱明显畸形;C. X 正位片显示脊椎发育不全,胸段脊柱左侧弯

# 枕骨裂脑露畸形
## ( iniencephaly )

ICD-10 编码:Q00. 2

**临床特征:**表现为头部后仰、脊柱过度前凸。由于面部皮肤直接连于胸部和肩部,导致面部朝上、颈沟
缺如;头皮直接与背部腰骶部皮肤相连导致脊柱过度前凸。常伴有脊柱裂或脑膨出。枕骨部分缺如或枕
骨大孔异常,椎体畸形,84% 的患儿伴有其他畸形,如脑积水、唇腭裂、心血管畸形,畸形足等。患儿多在新
生儿期死亡。

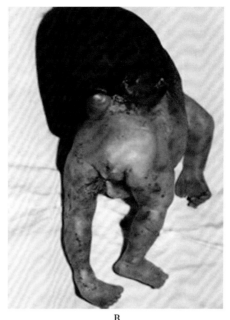

A B

**图 2-14　枕骨裂露脑畸形 1 伴脊柱裂**

A. 正面观显示头部明显后仰,面部朝上,面部皮肤直接与胸部相连;B. 背面观显示头部皮肤直接连于背部腰骶部皮肤,伴有脊柱裂,脊柱缩短明显,无颈沟

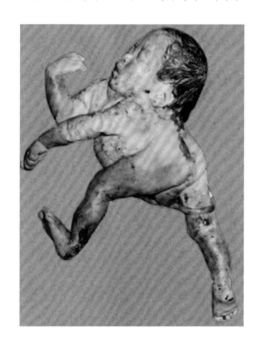

**图 2-15　枕骨裂露脑畸形 2**

面部向上,头部明显后仰,缺乏颈沟,脊柱明显前突且短缩

# 脊柱裂
## (spina bifida)

ICD-10 编码:Q05

**临床特征:**是由于后神经孔尚未闭合所致,其主要特征是背侧的两个椎弓未能融合在一起,脊膜和/或脊髓通过未完全闭合的脊柱疝出或向外暴露。临床可见不同类型、部位和范围。可发生颈段、胸段、腰段或骶段,以腰骶段为多见。

1. **开放性脊柱裂**　指病变部位皮肤缺损,椎管内成分部分或全部经过脊柱缺损处向后膨出,常伴有

背部肿块,脑脊液通过缺损处漏出,好发于腰段或骶尾段水平。常见类型有:

（1）脊膜膨出:病变部位背部皮肤缺损,皮肤缺损处有囊性包块,囊壁为脊膜,囊内容物为脑脊液。

（2）脊髓脊膜膨出:病变部位背部皮肤缺损,皮肤缺损处有囊性包块,囊壁为脊膜,囊内容物为马尾神经或脊髓组织。

（3）脊髓外露:病变部位背部皮肤缺损,一段脊髓呈平板式自缺损处暴露于外界。

部分患儿可以存活,可伴有继发性脑积水、马蹄内翻足、大小便潴留或失禁、下肢瘫痪等;预后取决于缺损的部位和类型,及是否伴有脑积水等。畸形部位越高,并伴有脑积水者,预后越差。

2. **闭合性脊柱裂**  指病变部位皮肤完整,椎管内成分部分或全部经过脊柱缺损处向后膨出,部分伴有背部肿块。种类较多,产前不易检出,常见类型为闭合性脊柱裂合并脊膜膨出。

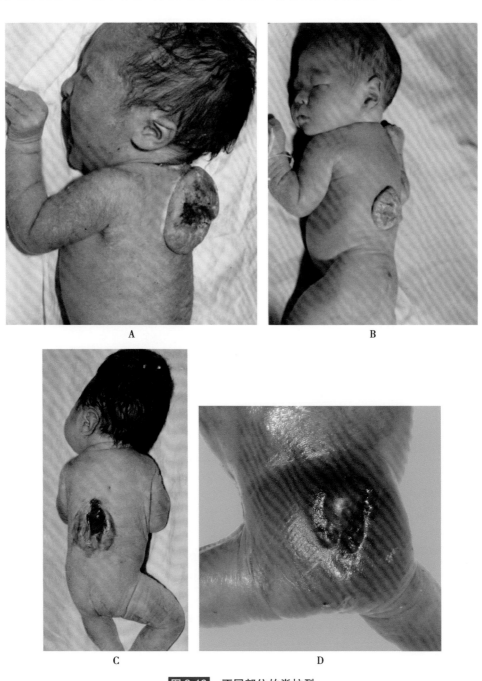

图 2-16    不同部位的脊柱裂

A. 上胸段;B. 下胸段;C. 胸腰段;D. 腰骶段

脊柱不同部位见囊状膨出物,大小不等,质软,表面覆盖皮肤或皮肤变薄,有液珠渗出

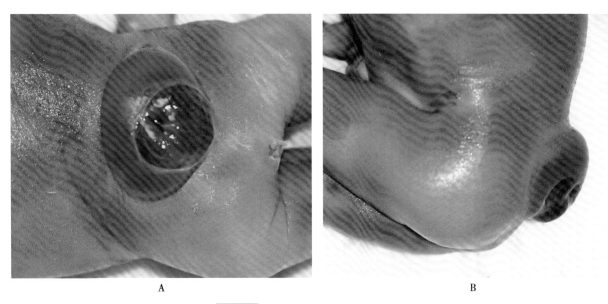

A　　　　　　　　　　　　　　　　　B

**图 2-17**　开放性脊柱裂合并脊膜膨出 1

A. 背面观; B. 侧面观显示开放性脊柱裂, 脊膜膨出, 膨出包块壁很薄

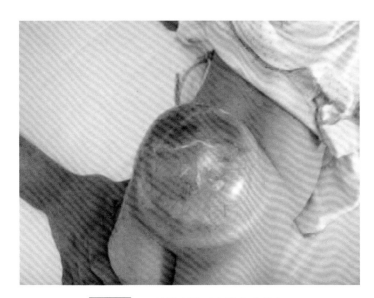

**图 2-18**　开放性脊柱裂合并脊膜膨出 2

新生儿照片显示骶尾部包块, 同时存在脊髓栓系综合征

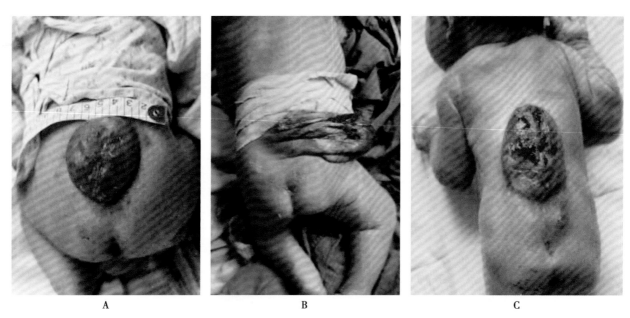

A                          B                          C

**图 2-19    开放性脊柱裂合并脊髓脊膜膨出 3**

A. 腰骶段囊性膨出为脊膜脊髓膨出,覆盖其上的皮肤变薄,可见其内的脊髓;B. 腰骶段囊性膨出物为脊膜脊髓膨出,膨出物体积大,囊部分瘪缩,偏向右侧;C. 胸腰段囊性膨出物为脊膜脊髓膨出,膨出物体积大,受累的脊椎多,覆盖其上的皮肤变薄

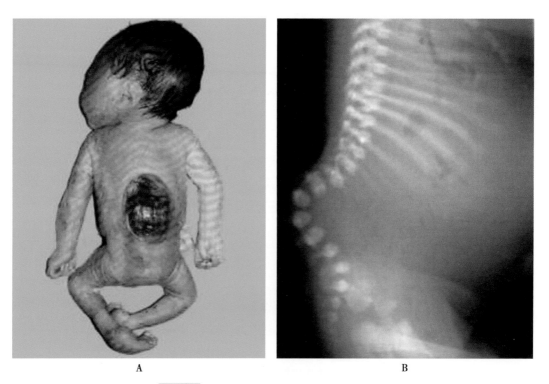

A                          B

**图 2-20    开放性脊柱裂合并脊膜脊髓膨出 4**

A. 胸腰段外翻处皮肤缺损,呈两条平行的红色肉芽面,边界清楚;双足内翻,合并脑积水;B. X 线侧位片显示胸腰段脊椎明显后突

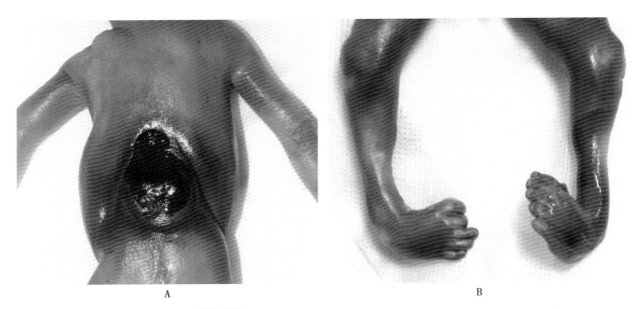

**图 2-21**　开放性脊柱裂合并脊髓外露、脊柱后凸

A. 背面观显示病变部位椎弓裂开和背部皮肤缺损,该处的脊髓呈平板式暴露在外;B. 双足内翻照片

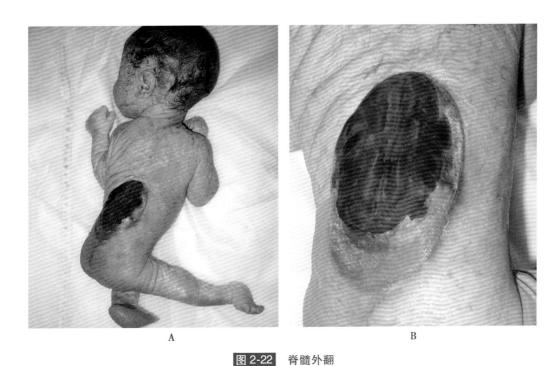

**图 2-22**　脊髓外翻

A. 腰骶段脊髓裂,缺损处皮肤缺如,边界清楚,胎儿双足姿势异常,脚跟后突;B. 脊髓外翻呈两条平行的红色肉芽面,边界清楚,肉芽组织渗出多量清液,无皮肤覆盖

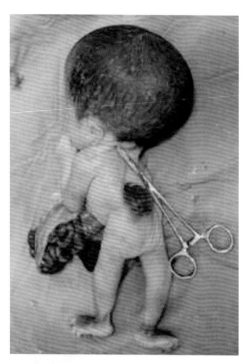

图 2-23　开放性脊柱裂合并其他畸形 1

腰骶段脊髓外翻合并脑积水、腹裂

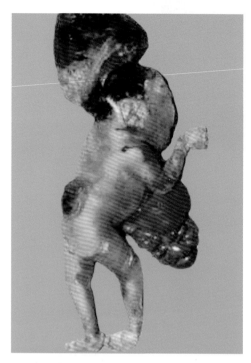

图 2-24　开放性脊柱裂合并其他畸形 2

腰骶段脊膜脊髓膨出合并脑膨出、腹裂和
马蹄内翻足

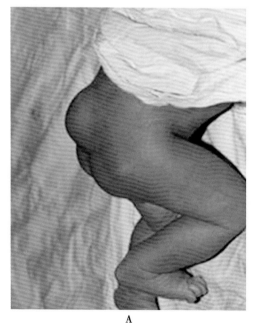

A

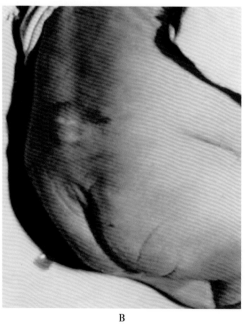

B

图 2-25　闭合性脊柱裂合并脊膜膨出 1

A、B. 骶尾部闭合性脊柱裂并脊膜膨出

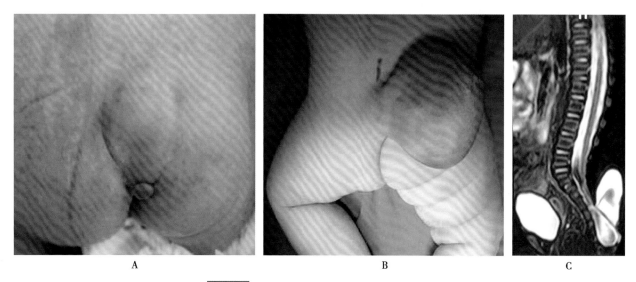

A             B          C

**图 2-26** 闭合性脊柱裂合并脊膜囊状膨出 2

A. 骶尾部闭合性脊柱裂合并脊膜膨出;骶尾处皮肤局限性包块和圆形的小肉团;B. 闭合性脊柱裂合并骶尾部脊膜膨出;C. 有包块型闭合性脊柱裂合并脊髓囊状膨出 MRI 所示

# 脑膨出
（encephalocele）

**ICD-10 编码:Q01**

**临床特征:**脑膜和/或脑组织通过颅骨裂向外膨出,可发生在额部、鼻部、枕部等处,以枕部为最常见。根据膨出内容物可分为:①脑膜膨出,仅有脑膜组织膨出,内含有脑脊液。②脑膜脑膨出,含脑膜组织和不同数量的脑组织。

脑膨出常发生于颅骨中线,大小不一,从几厘米至大于颅骨穹窿不等。可有少数脑组织通过颅底缺损疝入眼眶、鼻咽及口咽部,而呈突眼等多组脑神经缺失损害,眼距增宽、眼窝狭小及闭眼困难等。脑膨出也见于羊膜带序列征、Meckel-Gruber 综合征、面正中裂综合征等。

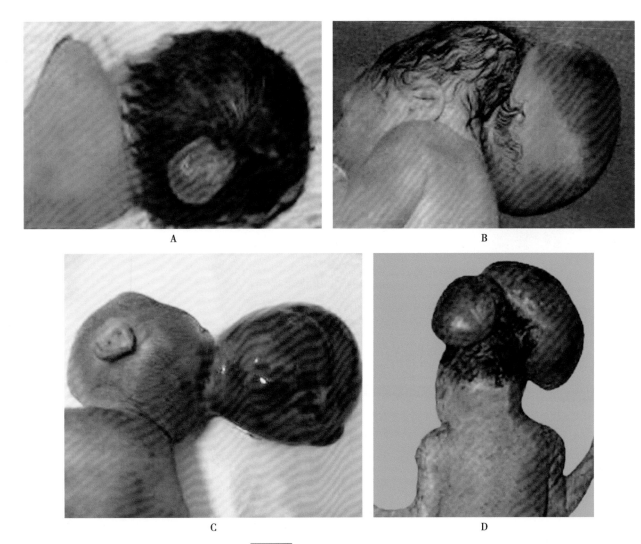

**图 2-27**　不同类型的脑膨出 1

A. 枕部脑膜膨出，枕部膨出物体积较小，其中内容物为脑积液，呈透明状，表面皮肤变薄；B. 枕部脑膜脑膨出，膨出物呈椭圆形，体积大，几乎与头颅等大，包膜较厚、完整，其上可见毛发，前额倾斜，小头畸形；C. 枕部脑膜脑膨出，大部分脑组织膨出，膨出物表面无头皮覆盖，可见其中的脑组织，颅顶平坦，小头畸形；D. 顶部多发性脑膜脑膨出，顶部有两个大小不等的脑膜脑膨出，头颅变小，小头畸形。

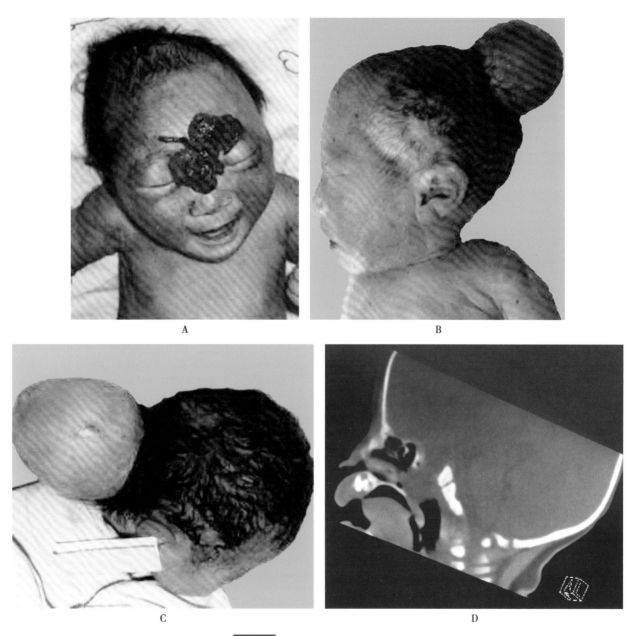

A                    B

C                    D

**图 2-28** 不同部位的脑膜脑膨出

A. 鼻额部脑膜脑膨出,膨出物从鼻部与额部之间膨出,表面无皮肤覆盖;B. 顶部脑膜脑膨出,膨出物从头颅顶部膨出,其中有脑组织,表面覆盖皮肤,有毛发;C. 枕部脑膜脑膨出,膨出物从头颅枕部膨出,其中有脑组织,表面覆盖皮肤,无毛发;D. 蝶窦的颅底脑膜脑膨出 MRI 所示

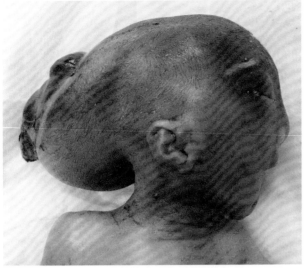
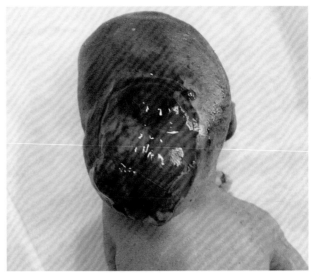

A

B

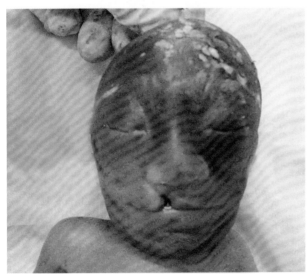

C

**图 2-29**　脑膨出合并其他畸形 1

A.侧面观显示枕部巨大脑膜脑膨出,前额倾斜,头颅变小;B.背面观显示枕部脑膜脑膨出表面皮肤缺损,可见向外膨出的脑组织及脑膜;C.正面观显示同时伴有小头畸形,右侧Ⅱ度唇裂

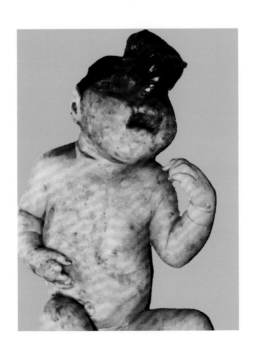

**图 2-30**　脑膨出合并其他畸形 2

羊膜带综合征,额部脑膜脑膨出,眼间距增宽,眼眶、鼻和上唇受累,右手缺指畸形

# 小头畸形
## （microcephaly）

**ICD-10 编码:Q02**

**临床特征:**患儿头颅小,头围比同龄同性别组均值小 2~3 个标准差以上,脑重为正常的 1/4~1/3,颅面比例失调,呈"类人猿"样头;前囟小,或全关闭,枕部扁平,前额倾斜,头皮松弛并有皱褶。面部表情迟钝,常伴有中、重度智力障碍。95%的患儿有神经或内分泌紊乱症状,如肌张力异常、痉挛性脑性瘫痪、生长迟缓或精神运动障碍等。头围越小,智力障碍越重。病因不明,可能与宫内感染、酒精、X 射线暴露以及孕期严重营养不良等环境因素有关。单纯的小头畸形可能是常染色体显性或隐性遗传。

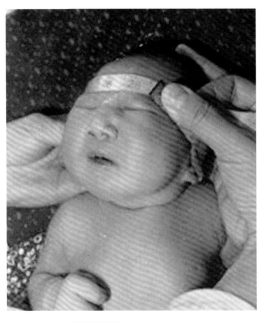

**图 2-31　小头畸形 1**

该足月儿头围为 29cm,而正常足月儿头围为 34~35cm,前额倾斜

**图 2-32　小头畸形 2**

该足月儿头围小,"类人猿"样头,前额倾斜,低位耳,耳郭畸形

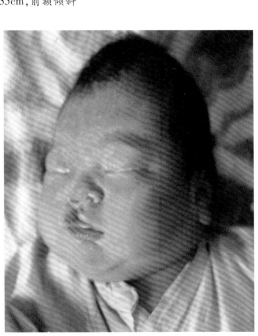

**图 2-33　小头畸形 3**

该足月儿头围小,"类人猿"样头,前额倾斜,左耳畸形,右侧Ⅱ°唇裂

# 先天性脑积水
## (congenital hydrocephalus)

**ICD-10 编码:Q03**

**临床特征:**由于颅腔内大量脑脊液蓄积而导致脑室系统扩大为特征的先天畸形。患儿典型容貌:头围呈进行性增大,多在出生后数周或数月开始增大,也可出生时就明显大于正常,头围增大超过 35cm;颅面比例失调,前囟扩大、呈紧张或隆起,竖抱患儿时前囟不下凹;颅骨缝变宽,颅骨变薄,前额突出,头皮静脉怒张,眼球多转向下方,上方的巩膜外露,称"落日征"。

约 1/3 的脑积水继发于脊柱裂、脑膨出,还可伴有其他畸形,为一些畸形综合征的体征之一。可由宫内感染等因素所致,也可以是常染色体隐性或 X 性连锁隐性遗传。

此外,先天性脑积水还包括中脑导水管畸形(Q03.0)和第四脑室正中孔和外侧孔闭锁(Q03.1)等类型。

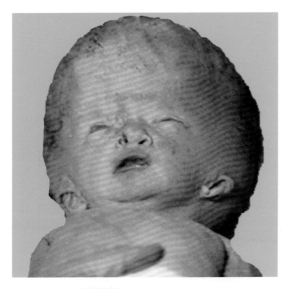

**图 2-34　先天性脑积水 1**
头颅巨大,头围明显增大,颅面比例失调,前额前突,
眼眶下陷,右鼻孔异常,低位耳

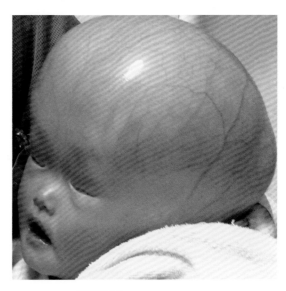

**图 2-35　先天性脑积水 2**
头颅增大,颅面比例失调,头皮静脉怒张,前额突出

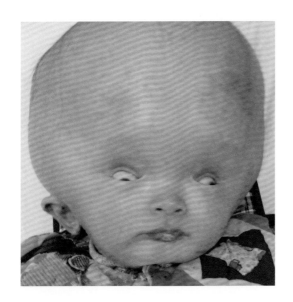

**图 2-36　先天性脑积水 3**
头围增大,双眼下斜视,上方巩膜露出,呈"落日征"

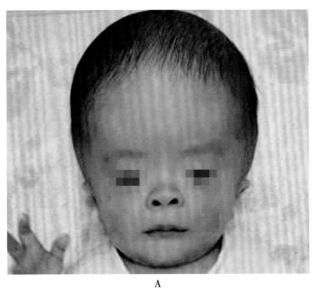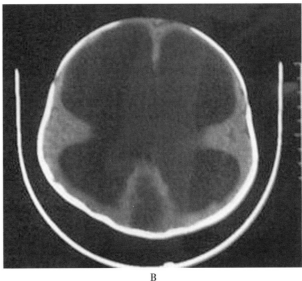

A　　　　　　　　　　　　　　　　　　　B

图 2-37　先天性脑积水 4 正面照片和颅脑 CT 图像

A. 头围增大,前额突出,双眼下斜视,上方巩膜露出,呈"落日征",低位耳;B. 颅脑 CT 图像显示重度脑积水,脑皮质明显变薄,颅内几乎为脑脊液所充填

# 中脑导水管畸形
## (malformations of aqueduct of sylvius)

ICD-10 编码:Q03.0

临床特征:中脑导水管狭窄或闭锁导致小脑幕上脑积水,第三脑室、侧脑室扩张积水明显,脑实质变薄,脑沟回变浅。

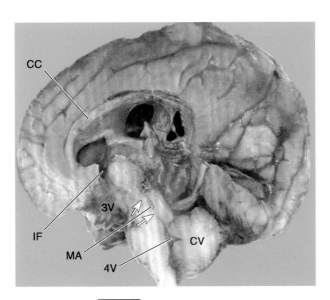

图 2-38　中脑导水管闭锁

双侧脑室和第三脑室(3V)扩张,脑沟变浅,箭头所指为中脑导水管(MA)闭锁处(CC:胼胝体;IF:室间孔;4V:第四脑室;CV:小脑蚓部)

# 第四脑室正中孔和外侧孔闭锁
## （atresia of foramina of Magendie and Luschka）

**ICD-10 编码:Q03.1**

**临床特征:**又称丹迪-沃克综合征(Dandy-Walker syndrome)。病因目前不清。由于第四脑室出口即外侧孔和正中孔先天性闭锁,导致第四脑室扩张,形成脑积水。主要表现为颅后窝呈巨大囊肿,第四脑室扩张,或后颅窝巨大囊肿与四脑室相通。小脑蚓部先天性萎缩或发育不全,伴小脑向前上方移位。

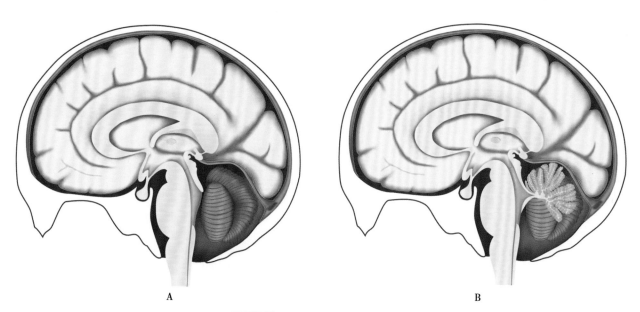

A                                                                                     B

图 2-39　**丹迪-沃克综合征模式图**
A.小脑蚓部完全缺失模式图;B.小脑蚓部部分缺失模式图

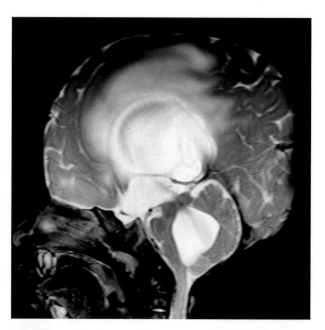

图 2-40　中脑导水管、四脑室侧孔和正中孔阻塞导致孤立性第四脑室扩张 MRI 图像

# 胼胝体发育不全
## （agenesis of corpus callosum）

**ICD-10 编码:Q04.0**

**临床特征:**胼胝体是脑内最大的白质纤维结构,约占大脑体积的 1/10～1/9。胚胎发育第 7～10 周时,胼胝体开始发生,于终板背侧面增殖形成联合板和联合块,联合块诱导大脑半球轴突移向对侧而形成胼胝体。其发育进程按膝部、体部、压部、嘴部的顺序,于胚胎第 12～20 周时完成。胼胝体强大的白质纤维,构成了侧脑室壁的边界,并维持侧脑室的大小和形态。

临床上可分为胼胝体完全缺失和胼胝体部分缺失两大类。可见侧脑室不同程度的扩大、分离和变形。合并端脑发育不全时,则引起第三脑室扩大和上前移位。患儿外观上可无明显改变,亦可无症状或仅有轻度的视觉障碍,或有交叉触觉定位障碍;可有智力障碍和癫痫;或伴有脑积水改变,婴儿患者肢体常呈痉挛状态并有其他锥体束受累的体征。

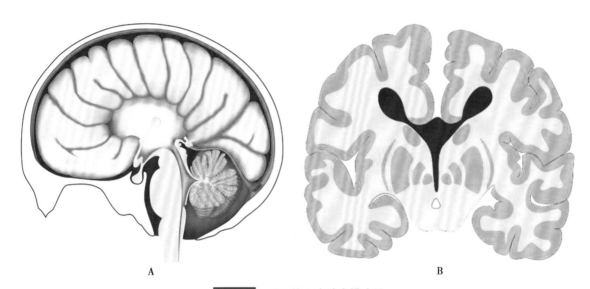

**图 2-41 胼胝体完全缺失模式图**
A.胼胝体完全缺失正中矢状面模式图;B.胼胝体完全缺失冠状面模式图

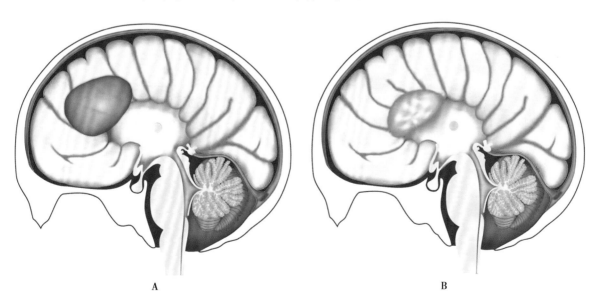

**图 2-42 完全胼胝体缺失合并畸形正中矢状切面模式图**
A.胼胝体缺失合并蛛网膜囊肿模式图;B.胼胝体缺失合并脂肪瘤

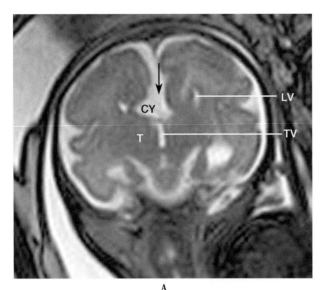 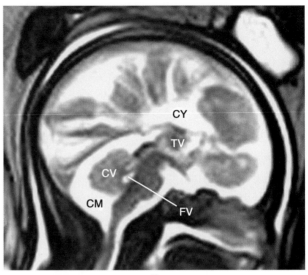

A                                                    B

图 2-43    胼胝体缺失合并蛛网膜囊肿 MRI 图像

A. 侧脑室水平冠状位断层显示透明隔腔消失,胼胝体缺失(箭头所示),该部位存在一囊性占位病变(CY);B. 颅脑
正中矢状位断层显示胼胝体完全缺如,脑沟回呈放射排列,该部位存在一囊性占位病变(T:丘脑;TV:第三脑室;
CV:小脑蚓部;CM:颅后窝池;FV:第四脑室;LV:侧脑室)

# 前脑无裂征
## (holoprosencephaly)

**ICD-10 编码:**Q04.2

**临床特征:**由于胎儿前脑未完全发育成左右两叶,导致大脑畸形,并由此引起一系列面部畸形。患儿
可同时伴有神经管缺陷、脑积水、小头畸形及其他畸形,如唇腭裂、房(室)间隔缺损、肛门闭锁、多(并)指/
趾、多囊肾、尿道下裂等。患儿常合并染色体畸形,如 13 三体、18 三体或 18 号染色体短臂缺失等。

根据大脑半球分化程度,前脑无裂征病理类型主要分为 3 种:①无叶型,最严重,大脑半球完全融合未
分开,大脑镰及半球裂隙缺失,仅单个原始脑室,丘脑融合成一个。②半叶型,大脑半球及侧脑室仅在后侧
分开,前方未分开,仍为单一侧脑室,丘脑常融合或不完全融合。③叶型,大脑半球及脑室均完全分开,大
脑半球的前后裂隙发育尚好,丘脑亦分为左、右各一,但仍有一定程度的结构融合,如透明隔腔消失、穹窿
柱融合等。

根据患儿面部的不同特征,前脑无裂征临床类型主要分为 5 种:①独眼畸形;②筛形头畸形;③猴头畸
形;④颌骨前发育不全;⑤轻微型颜面畸形。见表 2-1。

表 2-1    前脑无裂征临床类型

| 临床类型 | 病理类型 | 颅面部特征 |
| --- | --- | --- |
| 独眼畸形 | 无叶型 | 面中央单一眼眶,单眼球或眼球融合或无眼球,眼眶上方盲管状鼻,有时下颌骨缺如,小头畸形 |
| 筛形头畸形 | 无叶型 | 两眼距过近,一或两个鼻孔缺失,管状鼻位于两眼之间 |
| 猴头畸形 | 常为无叶型 | 两眼距过近,单鼻孔,小头畸形 |
| 颌骨前发育不全 | 常为无叶型 | 两眼距过近,鼻扁平,正中唇腭裂,头可呈三角形 |
| 轻微型颜面畸形 | 半叶型或叶型 | 两眼距过近或过宽,鼻扁平,单侧或双侧唇裂,虹膜缺损,面中部发育不全,有时伴三角形头 |

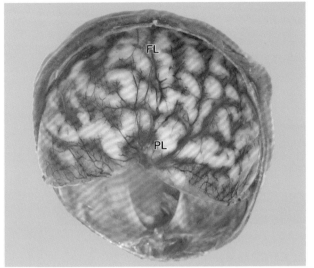
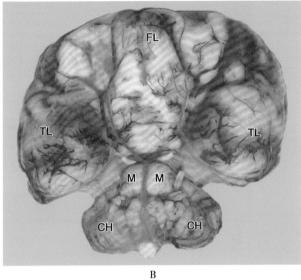

A

B

C

图 2-44 前脑无裂征颅脑畸形特征(无叶型)

A. 颅脑上面观显示无大脑镰及半球裂隙,大脑半球未分开,部分顶叶及全部枕叶缺如;B. 颅脑下面观显示大脑半球融合未分开,小脑及脑干发育良好;C. 颅脑背侧观,单一侧脑室(SV),丘脑(T)完全融合(FL:顶叶;TL:颞叶;PL:顶叶;M:中脑;CH:小脑半球;CV:小脑蚓部)

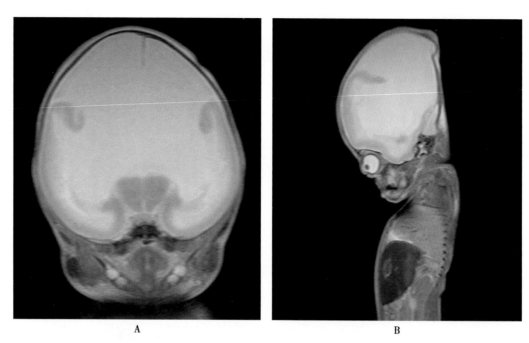

**图 2-45 前脑无裂征颅脑畸形特征(无叶型)核磁共振(MRI)图像**

A.颅脑经侧脑室下脚横断面,大脑半球无分裂,脑沟缺失;B.颅脑正中矢状切面,显示大脑半球融合无分裂,未见正常脑组织结构

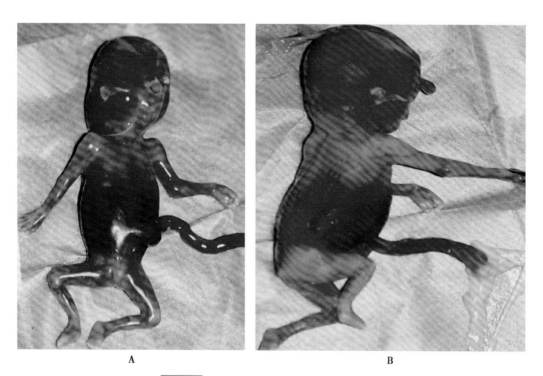

**图 2-46 前脑无裂征,独眼畸形(孕14周)**

A.正面观,面部中央单一眼眶,无眼球,眼眶上方有一盲管状鼻,下颌骨发育不良;B.侧面观,盲管状鼻,下颌骨发育不良

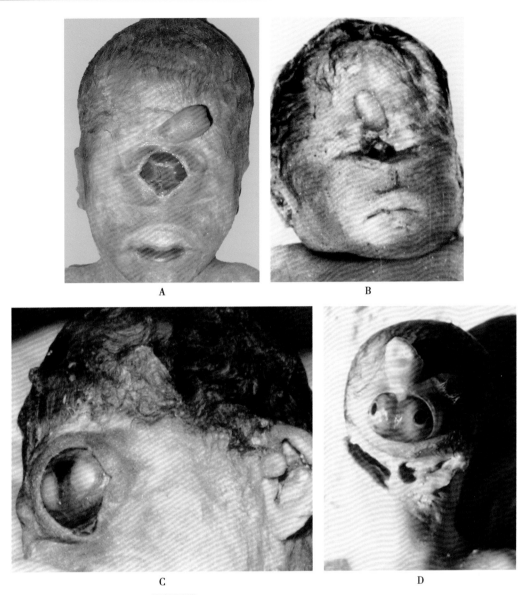

图 2-47　不同表现的前脑无裂征,独眼畸形

A. 面部中央单一眼眶,两眼球在一个眼眶中,盲管状鼻位于眼眶上方;B. 面部中央单一眼眶,单眼球,盲管状鼻位于眼眶上方;C. 面部中央单一眼眶,两眼球在一个眼眶中,无鼻;D. 面部中央单一眼眶,两眼球在一个眼眶中,盲管状鼻位于眼眶上方,两耳向中线靠拢,且连接一起,无下颌

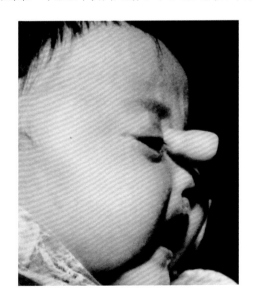

图 2-48　前脑无裂征,筛形头畸形型

侧面观,盲管状鼻位于两眼之间,上唇无人中

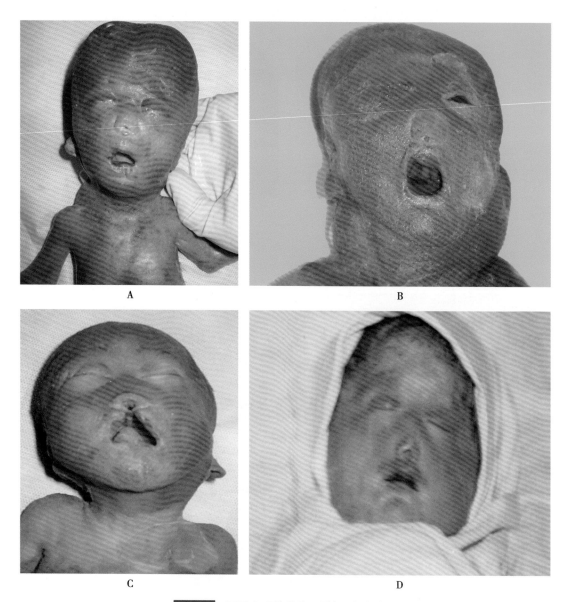

A　　　　　　　　　　　　　　　　　　　B

C　　　　　　　　　　　　　　　　　　　D

**图 2-49　不同表现的前脑无裂征,猴头畸形**
A. 双眼距近,单鼻孔,上唇无人中,低位耳,染色体检查为 13 三体;B. 眼距过近,右眼隐眼畸形,单鼻孔,上唇无人中,右耳畸形,双侧颈蹼;C. 眼距过近,单鼻孔,上唇正中裂开;D. 单鼻孔,眼距过近

# 脑回小
## (microgyria)

ICD 编码:Q04. 3

**临床特征:**较早文献中用脑回小(microgyria)来描述这一类型的大脑皮层发育异常,但近 20 年的文献报道中,脑回小多用于动物实验模型中。近年来这种类型的大脑皮层发育异常在人类中(尤其是胎儿及新生儿中)通常用多小脑回(polymicrogyria)描述,指局部或弥漫的脑表面沟回又多又细小,主要是由于神经元移行后期和皮层组织化期的正常皮层发育过程中断,导致大脑皮层的深部层面神经元异常发育而形成许多的小的脑回,是一种神经元的组织化异常。患者可表现为发育迟缓、癫痫及局部神经系统症状和体征。可能与先天性巨细胞病毒感染、宫内缺血缺氧或染色体突变有关。多小脑回区域可以很平,与正常皮层弧度一致,也可向内伸,看起来向内折叠。多小脑回可为单侧或双侧,80%病例累及

外侧裂周围皮层,额叶受累最多,其次为顶叶、颞叶和枕叶。该症可分为:仅累及外侧裂后部区域(4级)、累及整个外侧裂区域(3级)、累及外侧裂区并延伸至除前后两极外其他脑区(2级)、累及包括额极和/或枕极在内的绝大部分脑区(1级)。但是,(无论分级如何)外侧裂区总是受累最严重的区域。

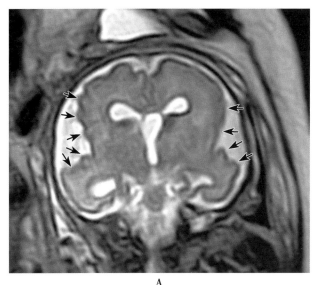 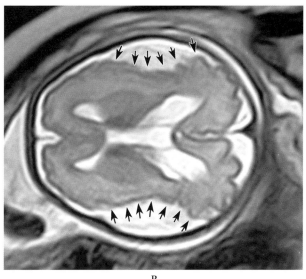

A　　　　　　　　　　　　　　　　B

**图 2-50**　多小脑回畸形产前 MRI 图像 1

孕 32 周时行胎儿颅脑 MRI 检查,侧脑室水平(图 A)冠状位断层及透明隔水平(图 B)横状位断层显示双侧侧脑室增宽,透明隔腔增大,外侧裂形态异常,其表面脑沟回明显增多,呈波浪状改变(箭头所示)

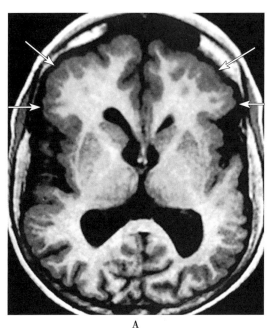 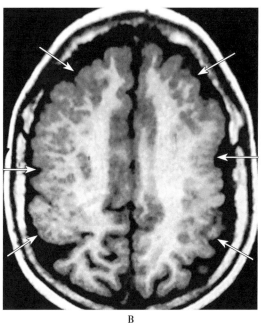

A　　　　　　　　　　　　　　　　B

**图 2-51**　多小脑回畸形 MRI 图像 2

先天性双侧额顶叶多微小脑回。头颅 MR 显示灰白质交界不规则的异常皮层(白箭头)从额极到前部顶叶

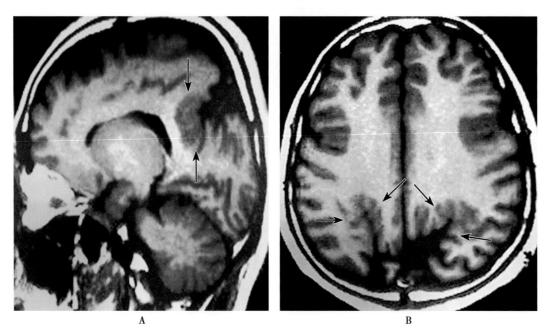

图 2-52　多小脑回畸形 MRI 图像 3

双侧顶-枕叶矢状旁区多微小脑回,皮层内异常褶皱(箭头所指)

# 脑桥小脑发育不良
## ( pontocerebellar hypoplasia )

**ICD 编码:Q04.3**

**临床特征:**小脑及脑干体积均缩小为特征,临床表现多样,该病与小脑发育不良的不同是除小脑小外,脑干也发育不良,且脑桥变平。

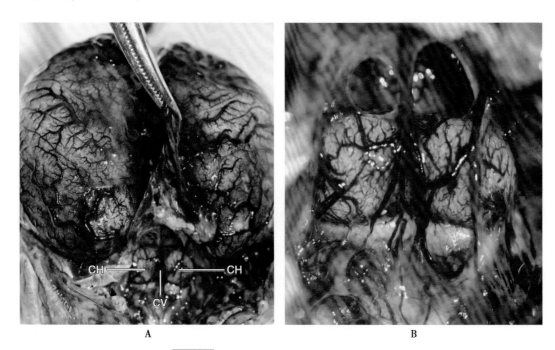

图 2-53　脑桥小脑发育不良标本解剖所见

颅脑解剖背侧观(图 A)及小脑放大观(图 B)显示颅后池明显变小,其内小脑细小,小脑表面光滑,无沟裂,半球(CH)及蚓部(CV)分辨不清

# 枕叶发育不良
## （occipital lobe dysplasia）

**ICD 编码：Q04.3**

**临床特征：**先天性枕叶发育不良的临床特征为同侧视网膜神经纤维层跨突触萎缩，表现为同侧偏盲。单纯的枕叶发育不良较少见，当出现在软骨发育不全时常伴有颞叶发育不良。枕叶血供异常可导致枕叶因缺血发育不足，而局灶性的枕叶发育不良产前超声及产后 CT 较难发现，MRI 可见局部枕叶脑白质减少或缺失，纹状皮层也可受累。

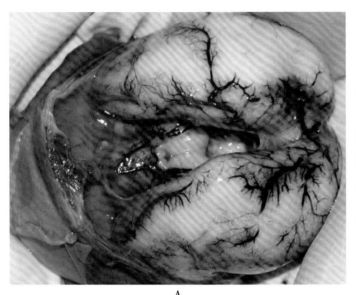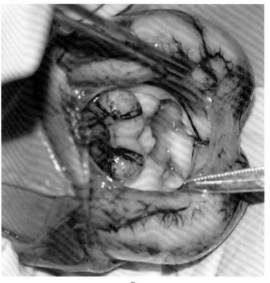

A                                    B

**图 2-54** 大脑枕叶发育不良标本解剖所见

*颅脑解剖背面观，显示枕叶明显过小*

# 视隔发育不良
## （septo-optic dysplasia，SOD）

**ICD-10 编码：Q04.4**

**临床特征：**视隔发育不良涉及三个系统的异常，分别是感光系统，结构上包括视神经、视交叉及视束发育不良；其次是中枢神经系统，结构上主要是颅脑中线结构的异常，最多见的是透明隔发育不良，还有胼胝体发育不良等；第三个是内分泌系统的异常，结构上主要是下丘脑垂体的异常，比如垂体柄增粗，垂体后叶异位等。所以临床上相应的表现为视力低下甚或失明，偏盲等；脑瘫、智力障碍，语言及运动功能障碍等；垂体激素分泌异常可表现为身材矮小，骨龄落后，中枢性甲减，低血糖，甚至发生肾上腺危象而死亡。临床仅 30% 全部表现出 3 个系统的异常，但 75%～80% 均存在有感光系统的功能障碍。本病的诊断仅需满足上述 3 个系统中的 2 个即可。

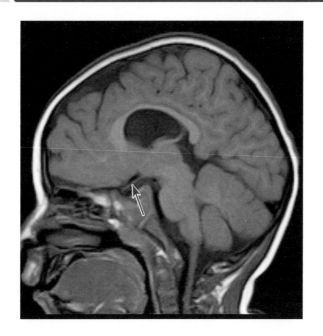

图 2-55    视隔发育不良 MRI 图像

# 半侧巨脑畸形
（hemimegalencephaly）

ICD 编码：Q04.5

**临床特征**：大脑半球一侧的全部或部分错构瘤样过度增生，缺乏神经元增殖，移行和组织化。病变侧皮质发育异常包括无脑回或多小脑回改变，皮质增厚且皮质层结构紊乱，缺乏正常分层现象，可见巨大神经元，与健侧相比，患侧神经元数目下降，胶质细胞数目上升，"未受累"半球也能见到。患儿出生时和婴幼儿阶段多表现头大，是早期进行影像学检查的主要原因，一般 1 岁以前即出现难治性癫痫、偏瘫和发育迟缓。CT 和 MRI 可见部分或全部受累，受累侧大脑半球中到重度增大。最典型表现为皮质发育不良、脑回宽大、脑沟浅、皮层增厚和灰白质分界不清。CT 上白质呈低密度，MR 上信号不均匀，代表了灰质异位和发育不良的神经元和胶质。患侧侧脑室按患侧半球比例增大，额角伸直，指向前上方。

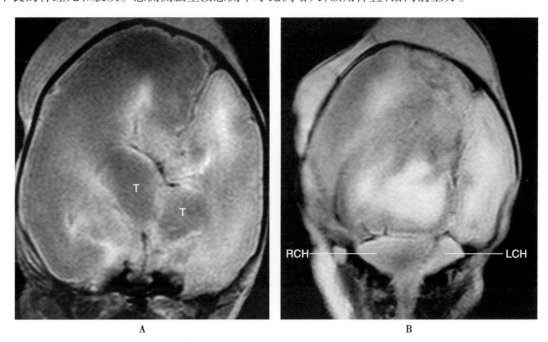

图 2-56    半侧巨脑畸形产后 MRI 图像 1

产后 MRI 冠状位（图 A、B）扫查显示右侧大脑半球、丘脑（T）及小脑半球均明显增大，脑中线明显向左侧移位，右侧大脑皮质明显增厚，脑沟少浅，脑回肥厚（RCH：右侧小脑半球；LCH：左侧小脑半球）

# 蛛网膜囊肿
## （intracranial arachnoid cyst）

**ICD 编码：Q04.6**

**临床特征：**位于蛛网膜下隙内，为非血管性的囊性病变。胎儿蛛网膜囊肿常位于中线附近，约 2/3 见于小脑幕上、大脑半球间裂内、第三脑室后方，约 1/3 位于小脑幕下的颅后窝池内，小脑蚓部后方，约 5% 的幕上蛛网膜囊肿合并胼胝体发育不良。位于中线以外的大脑半球表面的蛛网膜下隙内者少见。男性胎儿较女性胎儿多见，左侧大脑较右侧多见。其发生原理尚不清楚，有学者认为小脑后方的蛛网膜囊肿可能来源于消失失败的第四脑室憩室。

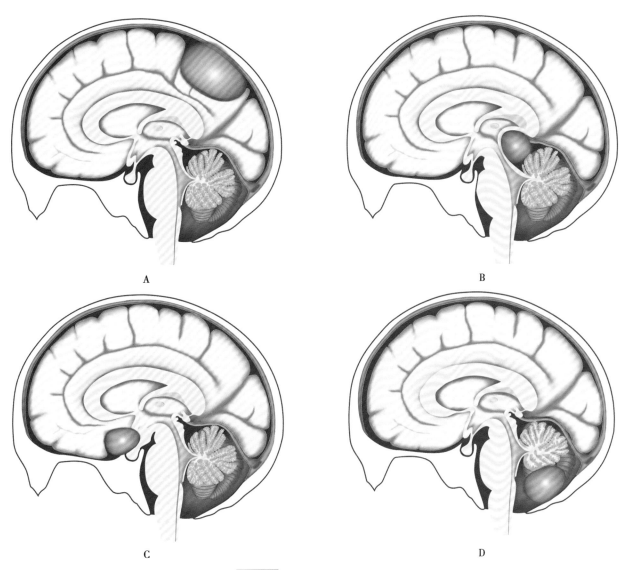

图 2-57　蛛网膜囊肿的模式图

A. 颅顶部脑中线处的蛛网膜囊肿；B. 中间帆腔内的蛛网膜囊肿；C. 颅底蝶鞍区的蛛网膜囊肿；D. 颅后窝池的蛛网膜囊肿

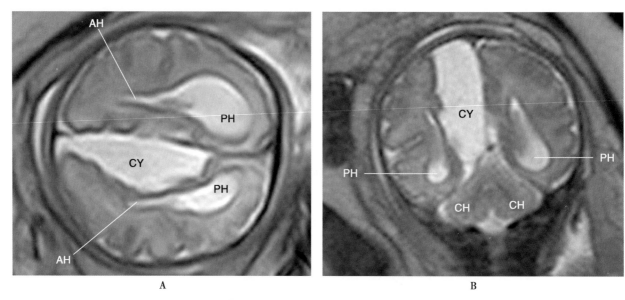

**图 2-58　产前胎儿蛛网膜囊肿 MRI 图像**

A. 侧脑室水平横位断层显示大脑半球间脑中线左侧一囊性占位病变(CY),左侧大脑半球明显受压凹陷,右侧侧脑室后角(PH)扩张,双侧侧脑室前角(AH)外展;B. 小脑半球水平冠状位断层显示脑中线左侧一囊性占位病变(CY),左侧大脑半球明显受压凹陷,胼胝体的右侧可显示,但较薄,胼胝体的左侧显示不清(CH:小脑半球)

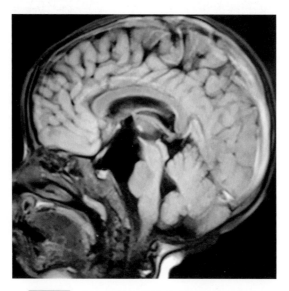

**图 2-59　颅底蝶鞍区的蛛网膜囊肿 MRI 图像**

# Blake 陷窝囊肿
## (Blake's pouch cyst)

**ICD-10 编码:Q04.6**

**临床特征:** Blake 陷窝发育开始于 8~9 孕周,至 20 孕周几乎发育成熟。约 17 孕周 Blake 陷窝开窗并与蛛网膜下腔相通,形成第四脑室正中孔。稍后,Luschka 孔(第四脑室侧孔)开孔形成,胎儿脑脊液循环畅通。在此之后,Blake 陷窝退化形成了 Blake 遗迹,即小脑延髓池间隔。Blake 陷窝退行障碍,Magendi 孔(第四脑室正中孔)未穿孔会导致 Blake 陷窝囊肿。

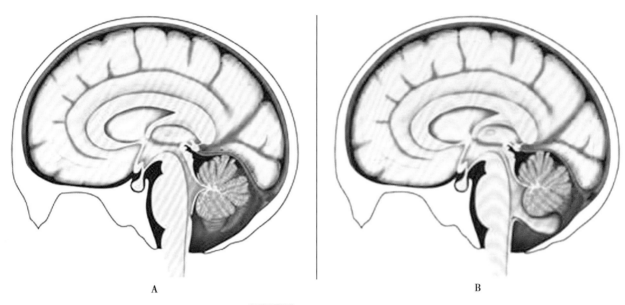

**图 2-60**　Blake 陷窝囊肿
A. 为正常颅脑正中矢状切面模式图;B. 为 Blake 陷窝囊肿模式图

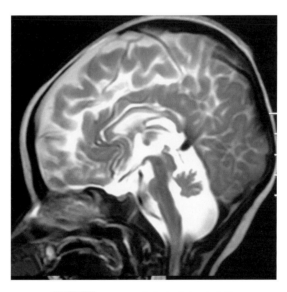

**图 2-61**　Blake 陷窝囊肿 MRI 图像

# 脑白质软化
## （periventricular leucomalacia,PVL）

**ICD 编码:**Q04. 6

**临床特征:**由于脑血管阻塞导致脑软化,脑实质内脑血管破裂出血,软化坏死区或出血灶被吸收后形成的脑内囊状病变,当这些病变与蛛网膜下腔和侧脑室相通时则形成脑穿通畸形的改变,后者极其罕见,多继发于晚孕期胎儿宫内脑损伤,但亦有家族性报道。由于早产儿颅内出血较多见,因此早产儿比胎儿多见。

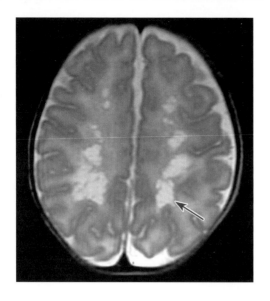

图 2-62    脑白质软化产前 MRI 图像

## 巨脑回
### （pachygyria）

**ICD 编码:**Q04.8

**临床特征:**无脑回-巨脑回畸形表现为脑外表异常的巨脑回畸形和无脑回畸形,前者为宽而平的脑回,后者则指脑回缺如,二者仅为程度不同。基因 *LIS1* 缺失和突变是无脑回畸形最常见的原因,与经典 4 层型无脑回畸形相关包括 Miller-Dieker 综合征和孤立性无脑回畸形（isolated lissencephaly sequence,ILS）。

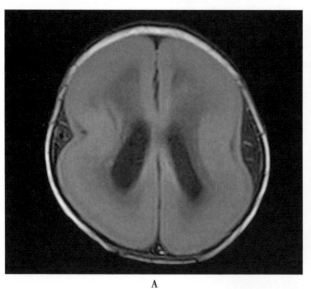
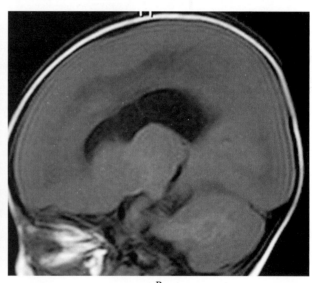

| | |
|---|---|
| A | B |

图 2-63    无脑回畸形 MRI 图像

A. 侧脑室水平横位断层显示双侧外侧裂呈切迹状,双侧大脑半球呈"8"字形,脑表面光滑平坦,脑皮质增厚,白质变薄,双侧侧脑室扩张;B. 脑室旁矢状位断层显示表面光滑平坦,脑皮质增厚,白质变薄,侧脑室扩张

## 透明隔异常
### （septum pellucidum anomaly）

**ICD 编码:**Q04.9

**临床特征:**透明隔发育不全是一种少见的脑发育异常,其特点是部分或完全没有透明隔。透明隔发育不全可能与大脑其他先天性畸形有关,如前脑无裂畸形、视-隔发育不良、脑裂畸形或胼胝体发育不全等。也有一部分透明隔发育不良为孤立性。

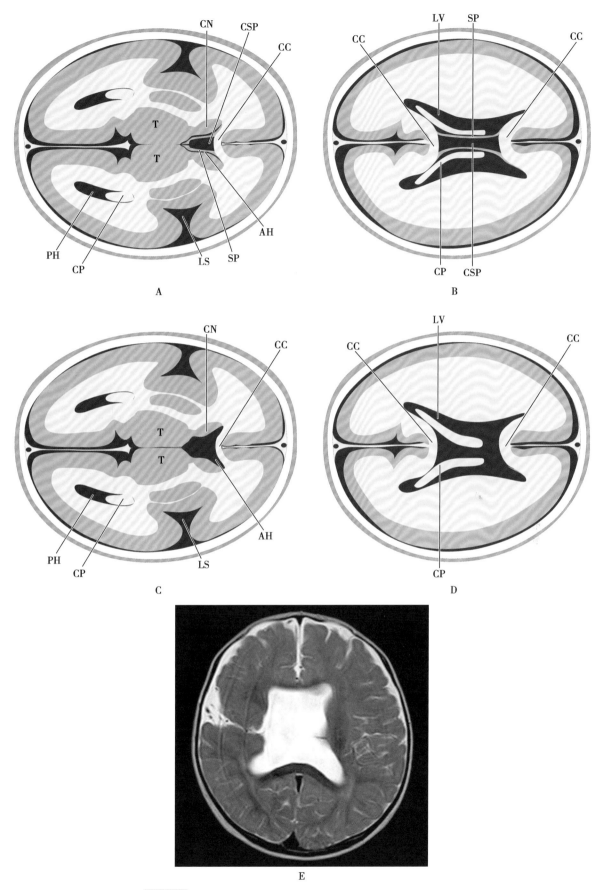

**图 2-64** 正常透明隔与孤立性透明隔缺失模式图和 MRI 表现

A、B 为透明隔正常模式图;C、D 为孤立性透明隔缺失模式图,显示双侧脑室相通;E. 透明隔缺失 MRI 表现(CN:尾状核,CSP:透明隔腔,SP:透明隔,CC:胼胝体,AH:侧脑室前角,LV:侧脑室,CP:脉络丛,LS:外侧裂,PH:侧脑室后角)

# 先天性小脑蚓部发育不全
## （congenital cerebellar vermis agenesis）

**ICD 编码：Q04. 9**

**临床特征：**曾称朱伯特综合征（Joubert syndrome），主要特征是小脑蚓部发育缺陷、小脑上脚"十"字交叉，第四脑室尖端向前，延髓发育不良，该病是常染色体隐性遗传病，是由 Marie Joubert 于 1968 年首次报道，发生率为 1∶100 000。

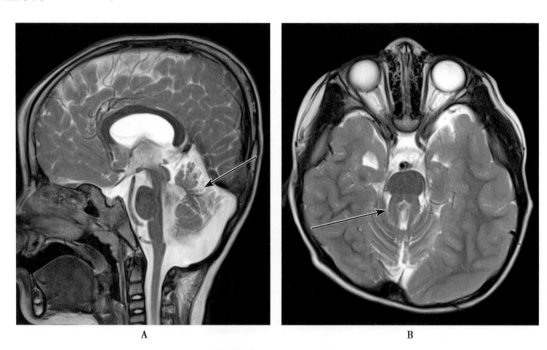

A                                                           B

**图 2-65　产前 MRI 图像**

A. 产前胎儿颅脑 MRI 小脑水平横位断层显示小脑蚓部缺如，双侧小脑半球贴在一起（箭头所示）；B. 小脑冠状位的 MRI 显示小脑蚓部缺如（箭头所示），两侧小脑上脚变厚变长，小脑脚与脑干呈"白齿征"

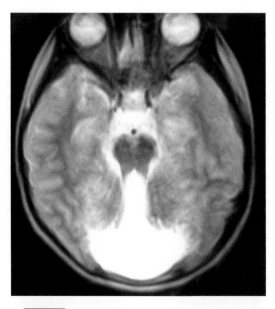

**图 2-66　小脑脚与脑干呈"臼齿征"MRI 图像**

# 菱脑融合

（rhombencephalosynapsis）

**ICD 编码:**Q04.9

**临床特征:**是一种罕见的先天性颅后窝池畸形,其特征为小脑半球背侧融合、小脑蚓部缺失或发育不良、齿状核和小脑上脚融合。常合并其他神经系统畸形,最常见的为胼胝体发育不良、脑积水、视隔发育不良和前脑无裂畸形。

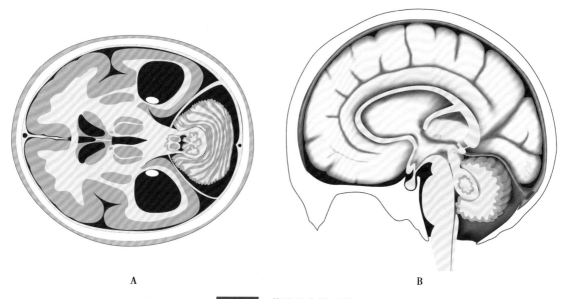

A                                    B

**图 2-67**　菱脑融合模式图

# 灰质异位

（gray matter heterotopia）

**ICD 编码:**Q04.9

**临床特征:**异位灰质为正在移行的神经元中途受阻而聚积在室管膜与皮质之间任何处。可以单独存在,但常与其他较严重的畸形共存,如脑裂畸形、胼胝体发育不全和小脑延髓下疝等。大脑和小脑均会发生,以小脑更常见。临床上按病灶的位置分为两型:①脑室周或结节型,病灶见于室管膜下区,多为对称性,尤以侧脑室前后角显著;②板型,病灶沿着脑室至皮质方向呈岛状分布,这些灰质可以完全包在白质内,亦可以呈桥形,将室管膜与脑外层相联结,其中以脑室周型更多见。

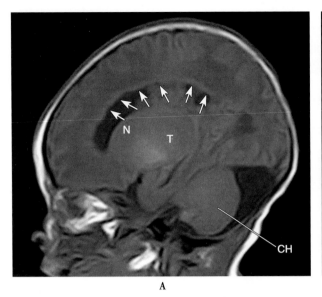
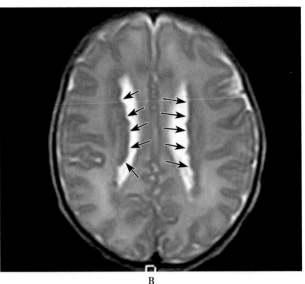

**图 2-68    脑灰质异位产前 MRI 图像**

A. 颅脑旁矢状位断层 $T_1$ 成像;B. 侧脑室水平横状位断层 $T_2$ 成像显示脑灰质广泛异位到双侧脑室周围,侧脑室壁不光滑,呈波浪状改变(箭头所示)(N:尾状核;T:丘脑;CH:小脑半球)

# 硬脑膜窦畸形
## (dural sinus malformation)

**ICD 编码:Q04.9**

**临床特征:**以一个或多个硬脑膜窦扩张伴动静脉分流为特征的先天血管畸形,可伴或不伴血栓形成。该畸形较罕见,发生率不详,有学者认为在男胎中发病率较高。

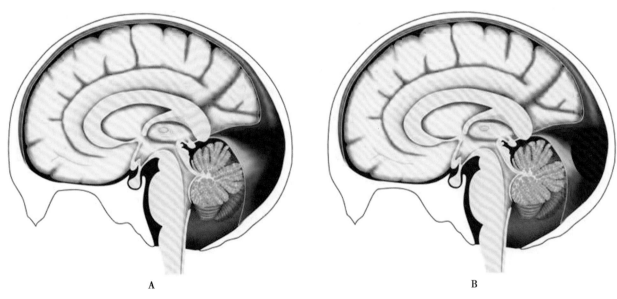

**图 2-69    硬脑膜窦扩张模式图**

A、B 为硬脑膜窦扩张不伴、伴血栓形成模式图

# 结节性硬化

（tuberous sclerosis complex，TSC）

ICD-10 编码：Q85.101

**临床特征**：是一种常染色体显性遗传病，TSC 患者存在 2 个基因的突变，肿瘤抑制基因 *TSC1* 和 *TSC2*。主要特征：①皮下结节；②室管膜下结节；③室管膜下巨细胞星形细胞瘤；④肾脏血管平滑肌脂肪瘤；⑤肺淋巴管肌瘤病；⑥心脏横纹肌瘤；⑦面部血管纤维瘤或前额斑块；⑧非外伤性甲下或甲周纤维瘤；⑨色素脱失斑（3 个以上）；⑩鲨鱼皮斑；⑪多发性视网膜错构瘤。次要特征：①骨囊肿；②斑烂皮损；③齿龈纤维瘤；④牙釉质多发性散发点状凹陷；⑤错构瘤性直肠息肉；⑥脑白质放射状线移行线；⑦非肾脏错构瘤；⑧视网膜脱色斑；⑨多发性肾囊肿。TSC 的治疗需要多学科协作。对于 TSC 的婴儿痉挛，氨己烯酸为一线药物，ACTH 可作为二线治疗，难治性 TSC 癫痫可试用雷帕霉素靶蛋白 mTOR 抑制剂—依维莫司。面部血管纤维瘤、甲周纤维瘤可进行激光或美容手术。

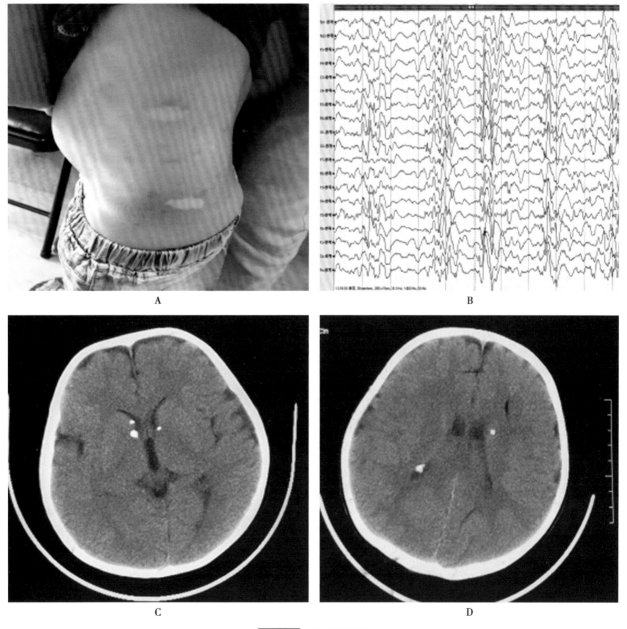

A

B

C

D

图 2-70　结节性硬化

A. 示 TSC 患者左侧季肋部及左侧腰部的色素脱失斑；B. 示 TSC 婴儿痉挛，脑电图显示高峰失律；C、D. TSC 患者头颅 CT 图像显示脑室管膜下结节

# 甲基丙二酸血症
## （methylmalonic acidemia, MMA）

**ICD 10 编码 E71.1**

**临床特征:** 是一种常见的有机酸血症,属于常染色体隐性遗传病,主要是由于甲基丙二酰辅酶 A 变位酶(MCM)或其辅酶钴胺素(VitB$_{12}$)代谢缺陷所致。

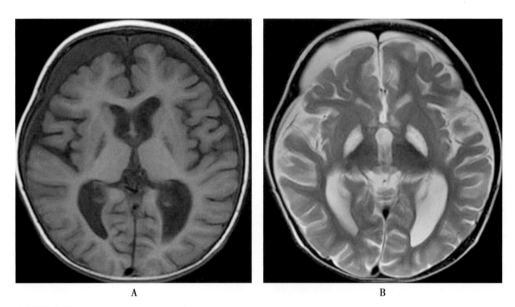

**图 2-71**    MMA 患儿头颅 MR 图像显示脑外间隙增宽,双侧基底节区对称性长 T$_1$ 长 T$_2$ 信号

# 肾上腺脑白质营养不良
## （X-linked adrenoleukodystrophy, X-ALD）

**ICD 10 编码:E71.301**

**临床特征:** 属于过氧化小体病,是由于超长链饱和脂肪酸的代谢发生障碍而在体内蓄积,造成肾上腺皮质及神经系统白质的进行性功能障碍,属于 X 连锁隐性遗传,致病基因位于 Xq28。临床分型包括:儿童脑型、青春期型、肾上腺脊神经病型、单纯肾上腺皮质功能减退型、无症状型。儿童脑型最为多见,多在 4~8 岁起病,最初表现多动、学习成绩下降,后逐渐出现视听障碍、语言障碍、癫痫,进展迅速,平均起病后 2 年后即完全强直或瘫痪,最终视力、听力、语言功能完全丧失,呈植物状态。头颅 MR 显示顶枕叶、胼胝体压部对称性长 T$_1$、长 T$_2$ 信号,逐渐向前发展。血浆,红细胞和成纤维细胞培养中超长链脂肪酸(VLCFA)显著增高。血串联质谱分析 C$_{24:0}$/C$_{22:0}$<1.8,C$_{26:0}$/C$_{22:0}$<0.04。血浆 ACTH 水平增高,ACTH 刺激试验后,血浆皮质醇的升高程度远低于正常。皮质醇替代疗法对改善肾上腺皮质功能有效,骨髓移植对轻度脑型有效。

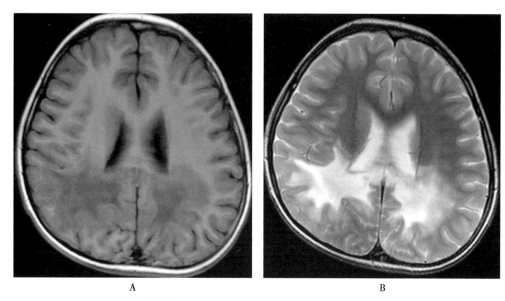

**图 2-72** 肾上腺脑白质营养不良 MRI 图像

ALD 患儿头颅 MR 显示顶枕叶、胼胝体压部对称性大片状长 $T_1$、长 $T_2$ 信号

# 异染性脑白质营养不良

（metachromatic leukodystrophy, MLD）

**ICD-10 编码：E75.2**

**临床特征：**是由于芳香硫脂酶 A 的缺陷使脑硫脂分子上硫酸根不能被水解脱落，结果脑硫脂蓄积在溶酶体内。为常染色体隐性遗传，基因定位于 *22q13.31*。严重程度个体差异较大。晚期婴儿型最为严重和常见，一般 12～18 个月起病，易激惹，不能行走，膝过伸，智力倒退，肌张力减低，肌力减弱，腱反射减退进而消失，然后肌肉出现失用性萎缩，晚期患儿对环境缺乏反应，卧床不起，眼球震颤，肌阵挛性癫痫发作、视神经萎缩，可存活 4～6 年。头颅 MR 显示脑室周围白质为大片状长 $T_1$、长 $T_2$ 信号。确诊有赖于白细胞或成纤维细胞芳香硫脂酶 A 活性测定或基因检测。无特效治疗，以对症为主。骨髓移植可使白细胞或成纤维细胞的酶活性恢复正常，但对神经系统症状无效。

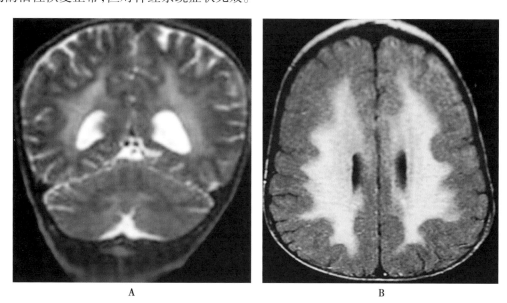

**图 2-73** 异染性脑白质营养不良 MRI 图像

头颅 MR 显示脑室周围白质双侧对称的大片状异常信号

# 神经元蜡样质脂褐质沉积病
## （neuronal ceroid lipofuscinosis，NCL）

**ICD 10 编码:**E75.4

**临床特征:**神经元蜡样质脂褐质沉积病是一组神经元变性、溶酶体贮积的常染色体隐性遗传病。主要临床特征是进行性智能衰退、顽固性癫痫发作和进行性视力下降。主要病理改变为严重的脑萎缩,广泛的神经元变性丢失,残存细胞质溶酶体有自发荧光的脂色素蓄积,蓄积物是蜡样质和脂褐质。NCL 临床表现变化很大,按照起病年龄和临床特征可分为:先天型、婴儿型、经典晚婴型、青少年型、成人型。头颅 MR 早起可为小脑萎缩,逐渐出现大脑弥漫性萎缩。已知的 3 个 NCL 溶酶体酶是:棕榈酰蛋白质硫质酶(PPT1)、三肽基肽酶(TPP1)和组织蛋白酶 D(CTSD)。治疗方法包括酶替代、基因治疗、神经干细胞移植、免疫治疗和其他药物治疗。

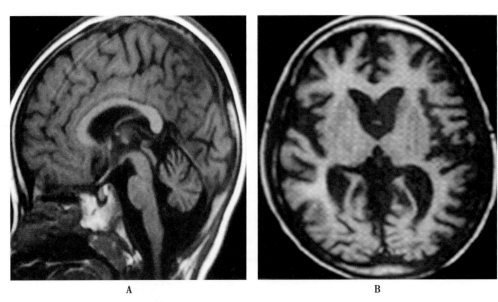

A　　　　　　　　　　　　　　　　　　B

**图 2-74　神经元蜡样质脂褐质沉积病 MRI 图像**

A.示小脑明显萎缩;B.示大脑弥漫性萎缩

# 第三章

# 眼、耳、面和颈部先天性畸形

## 上眼睑裂

### (upper eyelid coloboma)

**ICD-10 编码:Q10.3**

**临床特征:**上眼睑裂是一种非常罕见的畸形,由于中胚层的眼睑褶融合失败所致,可能与羊膜带、异常的母胎循环、辐射有关,通常是单侧,也可双侧,90%位于上眼睑内侧 1/3 处,可为局部或完全的眼睑缺损,可伴发眼或其他系统畸形,常见并发症有角膜白斑、睑球粘连和弱视,有角膜暴露时需及时手术修复。

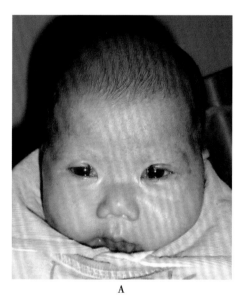
A

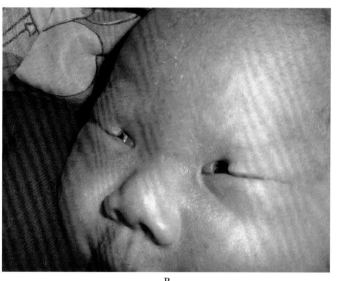
B

**图 3-1 双侧上眼睑裂**

双侧上眼睑近内眦处部分缺失裂开

## 无眼

### (anophthalmos)

**ICD-10 编码:Q11.1**

**临床特征:**眼眶小或消失,眼睑常闭,眼窝下陷,不见眼球。触诊眶内无眼球,病理检查无眼球组织或视神经。出生后眼科检查做出诊断,病理检查未发现眼球组织即可确诊。发生原因可为胚胎发育第 3~4 周时孕妇受风疹病毒感染、过量 X 线照射、维生素 A 过多等。少数为常染色体隐性遗传或染色体异常如13 三体,同时伴智力低下和神经发育障碍者可能为性连锁遗传。

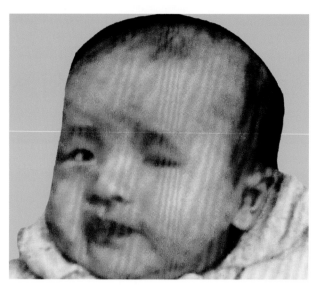

图 3-2    左侧无眼

左侧眼裂消失,眼睑粘连,眼窝下陷,无眼球

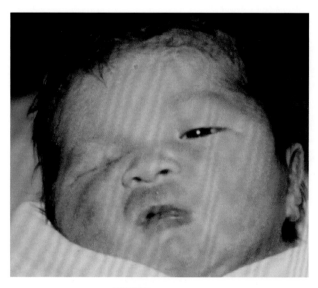

图 3-3    右侧无眼

右侧眼裂消失,眼睑粘连,眼窝下陷,无眼球

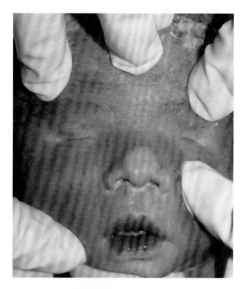

图 3-4    双侧无眼

双侧眼裂消失,眼睑粘连,触诊眶内无眼球

## 小眼
( microphthalmus )

ICD-10 编码:Q11. 2

**临床特征**:表现为眼球各径线小于正常,眼眶浅,睑裂小,故又称先天性小眼球。眼球有色部分的直径小于 10mm,或超声检查眼球的前后径小于 20mm。眼睑甚小,眼球深陷,眼眶亦较小,常并有青光眼及其他先天眼病。轻者眼球结构可正常,但视力差,斜眼,眼颤或远视;重者完全无视力,可有虹膜缺损,先天性白内障,玻璃体纤维增生,视网膜血管弯曲细小,视神经乳头假性炎症或黄斑发育不全。

小眼可见于多种综合征,如 13 三体,18 三体,4p-,13q-,18p-综合征以及脑-眼-面-骨或眼-齿-指等综合征,也可以由于孕妇宫内感染所致。

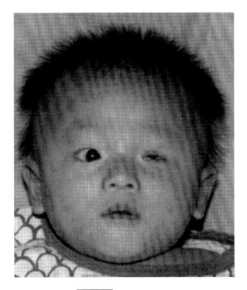

**图 3-5　左侧小眼**
左侧眼裂小,眼球小

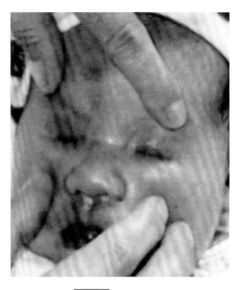

**图 3-6　双侧小眼**
双侧眼裂小,眼球明显减小

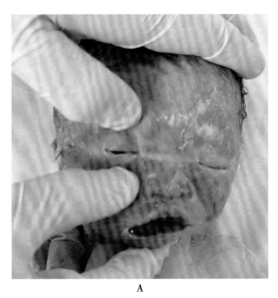

A

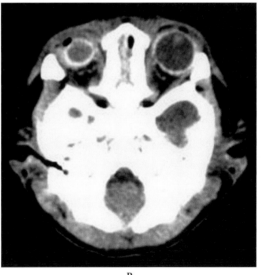

B

**图 3-7　右侧小眼**
A.右侧眼裂小;B.CT 图像示右侧眼球偏小

# 先天性白内障
（congenital cataract）

**ICD-10 编码:Q12.0**

**临床特征:**晶状体部分或全部混浊或有白色斑点。可以单眼或者双眼发病,混浊区与透明区分界清晰,可伴发其他眼部异常,视力常受到影响,影响程度取决于白内障的类型。可由于孕妇宫内病毒感染特别是风疹病毒所致,遗传性白内障多数为常染色体显性遗传,少数为常染色体隐性遗传。

新生儿红光反射检查对诊断白内障十分重要。如不经手术摘除白内障,可永久致盲。可在出生后头几个月内进行白内障摘除术,并植入人工晶体。

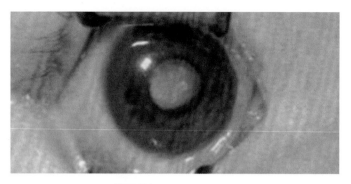

**图3-8　先天性白内障**

瞳孔上一层不透光的白斑,晶状体全部混浊

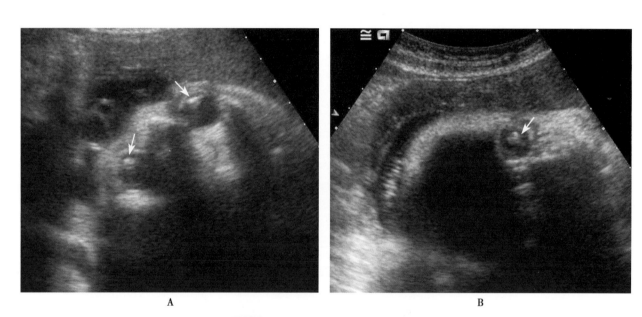

**图3-9　先天性白内障产前超声图像**

A.双眼横切面;B.经眼部冠状切面;箭头所示双侧晶状体回声增强

# 蓝巩膜
------------------------
（blue sclerae）

**ICD-10 编码:Q13.5**

**临床特征:**缺铁可以导致巩膜结缔组织减少,使脉络膜显现而呈现蓝色。蓝巩膜可以是家族正常遗传,也见于成骨不全、马方综合征、Marshall-Smith 综合征、Russll-Silver 综合征等。

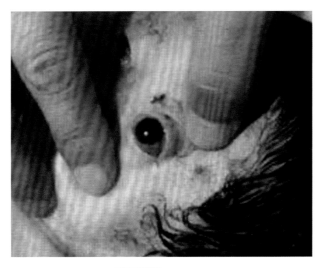

**图 3-10**　蓝巩膜

*成骨不全患儿,巩膜为蓝色*

# 无耳
## (congenital absence of ear auricle)

**ICD-10 编码:Q16.0**

**临床特征:**又称为先天性无耳郭畸形。耳郭完全缺如,面部无任何耳郭痕迹,常伴有外耳道和中耳的畸形,听力受影响。如不伴发其他系统的畸形,则可进行听力、耳郭重建手术。

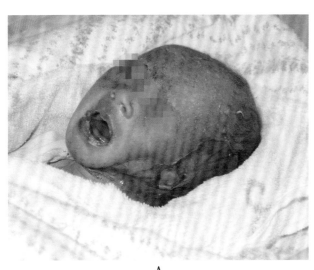
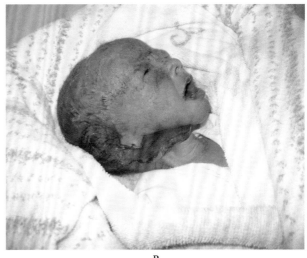

A　　　　　　　　　　　　　　　　　　B

**图 3-11**　双侧无耳

*双侧未见外耳轮廓,外耳道消失*

# 先天性外耳道闭锁
## (congenital atresia of external auditory canal)

**ICD-10 编码:Q16.1**

**临床特征:**表现为外耳道呈不同程度的闭锁,单侧与双侧之比为 4∶1,以右侧受累较多。闭锁程度不一,可为完全或不完全闭锁,以完全闭锁居多,约占 80%。发生部位可在软骨部、骨部或峡部,为致密或疏松组织所封闭,偶为残余软骨填闭。鼓膜多未发育,听小骨发育不全或缺如,颞下颌关节后移。常伴耳郭及中耳畸形,内耳可正常。

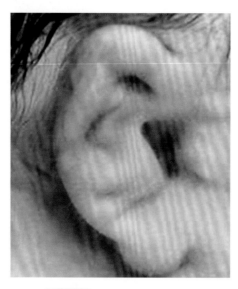

**图 3-12　先天性外耳道闭锁**
右侧整个外耳道完全闭锁

# 常见耳聋出生缺陷

耳聋是常见的出生缺陷之一,如能早诊断、早发现,进而早治疗、早干预,患者能通过助听器或人工耳蜗回归有声世界。下面对常见遗传学病因明确的耳聋出生缺陷进行总结,以期更多读者认识耳聋。

## 内耳畸形
### (inner ear malformation)

**ICD-10 编码:Q16.500**
**临床特征:**先天性内耳畸形是儿童感音神经性耳聋的主要病因,其群体发病率约为 1/6 000~1/2 000。仅靠临床耳科检查无法对内耳畸形做出诊断,必须结合高分辨率颞骨 CT。耳蜗畸形分类对人工耳蜗植入的术前评估及术后效果评价有重要意义。耳蜗畸形可以分类成亚型。目前,前庭水管扩大、Mondini 畸形、耳蜗分隔不全Ⅲ型致病基因明确,其他亚型责任基因有待发现。

## 前庭水管扩大
### (enlarged vestibular aqueduct)

**ICD-10 编码:Q16.9**
**临床特征:**前庭水管扩大指岩部后缘与前庭水管内口中点内径大于 1.5mm,为常染色体隐性遗传性疾病,由 *SLC26A4* 基因突变导致。患者可以表现为先天性耳聋,也可以出生时听力正常,在某些诱发因素,如感冒、头外伤等作用下出现听力减退,听力波动性下降,最终发展成重度-极重度耳聋。本畸形表现为中度听力损失时可以佩戴助听器,发展成重度以上耳聋时可以进行人工耳蜗植入。

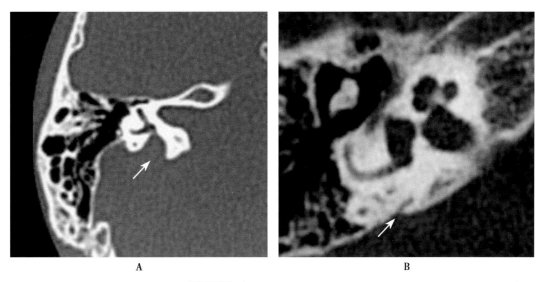

**图 3-13** 前庭水管扩大 CT 图像
A. 前庭水管扩大,箭头所示;B. 为正常对照

# Mondini 畸形

（Mondini dysplasia/incomplete partition type Ⅱ, IP-Ⅱ）

**ICD-10 编码**:Q16.9

**临床特征**:Mondini 畸形又称耳蜗不完全分隔Ⅱ型（incomplete partition type Ⅱ, IP-Ⅱ）,CT 图像表现为耳蜗底转存在,中转和顶转融合形成囊性耳蜗顶,顶部的蜗轴及分隔缺失,伴轻度的前庭扩大,可同时有前庭导水管扩大,为常染色体隐性遗传性疾病,由 *SLC26A4* 基因突变导致。患者表现为重度感音神经性耳聋,治疗上可以进行人工耳蜗植入。

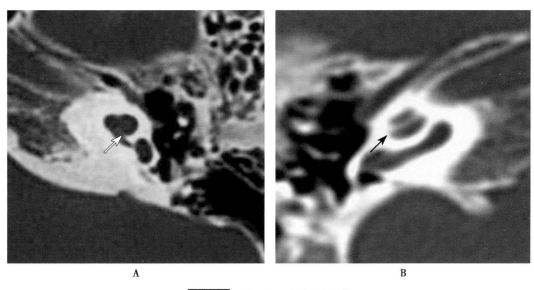

**图 3-14** Mondini 畸形 CT 图像
A. Mondini 畸形(箭头所指);B. 正常对照

## 耳蜗不完全分隔Ⅲ型
### （incomplete partition type Ⅲ, IP-Ⅲ）

**ICD-10 编码:** Q16.9

**临床特征:** 影像表现为耳蜗存在间隔但没有耳蜗蜗轴,内听道底膨大与耳蜗底转相通,X-连锁隐性遗传,*POU3F4* 基因突变导致。患者表现为重度感音神经性耳聋,治疗上可以进行人工耳蜗植入。

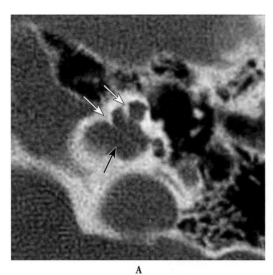
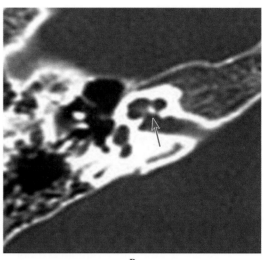

图 3-15　耳蜗不完全分隔Ⅲ型 CT 图像
A. 耳蜗不完全分隔Ⅲ型；B. 正常对照

## 彭德莱综合征
### （Pendred syndrome）

**ICD-10 编码:** Q16.9

**临床特征:** 彭德莱综合征又称耳聋-甲状腺肿综合征,为常染色体隐性遗传单基因病,由 *SLC26A4*（c.917insG/IVS7-2A>G）基因突变导致。临床表现为耳聋、甲状腺肿、碘有机化障碍,其耳聋常伴有内耳发育异常,最常见的为前庭导水管扩大。彭德莱综合征的甲状腺肿可以不伴有甲状腺功能异常,并且常在青春期发病。视听力情况可以佩戴助听器或进行人工耳蜗植入。

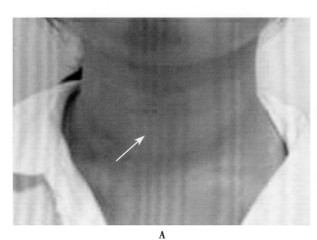
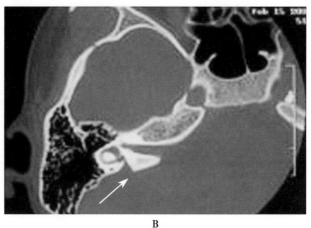

图 3-16　彭德莱综合征
A. 甲状腺肿大（箭头所示）；B. 前庭水管扩大（箭头所示）
（患者致病基因突变:*SLC26A4* c.917insG/IVS7-2A>G）

# Usher 综合征
## （Usher syndrome）

ICD-10 编码：Q16.9

**临床特征**：Usher 综合征又称遗传性耳聋-视网膜色素变性综合征，为常染色体隐性遗传单基因病，具有高度的遗传异质性。致病基因包括 *MYO7A*、*USH1C*、*CDH23*、*PCDH15*、*SANS*、*CIB2*、*USH2A*、*VLGR1*、*WHRN*、*CLRN1*、*PDZD7* 等。其临床表现差异较大，以先天性感音神经性耳聋、渐进性视网膜色素变性（多为儿童末期至青春期发病）而致的视野缩小、视力障碍等。根据耳聋的程度，验配助听器或进行人工耳蜗植入。

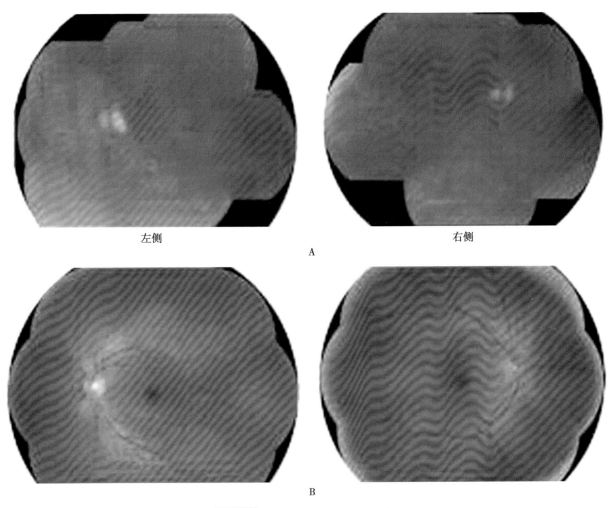

左侧　　　　　　　　　　　　　右侧

A

B

**图 3-17**　患者及正常人眼底图比较

A. 患者；B. 正常人

（患者致病基因突变：*MYO7A* 基因 c. 73G>A/c. 462C>A）

# 耳聋-甲发育不全综合征

## （dominant deafness-onychodystrophy syndrome，DDOD）

**ICD-10 编码：Q16.9**

**临床特征：**耳聋-甲发育不全综合征为常染色体显性遗传性疾病，由 *ATP6V1B2* 基因突变导致。临床上主要表现为先天性重度感音神经性耳聋，指/趾甲发育不全或缺失，指骨融合或增多，牙齿畸形或缺失。治疗上以人工耳蜗植入为主。

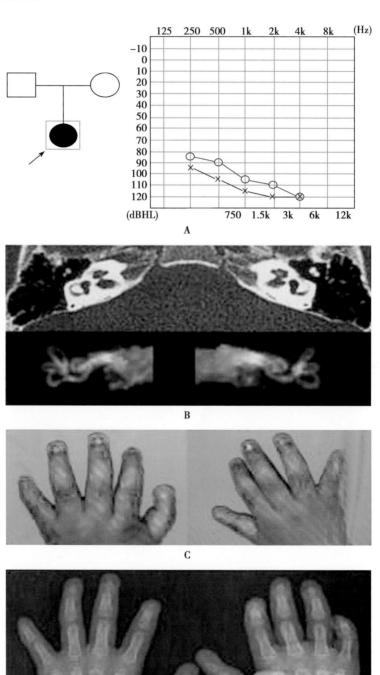

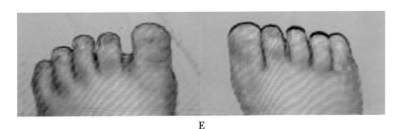

图 3-18　显性遗传耳聋-甲发育不全

A. 家系图,听力图示重度感音神经性耳聋;B. 颞骨 CT 图像和耳蜗 MRI 水成像示内耳发育正常;C. 双手拇指及小指指甲缺如、指端呈泡状肿胀,双手示指、中指及无名指指甲发育不良(指甲软化、中央凹陷);D. 手 X 线片示双手小指指骨两节,缺失 1 节;E. 双足趾甲全部缺如;F. 足 X 线片示趾骨无明显异常
(患者致病基因突变:*ATP6V1B2* c.1516C>T)

# 鳃裂-耳-肾综合征
## (branchiootic syndrome)

**ICD-10 编码:**Q16.9

**临床特征:**鳃裂-耳-肾综合征又称 BO 综合征,为常染色体显性遗传性疾病。已知的致病基因包括*EYA1*、*SIX1* 和 *SIX5*,并有 *SHARPIN* 等数个基因推测可致病。临床主要表现为耳聋、耳前瘘管、鳃裂发育异常(鳃裂瘘管或囊肿),次要表现有外耳畸形、中耳畸形、内耳畸形、耳前赘和其他(如面部不对称、上腭畸形等)。治疗上,对外耳畸形严重者可以进行耳郭整形、耳道重建,针对中耳畸形可以进行鼓室探查、听骨链重建,对合并内耳畸形的患者可考虑耳蜗植入或振动声桥植入或骨锚式助听器。

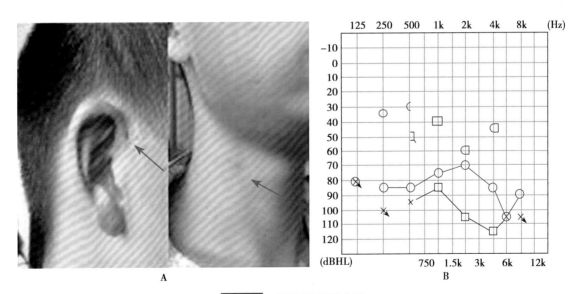

图 3-19　鳃裂-耳-肾综合征

A. 耳前瘘管和颈部瘘管;B. 混合性耳
(患者致病基因突变:*EYA1* c.1077_1078insA)

# Van der Hoeve 综合征
## （Van der Hoeve syndrome）

**ICD-10 编码:Q16. 9**

**临床特征:**Van der Hoeve 综合征又称脆骨-蓝巩膜-耳聋综合征,为常染色体显性单基因遗传病。与 I 型胶原蛋白基因 *COL1A1*、*COL1A2* 突变有关。临床表现多种多样,包括:传导性耳聋,蓝巩膜,不同程度的骨脆性增加,反复发作的骨折,脊柱侧凸,骨畸形,牙齿畸形等。耳聋的治疗主要是鼓室探查、听骨链重建手术。

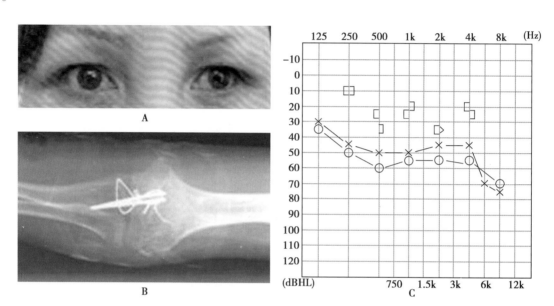

**图 3-20**　Van der Hoeve 综合征
A. 蓝色巩膜;B. 成骨不全骨折固定术后;C. 传导性耳聋
（患者致病基因突变:*COL1A1* c. 249insG）

# Warrdenburg 综合征
## （Warrdenburg syndrome）

**ICD-10 编码:Q16. 9**

**临床特征:**Warrdenburg 综合征(WS)又称听力-色素综合征,是一种较常见的综合征型遗传性聋,主要遗传方式为常染色体显性遗传伴不完全外显。致病基因包括编码的转录因子的基因 *PAX3*、*MITF*、*SOX10*、*SNAI2* 和编码信号传导分子的 *EDN3*、*EDNRB* 等。临床表现为皮肤、毛发、眼睛以及耳蜗血管纹等处黑色素细胞缺如而产生的一组表型特征,以感音神经性聋、皮肤低色素白化病、白额发或早白发、虹膜异色为主要临床症状。耳聋的治疗主要根据听力损失程度验配助听器或人工耳蜗植入。

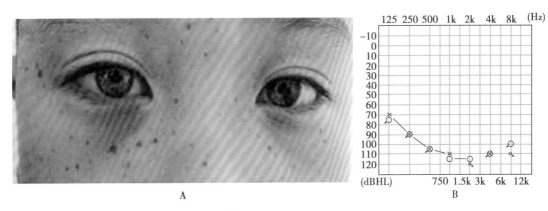

图 3-21　Warrdenburg 综合征
A. 面部雀斑、异色虹膜；B. 重度感音神经性耳聋
（患者致病基因突变：*PAX3* c. 784C>T）

# 副耳
## （accessory auricle）

**ICD-10 编码：Q17.0**

**临床特征：**又称副耳郭。多发生在耳屏前与同侧口角之间，大小及数目不等，表现为 1 个或数个小结节，小者如米粒，大者如蚕豆大小或更大，形状不规则，与周围皮肤颜色相同，内可有软骨。可单侧或双侧发生，有时副耳也可位于耳的其他部位。可伴有耳前瘘管等其他先天异常。多为散发病例，但有些家系可呈不规则显性遗传。多数听力正常，除影响外观外，无其他异常。

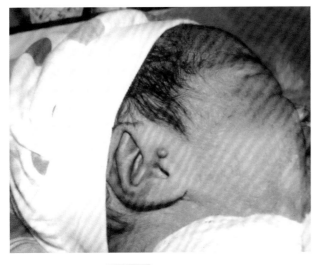

图 3-22　右侧副耳 1
右侧耳郭前见单一软组织结节，耳郭和外耳道均正常

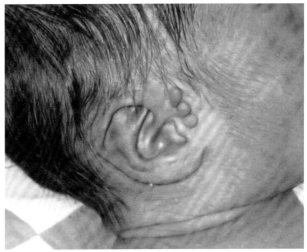

图 3-23　右侧副耳 2
右侧耳郭前有 3 个软组织结节，伴外耳道闭锁，耳郭正常

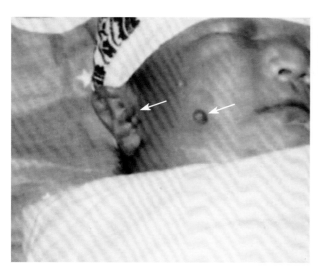

图 3-24　右侧副耳 3

右侧耳郭前至口角间可见数个软组织结节,箭头示多个小副耳结节

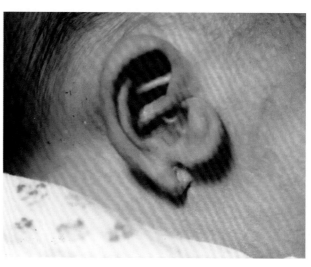

图 3-25　右侧副耳 4

右侧耳郭前有一块状组织,内含有软骨

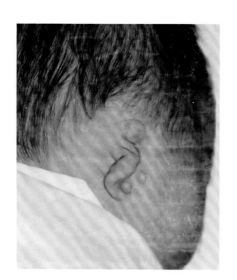

图 3-26　右耳小耳,副耳

右耳呈"S"状,为小耳,其前方有 2 个小软组织结节,为副耳

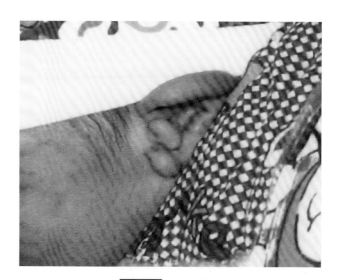

图 3-27　左侧副耳

左耳前区可见 2 个赘生物样软组织结节

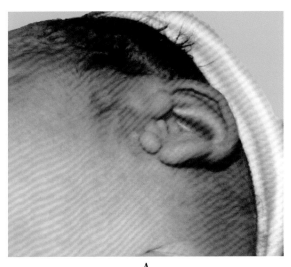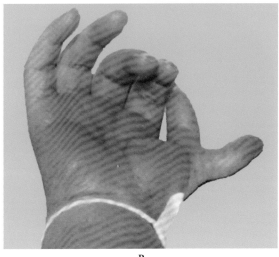

A　　　　　　　　　　　　　　　B

**图 3-28**　左侧副耳,右手多指

A. 左侧耳郭前有 2 个软组织结节;B. 同时患儿有右手拇指多指畸形

# 小耳
## (microtia)

**ICD-10 编码:** Q17.2

**临床特征:** 表现为耳郭发育不良,耳郭小、形状异常。轻者仅有外耳轮廓小,各部分标志尚可辨认;重者耳郭形状明显异常,局部仅有条状或块状突起,耳郭常呈"S"形、"?"形或倒"?"形;更为严重者耳郭已基本不存在,仅可见耳郭的痕迹。多为单侧,右侧多于左侧。常伴外耳道闭锁、副耳或中耳发育差,大约 85% 的小耳伴有听力障碍。足月新生儿的耳郭上下端距离小于 3cm 者便可诊断小耳。

应进行磁共振成像检查和听力检测,以确定是否有中耳结构异常和评价听力情况。

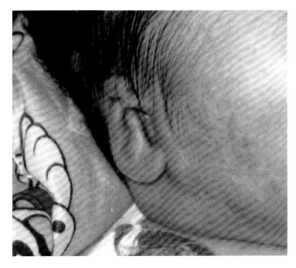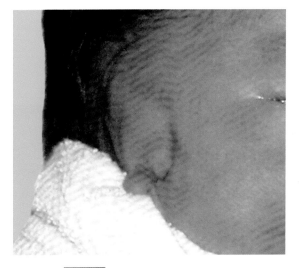

**图 3-29**　右侧小耳

耳郭上下端距离小于 3cm,耳郭上部形状异常

**图 3-30**　右侧小耳,外耳道闭锁 1

右耳未见正常的耳轮、耳屏结构,耳郭发育不良,呈一块状肉赘样组织,外耳道闭锁

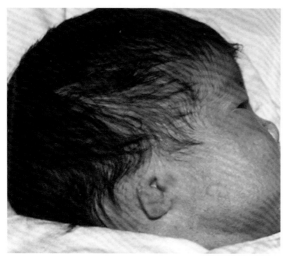

**图 3-31    右侧小耳，外耳道闭锁 2**
右侧耳郭大部分缺如，耳郭结构不完整，外耳道闭锁

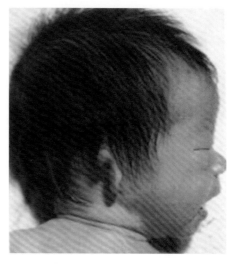

**图 3-32    右侧小耳，外耳道闭锁 3**
右侧耳郭形状异常，基本结构不完整，耳郭呈"S"形，伴有外耳道闭锁

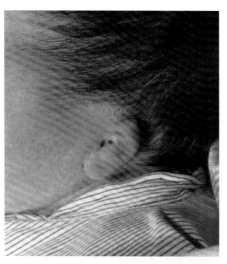

**图 3-33    左侧小耳，外耳道闭锁 1**
左侧耳郭发育不良，明显小，同时伴有外耳道闭锁

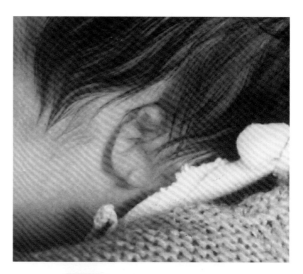

**图 3-34    左侧小耳，外耳道闭锁 2**
左侧耳郭形状异常，呈条状，基本结构不完整，伴有外耳道闭锁

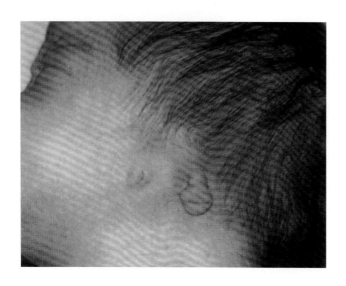

**图 3-35    左侧小耳，外耳道闭锁 3**
左侧耳郭形状明显异常，残留的小部分耳郭呈块状，伴有外耳道闭锁

# 低位耳
## （low-set ears）

**ICD-10 编码:**Q17.4

**临床特征:**表现为耳轮上缘低于双眼内眦水平连线。低位耳常是一些综合征如唐氏综合征、18 三体综合征和多发畸形的症状之一,也可以单独发生。

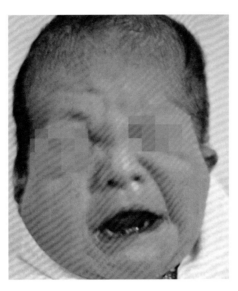

**图 3-36　低位耳**
两耳上缘低于双眼内眦水平连线

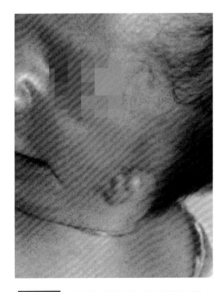

**图 3-37　小耳,低位耳,外耳道闭锁 1**

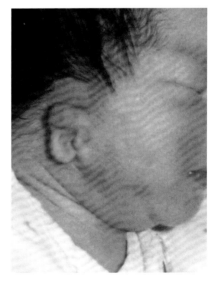

**图 3-38　小耳,低位耳,外耳道闭锁 2**

# 耳前瘘管
## （preauricular fistula）

**ICD-10 编码:**Q18.1

**临床特征:**多为单侧,左侧与右侧之比为 4:1,以左侧受累居多。常开口于耳前三角区,后面与咽或鼓室相通。形态及长短各异,可有分支。口可小如针尖,有白色乳酪样分泌物排出为脱落角蛋白;若感染则成脓肿或溃破的瘢痕组织。可单独发生,也可伴发其他耳畸形。属常染色体显性遗传病,听力可正常。

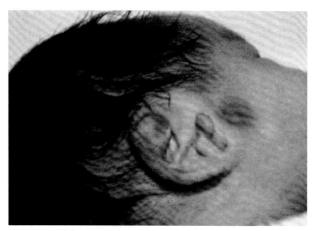

**图 3-39** 耳前瘘管、副耳

右侧耳前三角区有一瘘管开口,并有两个副耳软组织结节

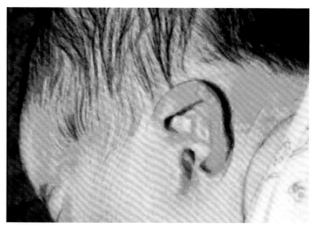

**图 3-40** 耳前瘘管

左侧耳前三角区有一瘘管开口

# 无下颌并耳畸形
## (otocephaly)

**ICD-10 编码:Q18.2**

**临床特征:**由于下颌骨、面骨发育不全或下颌过小等原因,使外耳位置很低,向中线靠拢,甚至两耳下端互相连接,横位于颊下。可表现为并耳、下颌骨缺失或严重发育不良,畸形耳,低位耳。

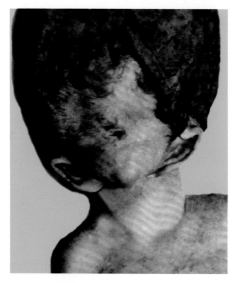

**图 3-41** 无下颌并耳畸形 1

面部严重发育不全,无下颌,并耳,双侧小眼,眼距过近,单鼻孔

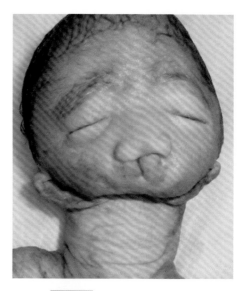

**图 3-42** 无下颌并耳畸形 2

面部严重发育不全,眼距宽,外眦下斜,鼻梁宽而扁平,上唇发育不全,下唇缺如,无口,无下颌,并耳

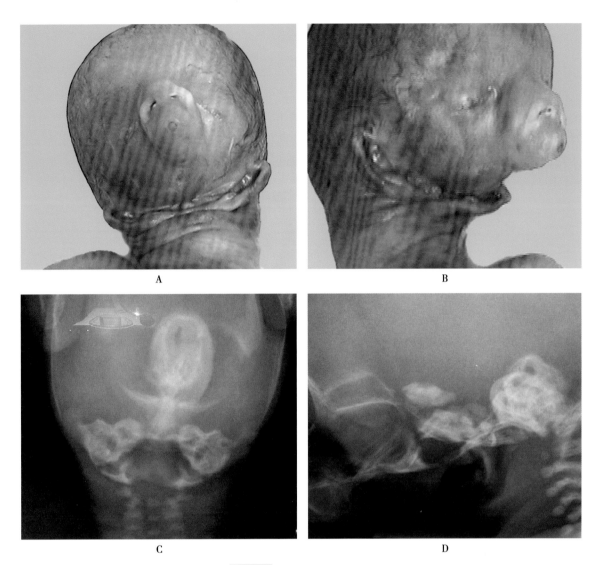

A

B

C

D

**图 3-43** 无下颌并耳畸形 3

正面观(图 A)及右侧观(图 B),面部严重发育不全,双侧小眼畸形,外眦下斜,口呈小孔状,无下颌骨,双侧并耳;头颅正位(图 C)及侧位 X 线片(图 D),下颌骨缺失,无颞下颌关节

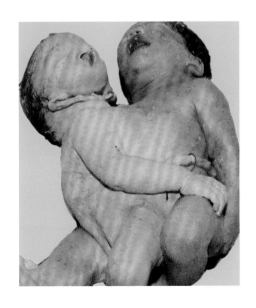

**图 3-44** 无下颌并耳畸形,连体双胎

胸腹连胎,其中一胎面部发育不全,无下颌,两耳向中线靠拢,下端相连为并耳畸形

# 颈蹼

### （webbing of neck）

ICD-10 编码：Q18.3

**临床特征**：颈部中央或颈部两侧呈现的蹼状皮片增生。在中央部者由面颊部纤维带状皮片连至胸骨上切迹，延至肌肉层或颈后部至肩。较多见的为颈部两侧的颈蹼，自耳乳突至肩峰可见皮肤相连如蹼状。可见于特纳综合征、努南综合征或其他综合征。应常规进行染色体检查。

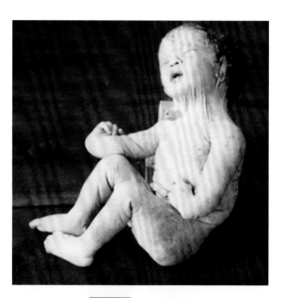

**图 3-45** 中央颈蹼

颈部中央多余皮肤呈蹼状

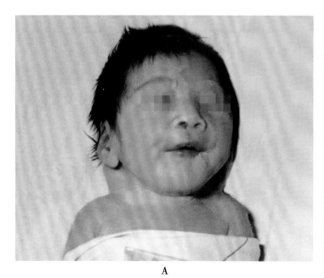

A

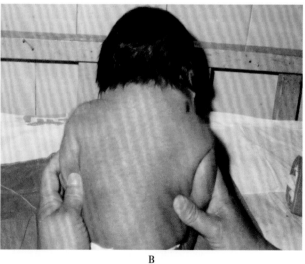

B

**图 3-46** 两侧颈蹼

A. 在颈的两侧自耳乳突至肩峰可见多余皮肤相连，如蹼状；B. 背面观可见，颈蹼使颈部变宽

# 颅面裂
## （cranio-facial clefts）

**ICD-10 编码:Q18.8**

**临床特征:** 颅面裂畸形指涉及颅面部的多种先天性裂隙畸形,发病率大致约为 1.4/100 000 ~ 4.9/100 000,以面部为主,但也可累及颅前凹、额骨及眶骨。颅面裂畸形种类繁多、严重程度不一,畸形可累及单侧或双侧,在同一患者,双侧可发生不同类型的颅面裂。目前应用较广泛的是 Tessier 分类法:以眼眶为基点,按时针转动方向将颅面裂分为 0~14 型。

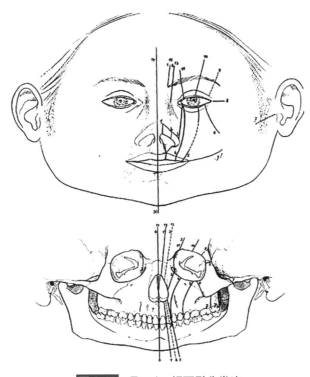

**图 3-47** Tessier 颅面裂分类法

# 面中裂
## （median cranio-facial clefts）

**ICD-10 编码:Q18.8**

**临床特征:** 属 Tessier 分类中的第 0 号颅面裂畸形。是常见的颅面裂畸形。上唇可表现为正中裂或隐形正中裂。鼻部常呈分叉状,鼻背部可见纵沟,鼻小柱增宽,鼻背骨骼增阔低平,鼻中隔软骨增厚、分叉或缺如。下唇正中裂可仅局限于软组织,最轻者仅在下唇可见切迹,多数情况下,裂隙可延伸至下颌骨正中联合,随着畸形程度的加重,颈部的结构如舌骨甚至胸骨也可受累。

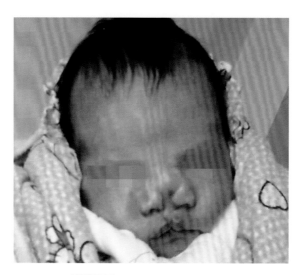

**图 3-48　面中裂(0 号颅面裂)**
鼻下部和上唇正中裂新生儿正面照片,患儿手术成功

# 旁正中裂
( paramedian crannio-facial cleft )

**ICD-10 编码:Q18.9**

**临床特征:**属 Tisser 分类中的 1 号颅面裂畸形。裂隙位于鼻骨和上颌骨额突之间。起始于唇峰部,向上达鼻孔穹窿,鼻孔穹窿处切迹为此型面裂的特征。以内眦移位及内眦间距增宽为主,还可出现鼻背低平,鼻小柱短而宽阔。裂隙始于中侧切牙间,通过前鼻嵴侧方向上至梨状孔侧缘,向后延伸还可形成腭裂。

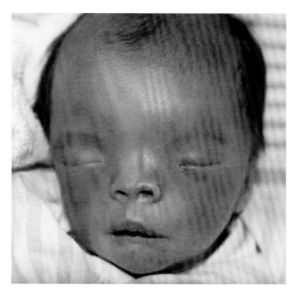

**图 3-49　轻度旁正中裂(1 号颅面裂)**
仅为面部旁正中线处软组织裂隙

# 小下颌
## （micrognathia）

**ICD 编码：Q18.8**

**临床特征：** 主要表现为下颌骨短小，颏后缩，下唇较上唇靠后。轻者外观可无明显异常，也可能为正常变异，严重者下颌骨极小，外观上几乎看不出明显的颏或仅为一明显后缩的小。病因不明，可能与鳃弓形成下颌骨的过程受到某种损害而引起下颌骨、上颌骨和耳的畸形有关。临床上可大致根据下颌骨的长度和双顶径的比较进行初步估计，正常者约为 1/2 双顶径，而小下颌畸形者明显低于此值。也可利用颜面部角度测量法，当角度<49.9°时可诊断。

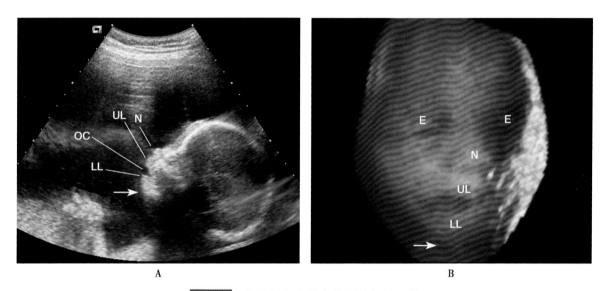

**图 3-50** 小下颌畸形，染色体核型为 18 三体

A. 面部正中矢状切面显示下颌小（箭头所示），下唇及下颌明显后缩，正常下唇下颌形成的"S"形曲线消失；B：三维超声显示小下颌（箭头所示）及张口（N：鼻；UL：上唇；OC：口腔；LL：下唇；E：眼）

# 面横裂
## （transverse facial cleft）

**ICD-10 编码：Q18.8**

**临床特征：** 面横裂属于 Tessiel 颅面裂分类中的 7 号，又称口角裂。单侧或双侧，以单侧较多见。轻度者限于口角，双侧者则成大口；中度裂包括整个颊部；重度者由口角至耳屏且深长。中度或重度面横裂，常合并副耳、腭裂等畸形。患儿长大后牙咬合异常，流涎，语言不清。可单独发生，也可是综合征如戈尔登哈尔综合征等的一个症状。

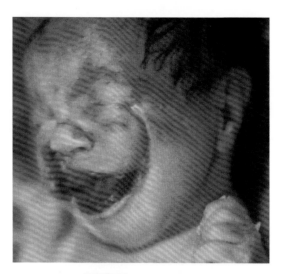

**图 3-51** 左侧口角裂

左侧皮肤裂隙从左侧口角处开始,至左眼外眦

# 面斜裂
（oblique facial cleft）

**ICD-10 编码:Q18.9**

**临床特征:**面斜裂属于 Tessiel 颅面裂分类中的 3、4、5 号颅面裂。裂隙从鼻部或上唇部向睑裂延伸,甚至达前额,故又称鼻上颌裂或口鼻眼裂。可单侧或双侧,单侧者多见,可合并有鼻翼缺如、唇裂、鼻泪管裂开、齿槽裂、上颌窦通鼻腔、额窦缺如等。病因不明,少数由羊膜粘连带引起。

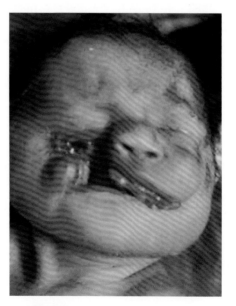

**图 3-52** 右侧面斜裂,左侧面横裂

右侧裂隙从上唇开始至眼眶中部,裂隙宽、深,眼眶骨严重受影响,眼球暴露在外

# 先天性鼻畸形
（congenital nasal deformities）

**ICD 编码**:Q18.9

**临床特征**:先天性鼻畸形较少见,新生儿中发生率约为 1/40 000～1/20 000,可分为 4 类:Ⅰ 类为发育不全(hypoplasia)或萎缩(atrophy),表现为皮肤、皮下软组织、软骨和/或骨的缺失、萎缩或发育不全,包括颅面综合征中的鼻畸形;Ⅱ 类增生(hyperplasia)或重复生长(duplications),表现为出现部分或完全重复的异常组织;Ⅲ 类为裂(clefts);Ⅳ 类为鼻部的肿瘤(neoplasms)或血管畸形(vascular anomalies)。

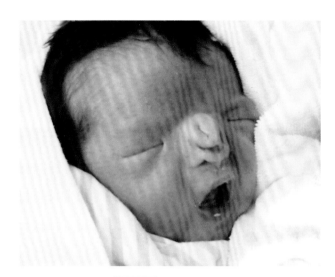

**图 3-53**　**重叠鼻畸形**

患儿鼻上方见异常生长的组织

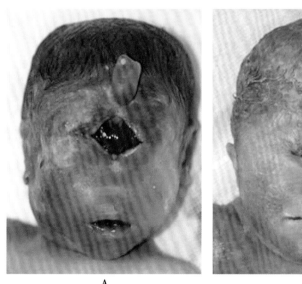
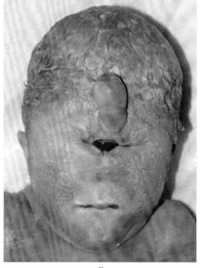

A　　　　　　　　　　B

**图 3-54**　喙鼻、独眼、人中缺如,前脑无裂征

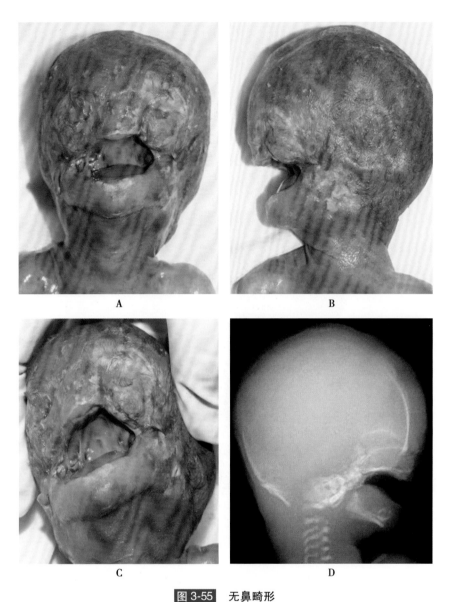

A　　　　　　　　　　B

C　　　　　　　　　　D

**图 3-55　无鼻畸形**
A~C. 无鼻合并双侧口角裂、上颌骨发育不良、右侧小眼畸形、无耳畸形；D. X 线片：
鼻骨缺失

# 腭裂
## (cleft palate)

**ICD-10 编码:Q35**

**临床特征:** 发生在硬腭、软腭或悬雍垂的任何部位上未闭合的裂隙,口腔与鼻腔连通。单纯腭裂常见于正中部位,但也可发生在单侧或双侧。腭裂分类: Ⅰ 度腭裂:悬雍垂裂或软腭裂; Ⅱ 度腭裂:全软腭裂及部分硬腭裂,未达牙槽突; Ⅲ 度腭裂:软腭、硬腭全裂达牙槽突。

腭裂可单发,约 50% 合其他畸形,也可见于 13、15、18 三体综合征等,腭裂遗传度为 76%。患儿可发生喂养困难,奶液常经鼻流出,引起耳内感染。也可伴有语音障碍。腭裂修复手术一般在患儿 1 岁后进行。

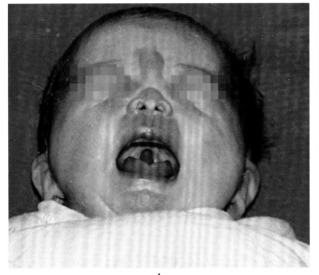
A

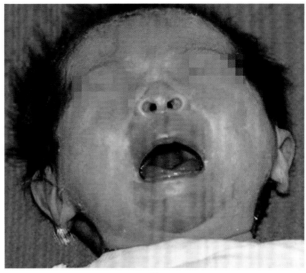
B

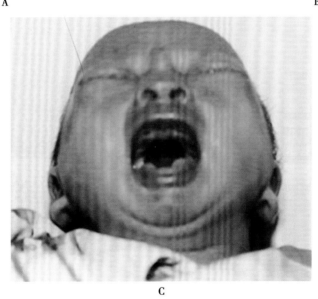
C

图 3-56　不同程度的腭裂

A. Ⅰ度腭裂,仅在腭正中部位有软腭裂;B. Ⅱ度腭裂,腭正中部有软腭裂、悬雍垂裂及部分硬腭裂,未达牙槽突;
C. Ⅲ度腭裂,腭正中部位有软腭裂、悬雍垂裂和硬腭全裂达牙槽突

# 唇裂
## (cleft lip)

**ICD-10 编码:Q36**

**临床特征:**上唇或下唇处裂开,以上唇裂多见。表现为鼻前部上唇之间的裂隙。单侧多于双侧,左侧多于右侧,约80%不合并其他畸形。根据裂开程度可分为:Ⅰ度裂仅为红唇裂;Ⅱ度裂隙从红唇至上唇皮肤,但未达鼻底;Ⅲ度裂隙从红唇直达鼻底。唇正中裂罕见,常见于前脑无裂征等。

严重唇裂患儿可有吸吮及喂养困难。单纯唇裂多为多基因遗传病,遗传度为76%,有家庭聚集性。不伴其他结构畸形的单纯唇裂预后较好,一般应在出生后3个月进行外科手术修补。

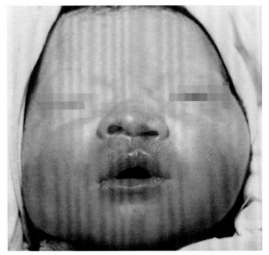
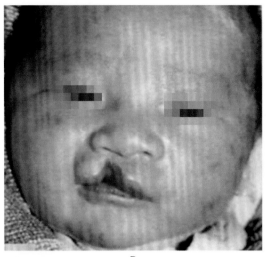

A

B

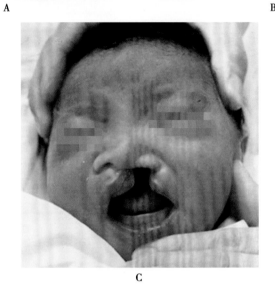

C

**图 3-57** 不同程度的唇裂

A. 左侧Ⅰ度唇裂,左侧仅红唇有裂隙;B. 右侧Ⅱ度唇裂,右侧裂隙直达上唇皮肤,但未达到鼻底;C. 左侧Ⅲ度唇裂,左侧裂隙直达鼻底,鼻扁平,变形

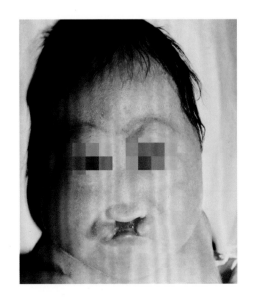

**图 3-58** 唇正中裂,前脑无裂征

裂隙位于上唇中央,累及齿龈,鼻扁平,下陷,鼻发育不良,合并正中腭裂、眼距过近

## 下颌骨-下唇正中裂
### (median cleft of the lower lip and mandible)

**临床特征**:自下唇至颏部中线的皮肤、肌肉完全裂开,下颌骨部分或完全裂开,舌尖呈分叉状,可嵌入下颌骨裂隙中。

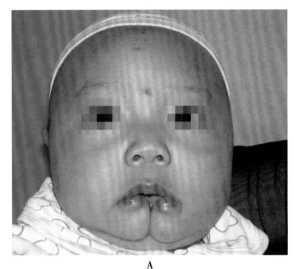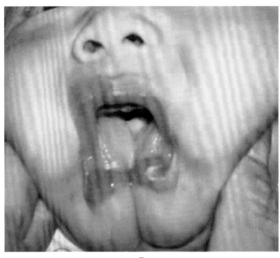

A                                          B

图 3-59  下颌骨-下唇正中裂

A.下唇至颏部的皮肤、肌肉、下颌骨完全裂开;B.舌尖呈分叉状,嵌入下颌骨裂隙

## 唇裂合并腭裂
### (cleft lip with cleft palate)

**ICD-10 编码**:Q37

**临床特征**:部分唇裂同时存在有腭裂,唇裂通常经过裂开的齿龈与腭裂相连通。唇裂可表现为单侧或双侧,腭裂也可以表现为单侧或双侧,有时唇裂与腭裂的左右部位可不完全相同,患儿鼻形状不正常,常有吸吮及吞咽运动困难,进入口腔的奶液常经鼻腔流出来,容易发生耳内感染。

唇裂合并腭裂的临床处理包括口腔正畸科或口腔整形外科、耳科、语音病理及心理治疗等学科的共同协作。

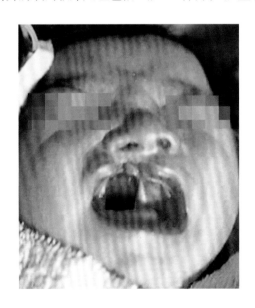

图 3-60  右侧Ⅱ度唇裂伴右侧Ⅲ度腭裂

右侧上唇裂隙达皮肤,未达鼻底,同时有右侧牙槽裂和右侧Ⅲ度腭裂

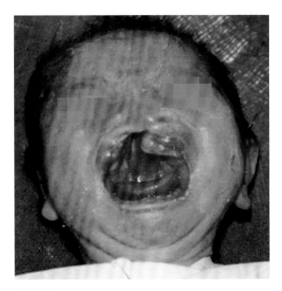

图 3-61　右侧Ⅲ度唇裂伴右侧Ⅲ度腭裂和牙槽突裂

右侧上唇裂隙直达鼻底,伴牙槽突裂和右侧Ⅲ腭裂,鼻畸形,口腔与鼻腔相通

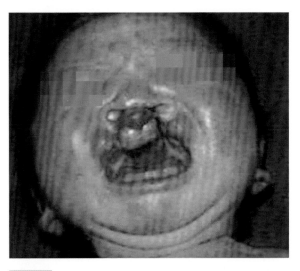

图 3-62　双侧Ⅲ度唇裂伴双侧Ⅲ度腭裂和双侧牙槽突裂 1

双侧上唇裂隙直达鼻底,伴牙槽突裂和双侧Ⅲ腭裂,鼻畸形,口腔与鼻腔相通

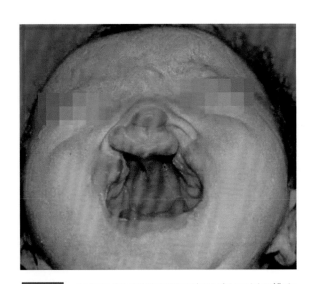

图 3-63　双侧Ⅲ度唇裂伴双侧Ⅲ度腭裂和双侧牙槽突裂 2

上唇双侧裂隙达鼻底,伴有牙槽裂和全程腭裂,为双侧Ⅲ度腭裂

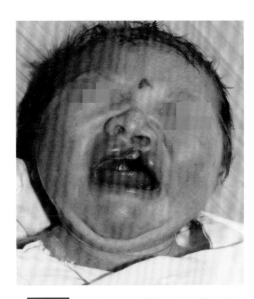

图 3-64　左侧Ⅱ度唇裂伴左侧牙槽突裂

# 第四章

## 循环系统先天性畸形

### 永存动脉干
（persistent truncus arteriosus）

**ICD-10 编码：Q20.0**

**临床特征：**单一大动脉干骑跨起源于 2 个心室腔基底部，骑跨在流出道室间隔之上，仅有一组动脉瓣，同时接纳两心室排血，并发出主动脉、肺动脉分支和冠状动脉，常伴发室间隔缺损（96.5%）。少数动脉干亦可直接起源于某一心室，多数为右心室。

根据肺动脉起源可分为 4 型（Van Praagh）。

A1 型：单一主肺动脉从动脉干升支后侧壁发出，再分为左、右肺动脉，供应双肺，约占 47%（图 4-1A）。

A2 型：无主肺动脉，左右肺动脉分别直接从动脉干后壁或两侧壁发出，约占 29%（图 4-1B、C）。

A3 型：一侧肺动脉起自动脉干，另一侧肺动脉缺如（多为左肺动脉），该侧肺血供来源于体循环分支血管，此型最为少见，约占 2%（图 4-1D）。

A4 型：动脉干的主动脉成分发育不良，有主动脉缩窄或主动脉弓中断，主肺动脉自动脉干发出后分为左右肺动脉，粗大动脉导管支配降主动脉的供血，此型约占 23%（图 4-1E）。

患儿常呈进行性心力衰竭，发绀、肺炎和心力衰竭为其特点。75%的患儿 1 岁内死亡，或发生严重不可逆的肺动脉高压而失去手术治疗机会，其自然预后差。

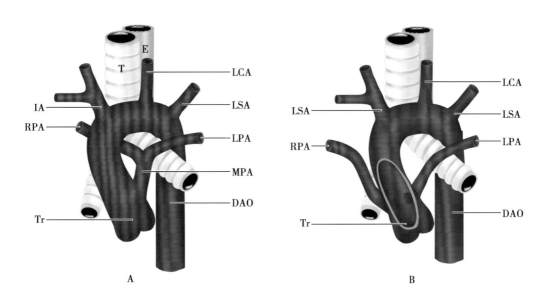

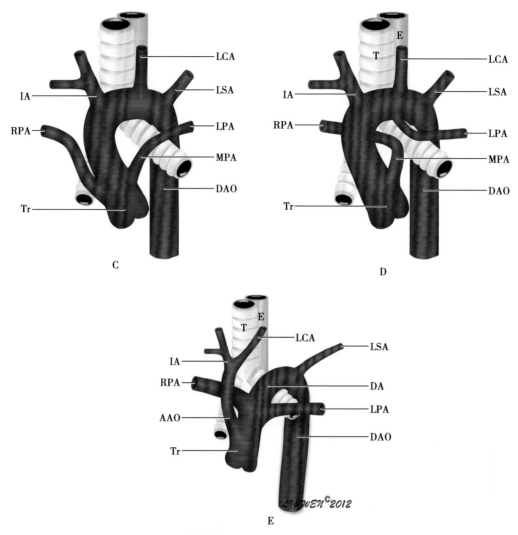

图 4-1　Van Praugh 分类法

（T：气管；E：食管；Tr：动脉干；MPA：主肺动脉；LPA：左肺动脉；RPA：右肺动脉；AAO：升主动脉；IA：无名动脉；LCA：左颈总动脉；LSA：左锁骨下动脉；DA：动脉导管；DAO：降主动脉）

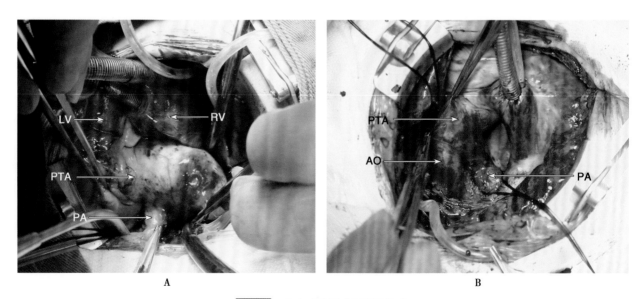

图 4-2　永存动脉干 A2 型矫治术

A. 显示心底发出一根大血管，此血管后侧壁发出一较细血管为肺动脉分支；B. 显示心底发出的一根大血管，远端两根小血管分别为主动脉和肺动脉分支（PTA：永存动脉干；RV：右室；LV：左室；PA：肺动脉；AO：主动脉）

# 右心室双出口

## （double outlet right ventricle）

**ICD-10 编码：Q20.1**

**临床特征：**两条大动脉完全或大部分起源于形态右心室，绝大多数病例两条大动脉左、右并列，主、肺动脉瓣环高度接近，伴有室间隔缺损。尽管这种心室大血管连接可合并任何类型的心脏节段连接，但大多数心房正位，房室连接一致。

常合并房室间隔缺损、二尖瓣闭锁、一侧心室发育不全、完全型肺静脉异位引流、肺动脉狭窄、主动脉狭窄、缩窄、主动脉弓中断等畸形。Taussing-Bing 畸形也属于右心室双出口，其主动脉完全起源于右心室，有肺动脉下室间隔缺损，肺动脉完全或大部分起源于右心室，并有肺动脉瓣与二尖瓣纤维连续。

患儿可有充血性心力衰竭、发绀等症状。根据房室连接关系、室间隔缺损位置及合并畸形种类选择不同的手术方式，通常室间隔缺损位于主动脉瓣下及双动脉相关型手术预后较好，而双动脉无关型（远离两大动脉）需要分期手术。

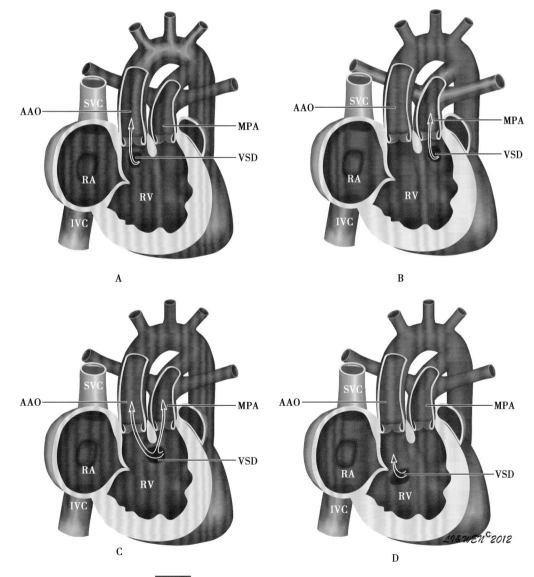

**图 4-3　右室双出口与室间隔缺损关系模式图**

A. 室间隔缺损位于嵴下，开口正对主动脉瓣下；B. 室间隔缺损位于嵴上，开口正对肺动脉瓣下；C. 室间隔缺损位于嵴内，开口位于主动脉瓣下及肺动脉瓣下之间；D. 室间隔缺损距两大动脉距离较远（RV：右心室；MPA：主肺动脉；AAO：升主动脉；IVC：下腔静脉；SVC：上腔静脉；RA：右心房；VSD：室间隔缺损；白色箭头：示左心室血流经室间隔缺损处射入大动脉的主要血流方向）

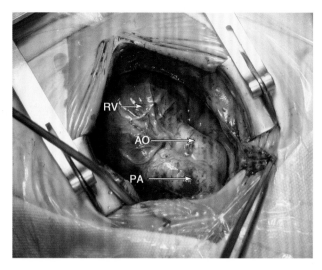

**图4-4    右心室双出口矫治术(两大动脉左右并行排列)(济南心血管病研究所乔彬供图)**
术中心脏右室面正面观显示,主动脉(AO)与肺动脉(PA)两条大动脉并列并均发自右室,主动脉位于右侧,肺动脉位于左侧(AO:主动脉;PA:肺动脉;RV:右心室)

# 左心室双出口
## ( double outlet left ventricle )

**ICD-10 编码:Q20.2**

**临床特征:**两大动脉完全或大部分起源于左心室。主动脉瓣与二尖瓣纤维连接可有可无,房室连接可以一致和不一致。其中包括典型的左心室双出口、左心室双出口合并大动脉转位和心房心室连接不一致等3种畸形。根据大动脉关系分为正常、并列、主动脉位于右前和左前4种。

左心室双出口不伴肺动脉狭窄,自然病程如巨大室间隔缺损;伴有肺动脉狭窄者,自然病程类似法洛四联症。

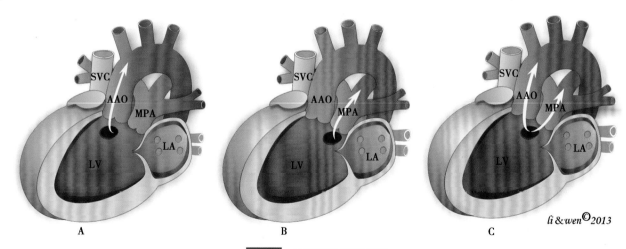

**图4-5    左室双出口模式图**
A.室间隔缺损位于主动脉瓣下;B.室间隔缺损位于肺动脉瓣下;C.室间隔缺损位于主动脉瓣下及肺动脉瓣下间
(LA:左心房;LV:左心室;MPA:主肺动脉;AAO:主动脉;SVC:上腔静脉;白色箭头:所示为血流方向)

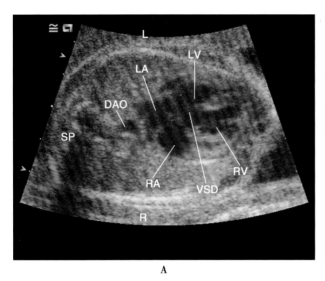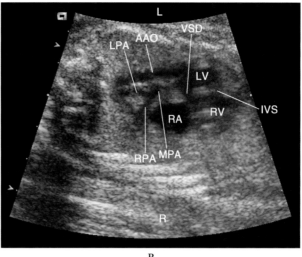

A　　　　　　　　　　　　　　　　　　　B

**图 4-6　左室双出口、肺动脉闭锁、室间隔缺损产前超声图像**

A. 四腔心切面显示室间隔上部连续性回声中断（VSD）；B. 左室流出道切面显示主动脉（AAO）及肺动脉（MPA）均发自左心室（LV），主动脉位于肺动脉的左前方，但肺动脉起始部闭锁，室间隔上部缺损（VSD）（LA：左心房；RA：右心房；RV：右心室；L：左侧；R：右侧；LPA：左肺动脉；RPA：右肺动脉；DAO：降主动脉；SP：脊柱；IVS：室间隔）

# 完全性大动脉转位
## （complete transposition of great arteries）

**ICD-10 编码：Q20.3**

**临床特征：**心室、大动脉连接不一致，主动脉、肺动脉位置完全颠倒。主动脉起自解剖学右心室，接受来自体循环的静脉血，肺动脉起自解剖学左心室，接受来自肺循环的氧合血，不伴有心室转位。依靠并存的动脉导管、室间隔缺损、房间隔缺损等通道所产生的交流维持生命。

根据有无室间隔缺损和肺动脉狭窄，可分为三种类型：①完全性大动脉转位，不伴有室间隔缺损，可伴有或不伴有肺动脉狭窄；②完全性大动脉转位，伴有室间隔缺损而无肺动脉狭窄；③完全性大动脉转位，伴有室间隔缺损和肺动脉闭锁。

室间隔完整的完全性大动脉转位（单纯大动脉转位）胎儿出生后若卵圆孔和动脉导管闭合，则发生血流动力学失衡，出现严重低氧血症及酸中毒，死亡率极高。围手术期需药物治疗维持动脉导管和卵圆孔的开发，必要时可紧急经心导管房间隔切开术（姑息术），尽可能在出生后 2 周内完成外科矫治术，远期预后较满意。晚期并发症包括肺动脉瓣上狭窄、冠状动脉功能障碍及术后心律失常。

完全性大动脉转位伴有室间隔缺损和肺动脉狭窄患儿的治疗方法取决于室间隔缺损的位置、大小及肺动脉狭窄类型及其严重程度。远期预后取决于手术方式及有无并发症。

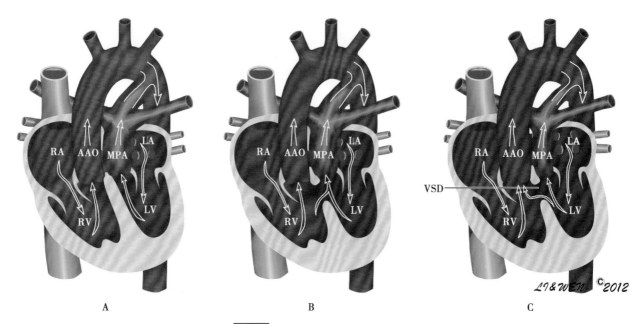

图 4-7　完全性大动脉转位模式图

A. 完全性大动脉转位,不伴室间隔缺损和肺动脉狭窄;B. 完全性大动脉转位伴有室间隔缺损而无肺动脉狭窄;C. 完全性大动脉转位伴有室间隔缺损和肺动脉狭窄(AAO:升主动脉;MPA:主肺动脉;RA:右心房;LA:左心房;RV:右心室;LV:左心室)

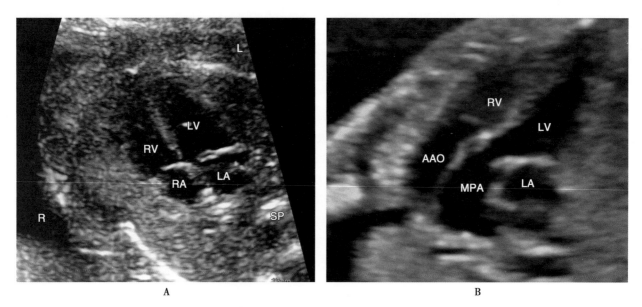

图 4-8　完全性大动脉转位产前超声图像

A. 四腔心切面显示心尖指向左侧(L),房室位置、大小及连接关系均正常,室间隔连续完整;B. 心室流出道切面二维显示肺动脉(MPA)发自左心室(LV),主动脉(AAO)发自右心室(RV),两者起始部呈平行排列,主动脉位于肺动脉的右前方(LA:左心房;RA:右心房;RV:右心室;SP:脊柱;R:右侧)

# 心室双入口
## (double inlet ventricle)

**ICD-10 编码:** Q20.4

**临床特征:** 又称为单心室(univentricular heart, single venticle)。2 个心房通过两侧房室瓣或共同房室瓣与单一心室相连。通常有一个心室腔,可伴另一个缺乏流入道的残腔(又名附属腔)。心室主腔接受经双侧房室瓣口来的血。根据心室双入口的主要心室结构、心室与大动脉连接、与之相连的心室形态有 3 种类型(图 4-9):①左室型单心室:主腔为形态学左心室,附属腔为形态学右心室,此型最多见;②右室型单心室:主腔为形态学右心室,附属腔为形态学左心室,此型罕见;③不定型单心室:心室腔形态介于左心室和右心室之间,无附属腔。

心室双入口可以进行外科手术矫正,属于姑息性的单心室循环手术,需要分期手术。

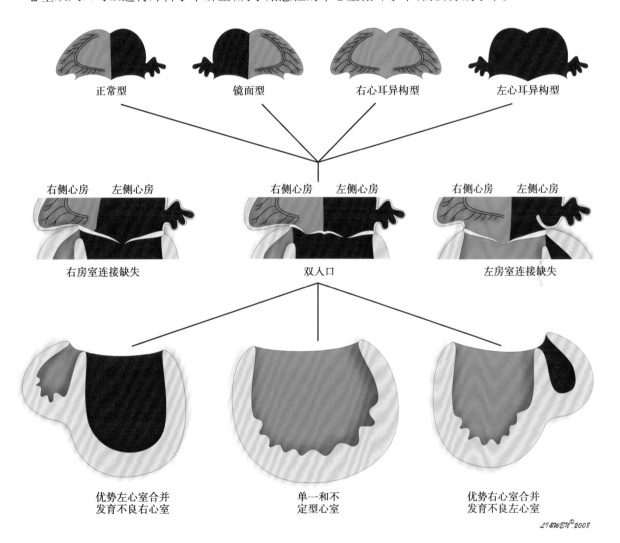

**图 4-9  左侧或右侧房室连接缺如及双流入道单心室连接解剖类型示意图**

4 种心房排列通过 3 种房室连接类型与 3 种单一心室相连,可产生 36 种不同的解剖类型

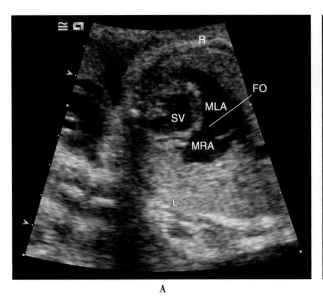 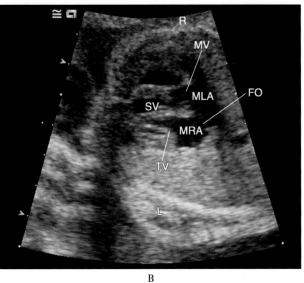

图 4-10    单心室双入口合并左旋心产前超声图像

A、B:四腔心切面收缩期(图 A)及舒张期(图 B)显示单心室(SV)、双流入道、左、右心房反位,心尖指向左侧,呈典型左旋心特征(MLA:形态学左心房;MV:二尖瓣;TV:三尖瓣;FO:卵圆窝;MRA:形态学右心房;R:右侧;L:左侧)

# 矫正型大动脉转位

(corrected transposition of great arteries)

**ICD-10 编码:Q20.5**

**临床特征:**矫正型大动脉转位是指心房与心室和心室与大动脉连接均不一致,此两个连接不一致导致血流动力学在生理上得到矫正,故此畸形又称为生理性矫正型大动脉转位。

矫正型大动脉转位临床上分为 SLL 型和 IDD 型(图 4-11),前者占 92% ~ 95%,后者占 5% ~ 8%。①SLL 型是指心房正位,心室左袢,房室连接不一致,大动脉与心室连接不一致(左侧大动脉转位)。②IDD 型是指心房反位,心室右袢,房室连接不一致,大动脉与心室连接不一致(右侧大动脉转位)。心脏位置大多数为左位心,但有 20% ~ 25% 为右位心,极少数为十字交叉心。约 90% 矫正型大动脉转位患者合并室间隔缺损、肺动脉狭窄、完全性心脏传导阻滞等病变。矫正型大动脉转位未合并其他畸形者,10% ~ 15% 预后较好,在婴儿和儿童时无症状,直到 40 岁时有 40% 出现左侧三尖瓣关闭不全和完全性心脏传导阻滞,部分病例可出现心力衰竭,也有少数患者活到老年无症状。

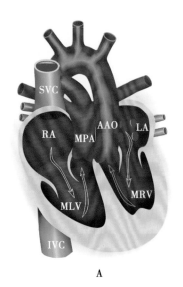 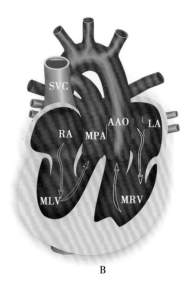

A                                    B

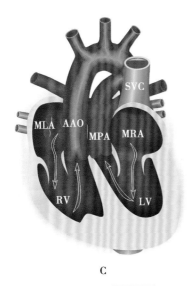
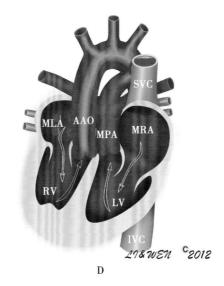

**图 4-11　先天性矫正型大动脉转位分类模式图**

图 A、图 B 为 SLL 型矫正型大动脉转位, A. 孤立性心室反位; B. 右旋心; 图 C、图 D 为 IDD 型, C. 左旋心; D. 孤立性心室反位镜像(LA: 左心房; RA: 右心房; MLA: 形态学左心房; MRA: 形态学右心房; LV: 左心室; RV: 右心室; MLV: 形态学左心室; MRV: 形态学右心室; AAO: 升主动脉; MPA: 主肺动脉; SVC: 上腔静脉; IVC: 下腔静脉)

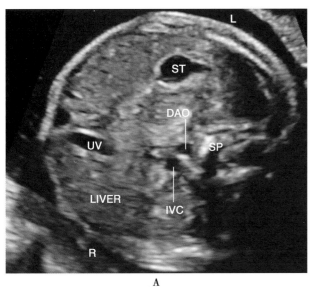
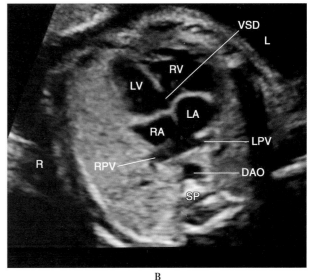
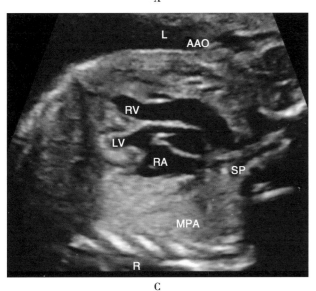

**图 4-12　矫正型大动脉转位(SLL 型)产前超声图像**

A. 腹部横切面显示下腔静脉(IVC)与降主动脉(DAO)腹腔段位置关系正常, 腹腔脏器正位; B. 四腔心切面舒张期显示心房正位, 左侧心室面较粗糙, 心尖部可见调节束, 为形态学右心室(RV), 与左心房相连, 肺静脉入左心房; 右侧心室面较光滑, 为形态学左心室(LV), 与右心房相连, 室间隔上部连续性回声中断(VSD); C. 流出道切面显示肺动脉(MPA)发自于形态学左心室, 主动脉(AAO)发自于形态学右心室, 主动脉和肺动脉的起始部平行排列, 主动脉位于肺动脉的左前方, 血流动力学得以纠正(LA: 左心房; RA: 右心房; SP: 脊柱; L: 左侧; R: 右侧; DAO: 降主动脉; LIVER: 肝脏; UV: 脐静脉; RPV: 右肺静脉; LPV: 左肺静脉)

# 心耳异构

## (isomerism of the atrial appendages)

**ICD-10 编码:Q20.6**

**临床特征:**其基本特征是双侧心房均具有形态右心房或左心房的特点。学术界对此征的命名仍存在争议。最早由 Van Mierop 命名为心房异构(atrial isomerism),亦有人称之心房不定位(atrial situs ambiguous)、Ivemark 综合征等。相对应又分别称为右房异构(right atrial isomerism,RAI)、左心房异构(left atrial isomerism,LAI)和双右侧异构(bilateral right-sideness isomerism)与双左侧异构(bilateral left-sideness isomeriam)。因右房异构者多数无脾,左房异构者常见多脾,故又分别称为无脾综合征(asplenia syndrome)和多脾综合征(polysplenia syndrome),也合称心脾综合征(cardiosplenia syndrome)。实际上,上述对应关系是心房异构和内脏异位的常见情况,少数病例与之不相符,心房异构与心脾综合征并非完全等同。右房异构79%合并无脾,89%合并右支气管异构,左心房异构88%合并多脾,98%合并左支气管异构。因此与心房异构符合率最高、最有临床意义的是支气管异构。

右房异构(无脾综合征)合并心内畸形的情况:双上腔静脉(46%~71%),双下腔静脉(下腔静脉+肝静脉)(16%~28%),全肺静脉异位连接至体静脉系统(64%~72%),无顶冠状静脉窦(80%~85%),房间隔缺损或单心房(57%),房室间隔缺损(84%~92%),心室发育不良或单心室(44%~55%),右位心(36%~41%),肺动脉瓣下或瓣膜狭窄/闭锁(88%~96%),心室-大动脉连接:右心室双出口(82%),大动脉转位(9%),单冠状动脉结构(19%)。

左心房异构(多脾综合征)合并心内畸形的情况:双上腔静脉(33%~50%),下腔静脉中断,经奇静脉系统连接(58%~100%),部分性肺静脉异位连接至心房(37%~50%),无顶冠状静脉窦(26%~42%),房间隔缺损或单心房(25%~30%),房室间隔缺损(80%),心室发育不良或单心室(37%),右位心(33%~42%),肺动脉瓣下或瓣膜狭窄/闭锁(42%~43%)及主动脉瓣下或瓣膜狭窄/闭锁(17%~22%),心室-大动脉连接:右心室双出口(17%~37%),双冠状动脉结构。传导组织异常或窦房结缺如亦常见,完全性房室传导阻滞(22%)。

除心、脾外,此征所合并其他脏器畸形情况分述如下。

右房异构:水平肝(76%~91%),双侧三叶肺(81%~93%),部分患者具有双侧单叶或多叶肺。双侧肺动脉上型支气管(95%)。

左房异构:水平肝(50%~67%),双侧两叶肺(72%~88%),双侧肺动脉下型支气管(68%~88%)。部分患者无心脏缺损,却可存在胆囊缺如或肝外胆管闭锁。约50%患者胰腺短小。

其他系统或脏器如神经、骨骼、泌尿生殖系统、头面部、呼吸道、消化道、肾上腺等均可能出现罕见合并畸形。

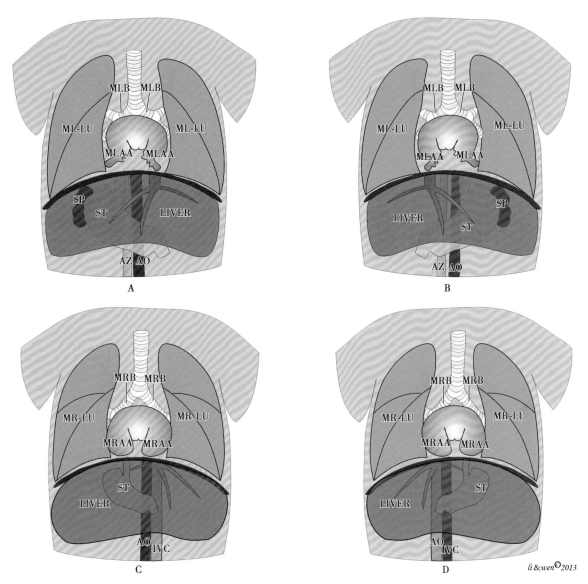

**图 4-13　心房异构综合征模式图**

A、B. 左侧心房异构综合征;C、D. 右侧心房异构综合征(MLAA:形态学左心耳;ML-LU:形态学左肺;MLB:形态学左支气管;SP:脾脏;ST:胃;LIVER:肝脏;AZ:奇静脉;IVC:下腔静脉;AO:主动脉;MRAA:形态学右心耳;MR-LU:形态学右肺)

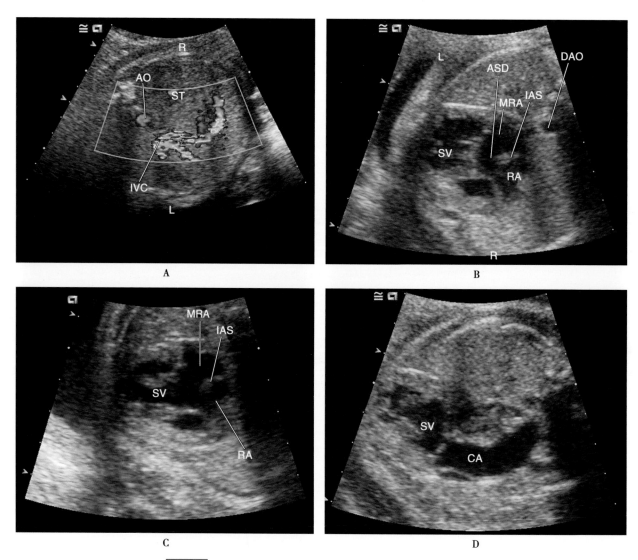

图 4-14 右侧异构综合征合并单心室共同入口产前超声图像

A. 腹部横切面彩色多普勒显示下腔静脉（IVC）与腹主动脉（AO）均位于脊柱的左侧（L），且下腔静脉位于腹主动脉的左前方，胃泡（ST）位于腹中线偏右侧（R），左、右肝脏等大，脾脏及胆囊未显示；B、C. 四腔心切面收缩期（B）及舒张期（C）显示单心室（SV），一组房室瓣，房间隔下部缺损（ASD），左、右侧心房均为形态学右心房（MRA）；D. 心室流出道切面仅显示一根大动脉（CA）和一组半月瓣（DAO：降主动脉；IAS：房间隔）

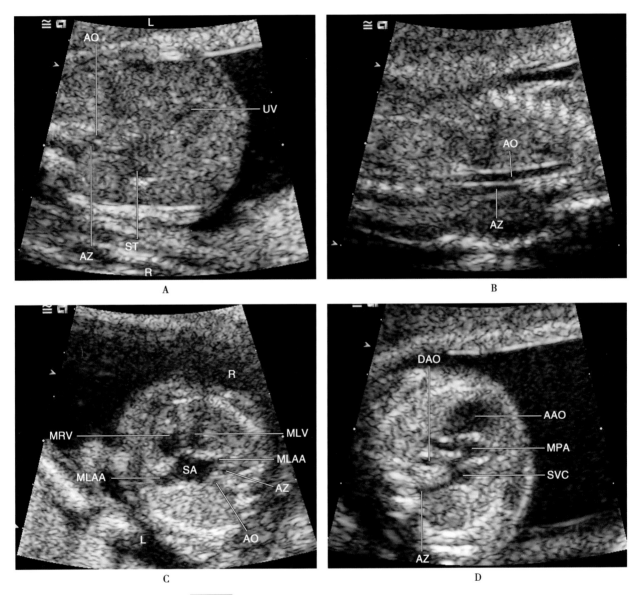

**图 4-15　左侧异构合并复杂心脏畸形产前超声图像**

A. 上腹部横切面显示腹主动脉（AO）位于正中线处，动态扫查可见肾后段下腔静脉正常，肝段下腔静脉不显示，前者与腹主动脉右后方扩张奇静脉（AZ）相连接，胃泡（ST）位于中线偏右侧（R），左右肝脏等大，脾脏难以分辨；B. 胸腹部冠状切面显示主动脉与扩张奇静脉的长轴切面，奇静脉位于腹主动脉的右侧；C. 四腔心切面收缩期显示心尖指向右侧，在心房后方、脊柱的右前方、腹主动脉（DAO）的右侧可见增粗奇静脉横切面，单一心房（SA），双侧心耳呈管状，为形态学左心耳（MLAA），左侧心室心内膜面较粗糙，且有调节束，为形态学右心室（MRV），右侧心室心内膜面较光滑，为形态学左心室（MLV），一组共同房室瓣，室间隔上部缺损；D.3VV 切面，大动脉排列关系异常，肺动脉狭窄，自左向右依次为升主动脉（AAO）、主肺动脉（MPA）及其分支、扩张奇静脉汇入上腔静脉（SVC）

# 心耳并列
## （juxtaposition of atrial appendages）

**ICD-10 编码：Q20.8**

**临床特征：**正常两心房的心耳分别位于主、肺两大动脉的两侧，两心耳形态各异，右心耳为三角形，而左心耳为管形。心耳并列是指两侧心耳位于大动脉同侧。心房位置正常时，多为右心耳经过横窦左移而置于左心耳之上，称为心耳左侧并列（JLAA），多伴有复杂畸形，如右室双出口、大动脉异位、右心室发育不良等。如左右心耳都位于大动脉右侧，则为心耳右侧并列（JRAA），极少见。

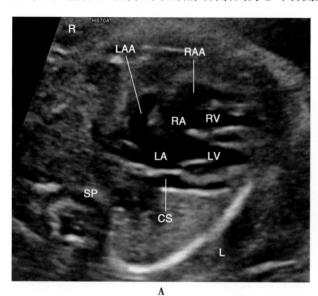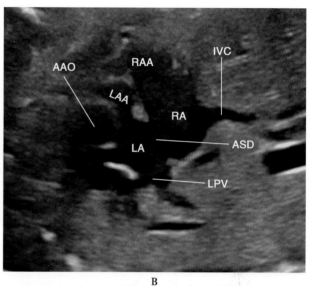

**图 4-16　右侧心耳并列产前超声图像**

A. 四心腔切面基础上声束平面向胎儿头侧稍偏斜，获得斜的非标准四腔心切面，该切面显示左右心耳均位于右侧，并上下排列，左心耳（LAA）位于右心耳上方；B. 心房冠状切面更清楚地显示左右心耳均位于大动脉根部右侧，两者呈上下排列，左心耳位于右心耳上方，房间隔中部缺损（LA：左心房；RA：右心房；LV：左心室；RV：右心室；AAO：升主动脉；SP：脊柱；IVC：下腔静脉；LPV：左肺静脉；CS：冠状静脉窦）

# 先天性左心耳瘤
## （congenital left atrial appendage aneurysm）

**ICD-10 编码：Q24.9**

**临床特征：**先天性左心耳瘤罕见，1938 年，Semans 和 Taussig 首次报道。Edyta 等报道 20 年超过 30 000 人次的超声心动检查仅 1 例阳性患者。左心耳瘤多为孤立性，合并其他心脏畸形者少见。孤立性左心耳瘤可表现为胸痛、运动后呼吸困难、系统性栓塞及心律失常（室上性心律失常多见）、心衰等，血栓在瘤样扩张的左心耳中的发生概率，文献报道大约 1/3。部分患者无临床症状，仅常规胸部 X 线检查时发现异常心影进一步检查确诊。诊断标准主要包括：与左心房有明确连接且左心房正常，左心室可因扩大的左心耳受压，部分作者提出左心耳直径 3cm 为界限，但很少学者对左心耳大小作为诊断标准之一。目前文献公认左心耳瘤样扩张可分为先天性和继发性。在没有明显左心室或者二尖瓣病变情况下的左心耳瘤样扩张罕见，类属于先天性左心耳瘤。先天性左心耳瘤可进一步细分为心包内及心包外，有完整的心包为心包内；若存在部分心包缺如，左心耳和左心房可通过缺损的心包疝至心包外。报道的先天性左心耳瘤绝大多数属于心包内。病因多认为由心房壁肌肉发育不良引起。组织病理提示局部心肌变薄，炎症浸润、纤维组织增生，且逐步被肥厚的纤维组织替代。

胸片异常可提示本病，心脏超声是有效的无创性诊断方法。心脏 CT 或 MRI 更加明确诊断，三维重建 CT 可展示左心耳与左心房及左心室的空间关系。单纯左心耳瘤是否抗凝预防血栓尚有争议，择期外科手术风险低，预后大都良好。

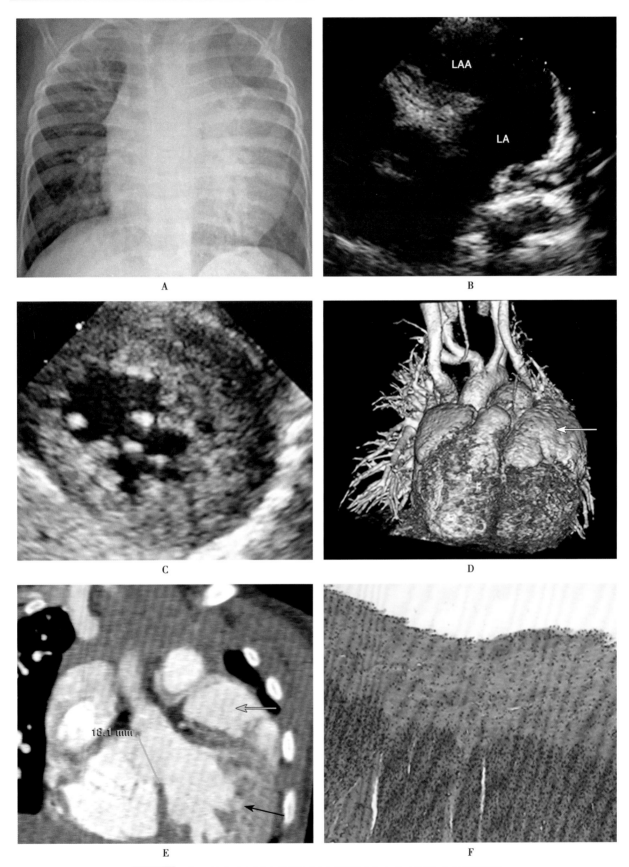

**图 4-17** 先天性左心耳瘤（首都医科大学附属北京安贞医院心儿科提供）

患儿 1 岁 10 月，室间隔缺损，左心耳瘤，心肌致密化不全，伴心衰。行室缺修补，左心耳切除术后，继续抗心衰治疗，预后良好。A. 胸部 X 线示异常心影；B. 超声心动图示左心房及瘤样扩张的左心耳；C. 超声心动图示左心室肌小梁明显增多，NC/C>2；D. 心脏 CTA 三维成像示巨大左心耳（白色箭头）；E. 心脏 CTA 二维图像示室间隔缺损（18.1mm），扩大的左心耳（蓝色箭头）及左心室内肌小梁增多（黑色箭头）；F. 左心耳病理（光镜 10×10）心内膜纤维性增厚（LA：左心房；LAA：左心耳）

# 十字交叉心
## (criss-cross heart, CCH)

**ICD-10 编码:Q20.9**

**临床特征:**主要为左右心室流入道血流轴在房室瓣水平发生空间位置上的上下十字交叉排列,常合并室间隔缺损、房室、大动脉连接异常等心脏结构畸形。1961 年,Lev 首先描述了这种畸形,但未提出交叉心这一名称。最先将它作为交叉心这一病理诊断名称是 Anderson 和 Audo,两人均在 1974 年提出。此后逐渐被人们所认识,迄今有关 CCH 这类心脏畸形报道并不罕见。该病是一类罕见的先天性心脏复杂畸形,一般预后较差,在全部先天性心脏病中构成比低于 1/1 000。

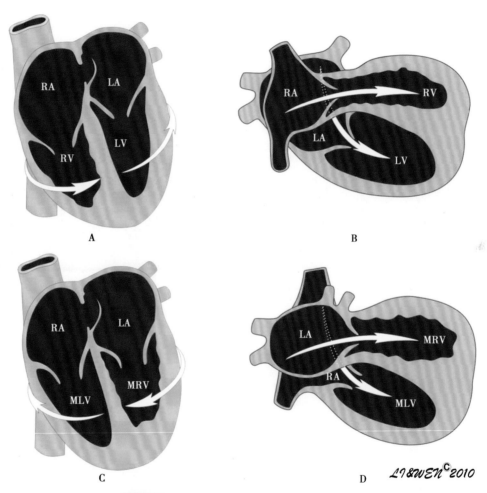

**图 4-18　心室异常旋转形成十字交叉心示意图**

胚胎期在心室袢形成和间隔完成后,当正常位置心脏(图 A)的心室沿心脏长轴发生异常顺时针旋转(图 A 箭头所示)或孤立性心室反位(图 C)的心室沿心脏长轴发生异常的逆时针旋转(箭头所示),使左右心室相互空间位置改变构成交叉心,室间隔旋转使其走行方向成水平位,形成最常见的两种类型十字交叉心(图 B、D)

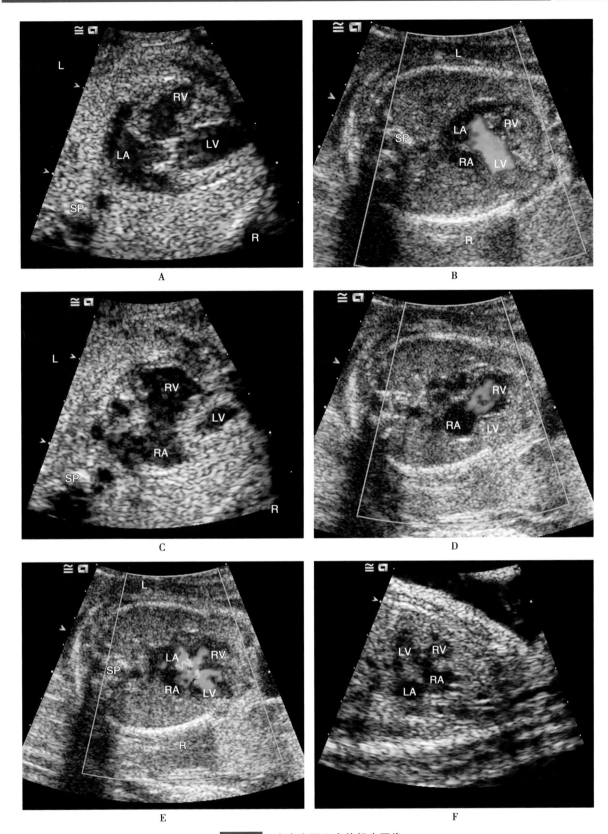

**图 4-19** 十字交叉心产前超声图像

A~D. 在胸腔横切面上不能显示出清楚的四腔心切面图像。声束平面自尾侧往头侧平行扫查,可依次显示左室流入道切面、右室流入道切面,由于房室位置改变,左心房(LA)位于左后下方,左心室(LV)位于右前下方,右心房(RA)位于右后上方,右心室(RV)位于右前上方,二尖瓣位于后下方,三尖瓣位于前上方,因此,左心室流入道位于右心室流入道下方,方向从左后指向右前,右心室流入道则从右后指向左前;E. 左、右心室流入道呈上、下排列,在空间上呈十字交叉,在靠近双流入道处胸腔横切面彩色多普勒,由于探头容积效应作用,可同时探及左、右流入道两股呈上、下交叉排列的血流信号;F. 左、右房室呈上下排列,室间隔呈水平位,胸腔矢状切面可获得四腔心切面(SP:脊柱;L:左侧;R:右侧)

# 主肺动脉窗

（aortopulmonary window）

**ICD-10 编码:** Q21.4

**临床特征:** 肺动脉干与升主动脉间存在异常沟通。胚胎发育早期,动脉干被一螺旋形分隔分开为主动脉及肺动脉。这一螺旋形分隔是通过以下两个隔融合而成的,从半月瓣向头侧生长的动脉隔及从尾侧向肺动脉分支生长的主肺动脉隔,以上两隔的不完全发育会导致主肺动脉窗的发生。

美国心胸外科协会根据主肺动脉窗的畸形特征将主肺动脉窗分为四型(图 4-20),Ⅰ型:近心型主肺动脉窗,主肺动脉窗位于主动脉窦上方,距半月瓣仅数毫米;Ⅱ型:远心型主肺动脉窗,主肺动脉窗位于升主动脉的最高处;Ⅲ型:广泛型主肺动脉窗,缺损累及大部分升主动脉;Ⅳ型:中间型主肺动脉窗,缺损位于升主动脉的中间部。临床上以Ⅰ型为常见。

本病罕见,占所有先天性心脏病的 0.15%。主肺动脉窗可孤立性存在,亦可合并其他心脏畸形,如主动脉弓中断、室间隔缺损、动脉导管未闭、法洛四联症。主肺动脉窗一经诊断,应尽早手术治疗。孤立性主肺动脉窗手术预后好,对于合并复杂心脏畸形患者,其预后取决于合并畸形的种类和肺血管阻力。

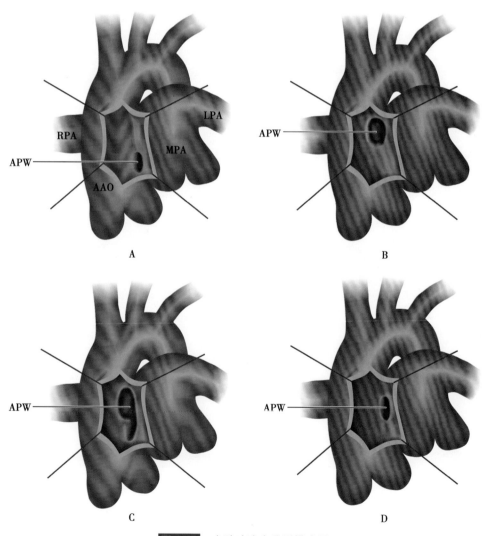

**图 4-20　主肺动脉窗分型模式图**

A. 主肺动脉窗Ⅰ型;B. 主肺动脉窗Ⅱ型;C. 主肺动脉窗Ⅲ型;D. 主肺动脉窗Ⅳ型(RPA:右肺动脉;LPA:左肺动脉;MPA:主肺动脉;AAO:升主动脉;APW:主肺动脉窗)

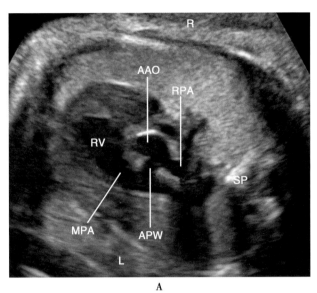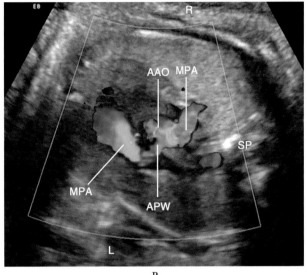

A

B

**图 4-21** 主肺动脉窗产前超声图像

心底短轴切面二维(A)及彩色多普勒(B)显示升主动脉(AAO)中段与主肺动脉(MPA)间的动脉间隔缺损,缺损处为主动脉向肺动脉的左向右分流,右肺动脉(RPA)异常起源于升主动脉后壁(RV:右心室;APW:主肺动脉窗;R:右侧;L:左侧)

# 室间隔缺损

(ventricular septal defect)

**ICD-10 编码:Q21.0**

**临床特征:**两个心室的间隔发育不全形成大小不一的缺损,可以单独存在,亦可以是其他复杂心脏病畸形的一个组成部分,例如在法洛四联症、大动脉转位、矫正型大动脉转位、完全性房室间隔缺损、三尖瓣闭锁、永存动脉干、主动脉弓中断等。按缺损部位分为膜周型、肌部型、双动脉下型。

先天性室间隔缺损总体预后良好,小型单纯膜周及肌部型室间隔缺损,出生后发育过程中有自然闭合可能,肌部型自然闭合较高。合并其他心内、外畸形时,预后与合并畸形有关。

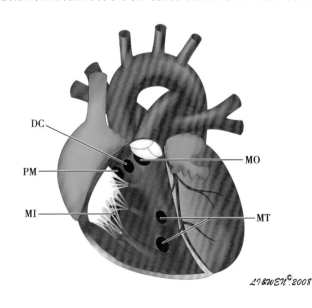

**图 4-22** 室间隔缺损解剖类型示意图

(PM:膜周型室间隔缺损;DC:双动脉下型室间隔缺损;MO:流出道肌部室间隔缺损;MI:流入道肌部室间隔缺损;MT:小梁部肌部室间隔缺损)

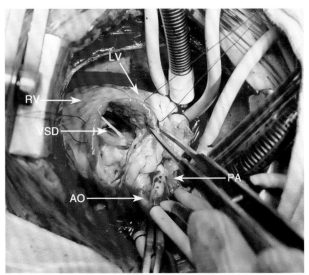

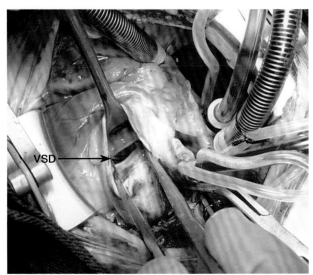

**图 4-23** 膜周型室间隔缺损修补术;术中显示较大的室间隔缺损(济南心血管病研究所乔彬提供)
(VSD:室间隔缺损;RV:右心室;LV:左心室;PA:肺动脉;AO:主动脉)

**图 4-24** 干下型室间隔缺损修补术(济南心血管病研究所乔彬提供)
术中可见室间隔缺损位于肺动脉瓣下(VSD:室间隔缺损)

# 房间隔缺损
(atrial septal defect)

**ICD-10 编码:Q21.1**

**临床特征:** 在胚胎发育中,当心房分隔过程出现异常则造成心房水平交通。房间隔缺损可以单独存在,亦可以是其他复杂心脏畸形的一个组成部分。房间隔缺损分为 4 种类型(图 4-25):①原发孔型:少见。缺损位于冠状静脉窦开口前方,缺损下缘即为左右房室环接合部,这一型被认为属于房室间隔缺损的一种类型;②继发孔型:多见,占 70%。缺损大小变化很大,形态不一,可呈筛孔状缺损;③静脉窦型:包括上腔型和下腔型,少见,上方为上腔静脉开口,下缘为房间隔,卵圆窝和冠状静脉窦口均存在,常伴有肺静脉异位引流;④冠状静脉窦型:房间隔本身完整,仅在冠状静脉窦与左心房间无间壁,伴有永存左上腔静脉,又称无顶冠状静脉窦综合征。

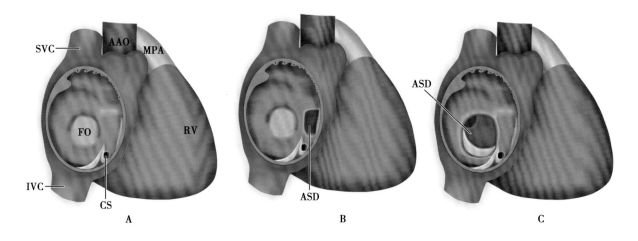

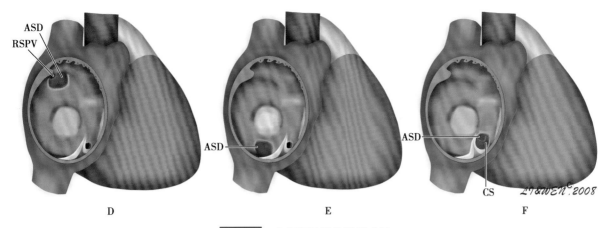

D　　　　　　　　　　　　　　　E　　　　　　　　　　　　　　　F

**图 4-25　房间隔缺损分类模式图**

A. 正常房间隔右心房面观;B. 原发孔型房间隔缺损右房面观;C. 中央型房间隔缺损右心房面观;D. 上腔型房间隔缺损右房面观;E. 下腔型房间隔缺损右心房面观;F. 冠状静脉窦型间隔缺损右房面观(SVC:上腔静脉;IVC:下腔静脉;FO:卵圆孔;AAO:升主动脉;MPA:主肺动脉;CS:冠状静脉窦;RV:右心室;ASD:房间隔缺损;RSPV:右上肺静脉)

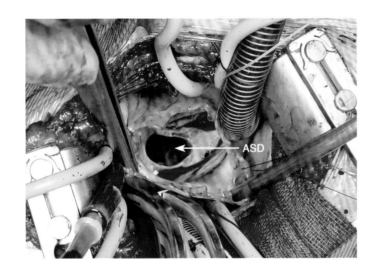

**图 4-26　继发孔房间隔缺损修补术**
(济南心血管病研究所乔彬供图)
术中显示房间隔缺损(ASD)较大呈椭圆形

# 房室间隔缺损
( atrioventricular septal defect )

**ICD-10 编码:Q21.2**

　　**临床特征:**又称心内膜垫缺损、房室管畸形,其完全型又称为共同房室道。由胚胎心内膜垫发育不全导致房室瓣及其房间隔、室间隔异常的一组先天性畸形群。虽然房室隔缺损的形态变化极大,但有其共同形态特征,包括:①房室隔本身缺损:原发孔房间隔缺损和/或房室瓣下室间隔缺损;②房室瓣畸形:双侧房室瓣由 5 瓣叶或 6 瓣叶组成,少数为 4 瓣叶或 7 瓣叶;③室间隔勺状凹陷,室间隔的流入部到心尖的距离较流出道明显缩短;④主动脉瓣未嵌入房室瓣环中,形成左心室流出道延长呈"鹅颈"畸形。

　　房室间隔缺损分为部分型和完全型两种类型(图 4-27):①部分型:即原发孔型房间隔缺损,常伴二尖瓣前叶裂,房室瓣附着于室间隔上缘,仅存房间交通或左室右房通道,无室间交通;②完全型:原发孔型房间隔缺损、共同房室瓣、室间隔缺损三大畸形同时存在。此型又分为 A、B、C 三种亚型:

　　A 型:共同房室瓣的前桥瓣分为二尖瓣和三尖瓣两部分,各自有腱索与室间隔顶端相连;

　　B 型:共同房室瓣前桥瓣腱索均连于右心室发育不全的乳头肌上;

　　C 型:共同房室瓣前桥瓣为一整体不分离,腱索不附着在室间隔,形成自由漂浮状态。

　　一般情况,部分型房室间隔缺损的自然历史较好,完全型房室间隔缺损预后与亚型的类型有关,通常 C 型预后较差,如不早期外科治疗,多在幼儿期死亡。房室间隔缺损合并 21 三体概率较高。

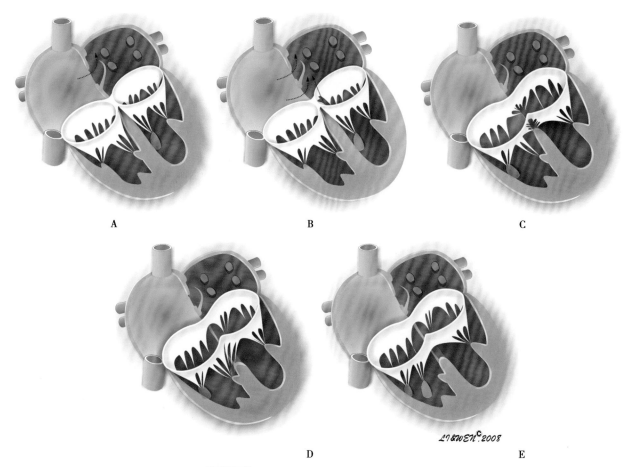

**图 4-27　正常心脏与房室间隔缺损模式图**

A. 正常心脏;B.部分型房室间隔缺损:房间隔下部缺损(原发孔型房间隔缺损)合并二尖瓣裂;C~E:完全型房室间隔缺损。A 型:前桥瓣在室间隔上方分为 2 个相等瓣叶,左上瓣叶完全居于左心室之上,右上瓣叶完全居于右心室之上,在 2 瓣叶下形成室间隔缺损,左上瓣叶与右上瓣叶均在交界处有腱索附着在室间隔顶端,产生腱索间室间交通(图 C);B 型:前桥瓣跨过室间隔至右室上方,其腱索附着于右心室乳头肌(图 D);C 型:前桥瓣完全漂浮在室间隔上,无腱索附着在室间隔,后桥瓣有腱索附着在室间隔上或漂浮在室间隔上(图 E)

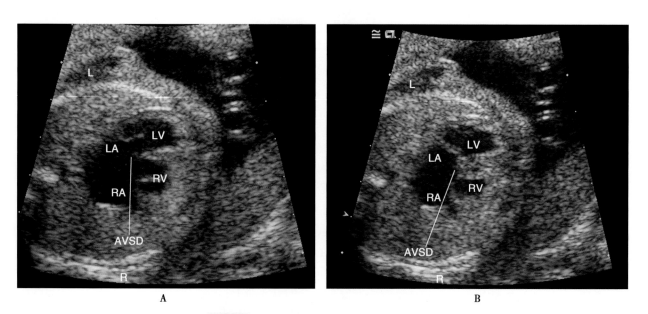

**图 4-28　完全型房室间隔缺损产前超声图像**

四腔心切面舒张期(图 A)及收缩期(图 B)显示房间隔中下部及室间隔上部连续性中断(AVSD),实时超声下可见共同房室瓣腱索附着于室间隔上缘(LA:左心房;LV:左心室;RA:右心房;RV:右心室;AVSD:房室间隔缺损;L:左侧;R:右侧)

# 法洛四联症
## （tetralogy of Fallot）

ICD 编码：Q21.3

**临床特征：**法洛四联症由肺动脉狭窄、室间隔缺损、主动脉骑跨、右心室肥大 4 种畸形组成。肺动脉狭窄可表现为右心室漏斗部狭窄、肺动脉瓣狭窄、肺动脉或分支肺动脉狭窄，以右心室漏斗部狭窄居多。90% 病例属于膜周部室间隔缺损。主动脉部分起于右心室，骑跨在室间隔上，20%～25% 的病例主动脉弓和降主动脉位于右侧。右心室壁肥厚属于肺动脉狭窄继发性病变。法洛四联症最常见合并畸形为房间隔缺损或卵圆孔未闭。在四种畸形中肺动脉狭窄是最重要的病变，决定患儿的病理生理、病情严重程度乃至预后的主要因素。

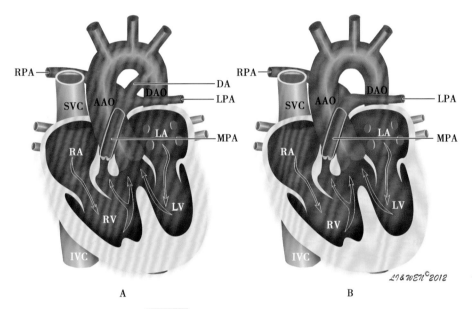

**图 4-29　胎儿期法洛四联症模式图**

A. 法洛四联症，动脉导管存在；B. 法洛四联症，动脉导管缺如（AAO：升主动脉；MPA：主肺动脉；RA：右心房；LA：左心房；RV：右心室；LV：左心室；DA：动脉导管；SVC：上腔静脉；RPA：右肺动脉；LPA：左肺动脉；IVC：下腔静脉；DAO：降主动脉）

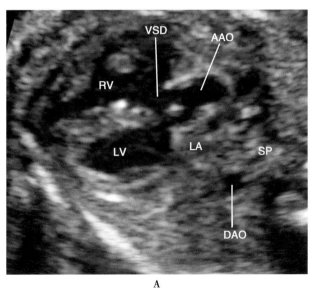

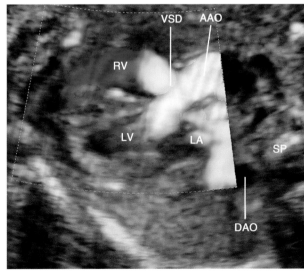

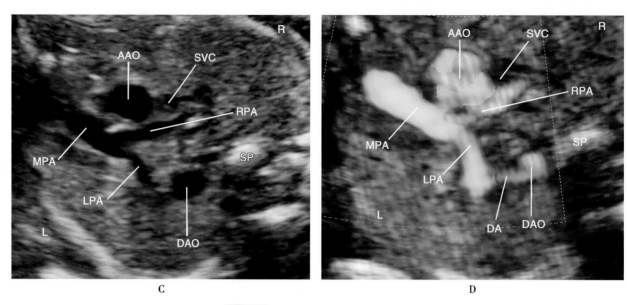

图 4-30　法洛四联症产前超声图像

左室流出道切面二维（图 A）及彩色多普勒（图 B）显示室间隔缺损,主动脉（AAO）增宽并骑跨在室间隔上,左、右心室均有血液射入增宽的主动脉中;.3VV 切面二维（图 C）、彩色多普勒（图 D）显示肺动脉内径明显小于主动脉内径（SP:脊柱;DA:动脉导管;RPA:右肺动脉;DAO:降主动脉;LA:左心房;RV:右心室;LV:左心室;SVC:上腔静脉;R:右侧;L:左侧）

# 肺动脉瓣闭锁
## （pulmonary valve atresia）

**ICD-10 编号:Q22.0**

**临床特征:**肺动脉瓣闭锁是指肺动脉瓣相互融合,形成无缺口的膜或隔膜,是一种少见的先天性心脏病。根据是否合并室间隔缺损,分为两大类:①肺动脉瓣闭锁伴室间隔完整:肺动脉瓣完全闭锁,三尖瓣结构和功能异常,右室心肌肥厚,心腔容量小,但流入道始终存在,且室间隔完整。可合并房间隔缺损和动脉导管未闭,多合并冠状动脉供血异常。本病若合并右心室依赖型的冠状动脉异常及右心室发育不良的患儿预后差,仅能进行单心室矫治。患儿出生后早期能否生存取决于动脉导管是否持续开放至接受姑息手术,新生儿早期的介入手术随访满意。②肺动脉瓣闭锁伴室间隔缺损:生后出现发绀,如果动脉导管未闭合,或合并大型主肺侧支动脉,可以在婴幼儿期手术。复杂型肺动脉瓣闭锁需分期手术。

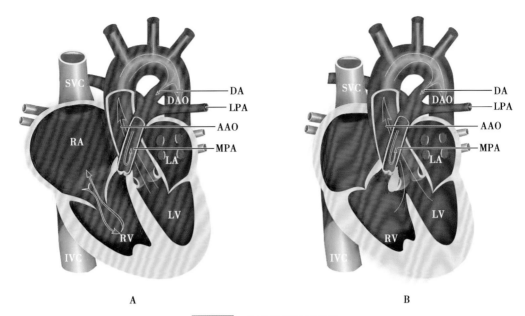

**图 4-31 肺动脉瓣闭锁分型**

A.肺动脉瓣闭锁伴室间隔完整;B.肺动脉瓣闭锁伴室间隔缺损(SVC:上腔静脉;RA:右心房;LA:左心房;RV:右心室;IVC:下腔静脉;LV:左心室;MPA:主肺动脉;AAO:升主动脉;DAO:降主动脉;DA:动脉导管;LPA:左肺动脉)

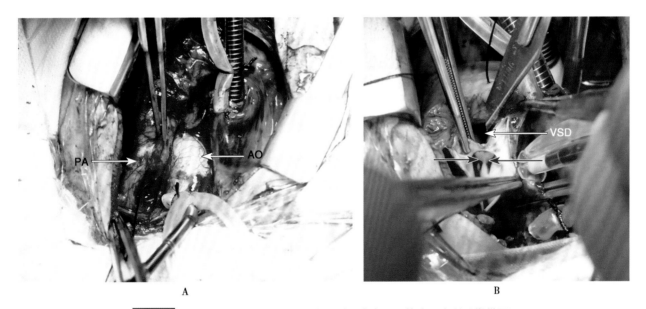

**图 4-32 肺动脉闭锁伴室间隔缺损修补术(济南心血管病研究所乔彬供图)**

术中左图显示肺动脉发育异常,内径狭小,右图红箭头显示为闭锁的肺动脉瓣(VSD:室间隔缺损;AO:主动脉;PA:肺动脉)

# 肺动脉瓣狭窄
## (pulmonary stenosis)

**ICD10 编码:Q22.1**

    **临床特征:**肺动脉瓣狭窄是由于肺动脉瓣结构改变,造成右心室收缩时,肺动脉瓣无法完全张开。肺动脉瓣多为 3 瓣叶,少数为 2 瓣叶或单瓣叶。瓣叶交界处相互融合,纤维嵴线向肺动脉壁放射,瓣叶增厚、短缩和僵硬,瓣口狭窄,并向上突入于肺动脉内呈鱼嘴状。极严重病例瓣口直径仅 1~2mm。右心室可有不同程度的继发性肥厚,肺动脉均有狭窄后扩张。临床症状取决于狭窄的程度。手术后多数右心室发育良好,预后佳。

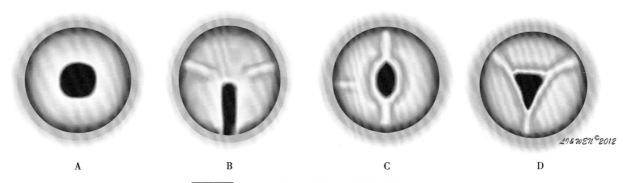

**图 4-33**  先天性肺动脉瓣狭窄常见类型示意图

A. 单瓣畸形,呈隔膜状;B. 单瓣畸形,瓣口偏离中心;C. 二瓣畸形,交界融合;D. 三瓣畸形,交界融合

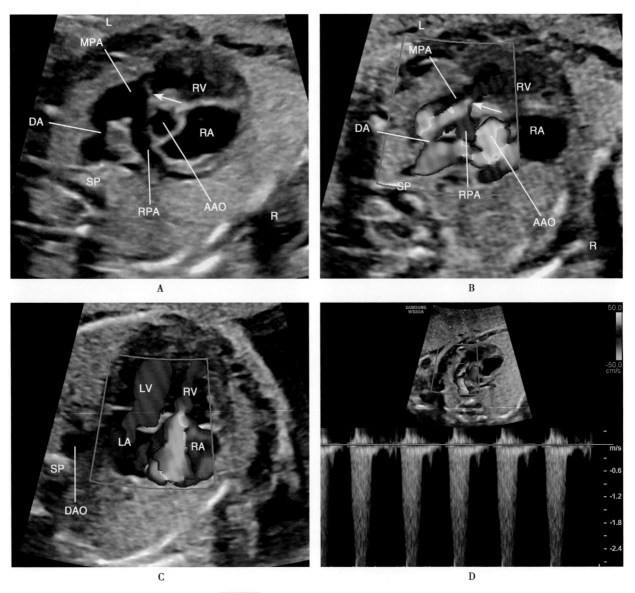

**图 4-34**  肺动脉瓣狭窄产前超声图像

A. 心底短轴切面显示肺动脉瓣位于管腔中央,不贴壁,回声增强增厚(箭头所示),启闭运动明显受限,瓣上窄后扩张明显;B. 彩色多普勒仅显示细小高速的血流束通过肺动脉瓣口;C. 四腔心切面收缩期彩色多普勒显示右心室(RV)壁增厚,右心室腔较左心室腔稍小,三尖瓣反流达右心房底部;D. 多普勒取样容积置于肺动脉瓣口处,可检出高速湍流,峰值血流速度超过 2.7m/s(RA:右心房;RV:右心室;MPA:主肺动脉;RPA:右肺动脉;DA:动脉导管;SP:脊柱;DAO:降主动脉;LA:左心房;LV:左心室;R:右侧;L:左侧)

# 肺动脉瓣缺如

## （absent pulmonary valve）

**ICD10 编码：Q22.3**

**临床特征：**又称为肺动脉瓣缺如综合征（absent pulmonary valve syndrome，APVS），以肺动脉瓣区先天性瓣叶缺失、极度扩大的肺动脉为特点，是一种较少见的先天性心脏畸形。肺动脉瓣缺如很少单独存在，约 3/4 病例伴法洛四联症；1/5 病例伴室间隔缺损。

出生后由于肺动脉主干及其分支动脉的极度扩张，呼吸道症状重。需在婴幼儿期手术干预。

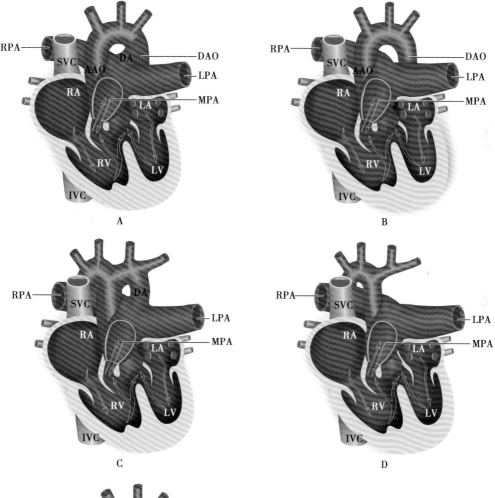

**图 4-35** 肺动脉瓣缺如综合征模式图

A. 左位主动脉弓，左位动脉导管；B. 左位主动脉弓，动脉导管缺如；C. 右位主动脉弓，左位动脉导管，动脉导管与左无名动脉或左锁骨下动脉相连接；D. 右位主动脉弓，动脉导管缺如；E. 右心发育不良，三尖瓣带孔的膜状闭锁（SVC：上腔静脉；IVC：下腔静脉；RA：右心房；LA：左心房；RV：右心室；LV：左心室；MPA：主肺动脉；AAO：升主动脉；LPA：左肺动脉）

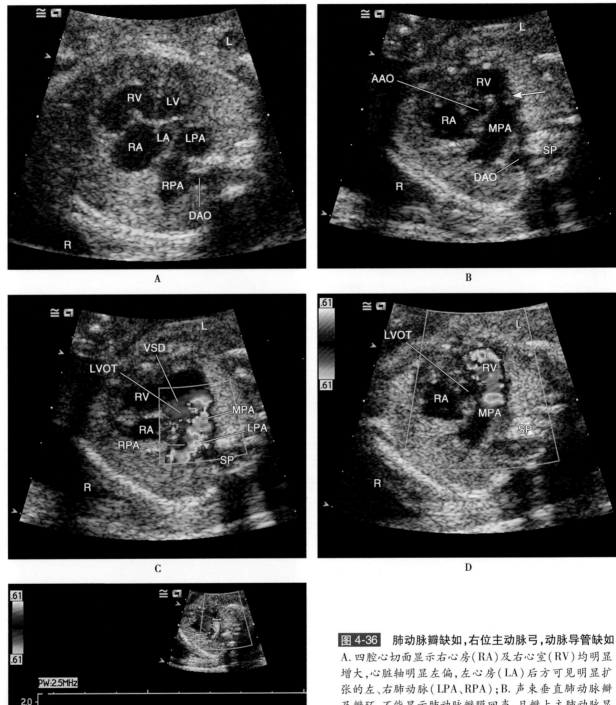

图 4-36 **肺动脉瓣缺如,右位主动脉弓,动脉导管缺如**
A.四腔心切面显示右心房(RA)及右心室(RV)均明显增大,心脏轴明显左偏,左心房(LA)后方可见明显扩张的左、右肺动脉(LPA、RPA);B.声束垂直肺动脉瓣及瓣环,不能显示肺动脉瓣膜回声,且瓣上主肺动脉显著扩张;C、D.彩色多普勒收缩期(C)和舒张期(D)显示肺动脉内收缩期血液从右心室内射向肺动脉,舒张期则几乎以相同的速度从肺动脉内反流入右心室内,使大量血液在右心室和肺动脉之间做无效循环;E:肺动脉瓣环处的频谱多普勒显示血流在右心室与肺动脉内来回往返(LV:左心室;SP:脊柱;DAO:降主动脉;L:左侧;LVOT:左室流出道;VSD:室间隔缺损)

# 先天性三尖瓣狭窄
## （congenital tricuspid stenosis）

**ICD-10 编码:Q22.4**

**临床特征:**先天性三尖瓣狭窄主要是三尖瓣瓣环或三尖瓣瓣叶发育畸形,导致舒张期三尖瓣开放受限。先天性三尖瓣狭窄常合并心脏其他异常。

# 三尖瓣闭锁
## （tricuspid atresia）

**ICD10 编码:Q22.4**

**临床特征:**三尖瓣闭锁是一种发绀型先天性心脏病,右心房和右心室之间被闭锁的三尖瓣完全隔开,连接中断。可分为三尖瓣缺如、三尖瓣无孔两种类型,前者多见。三尖瓣缺如时,三尖瓣瓣环、瓣叶、腱索及乳头肌均缺如,三尖瓣所在部位由一个肌性组织所代替,三尖瓣无孔时,三尖瓣瓣环、瓣叶和瓣下组织仍然保留,但瓣膜无孔。若室间隔完整,右心室发育不良,明显缩小或仅为一残腔,甚至缺如。本病心房间存在交通,可以是卵圆孔未闭、继发孔型房间隔缺损或原发孔型房间隔缺损或完全型房室间隔缺损。

手术仅能进行单心室循环矫治,预后不佳。

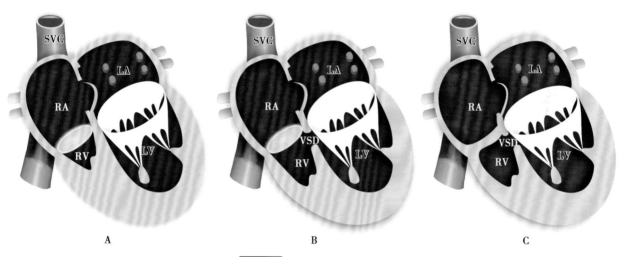

**图 4-37**　三尖瓣闭锁模式图

A.三尖瓣无孔,膜状闭锁,室间隔完整;B.三尖瓣无孔,膜状闭锁,伴室间隔缺损;C.三尖瓣缺如,右侧房室瓣处为肌性组织,伴室间隔缺损

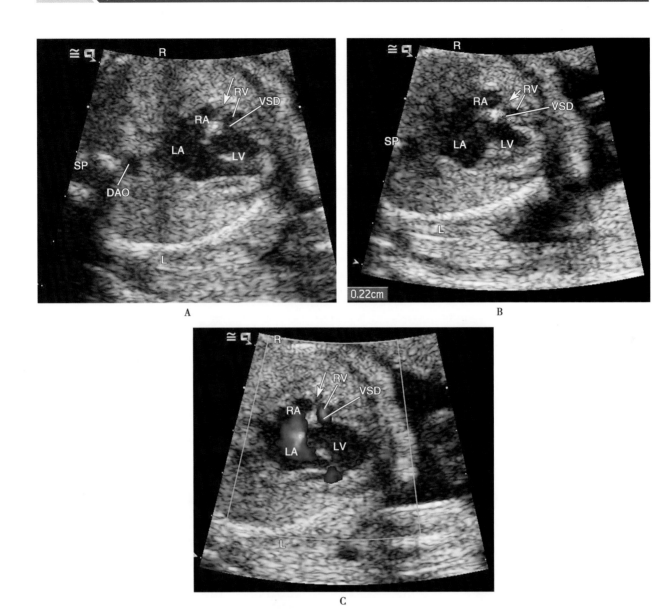

**图 4-38　三尖瓣闭锁产前超声图像**

A、B. 四腔心切面收缩期(图 A)及舒张期(图 B)显示四腔心明显不对称,右心室(RV)细小,三尖瓣呈较厚的条索状强回声带(箭头所示),无启闭运动,室间隔上部缺损(VSD),二尖瓣启闭运动正常;C. 四腔心收缩期彩色多普勒显示心室水平经室间隔上部缺损的左向右红色过隔血流,心房水平经卵圆孔的右向左蓝色血流(RA:右心房;LV:左心室;LA:左心房;DAO,降主动脉;L:左侧;R:右侧)

# 埃布斯坦综合征
## (Ebstein anomaly)

**ICD-10 编号:Q22.5**

**临床特征:**又称三尖瓣下移畸形。主要表现为三尖瓣下移和发育不全及右心室发育异常,主要特点是三尖瓣部分或全部下移致右心室,下移的瓣叶常发育不全,可表现为三尖瓣冗长、增厚及腱索短小、缺如、瓣环扩大、瓣叶下移、关闭不全和房化右心室等,也可合并其他心内畸形。

自然病程取决于主要病变三尖瓣和右心室发育不全的严重程度和伴发的严重畸形。在新生儿期发病者预后差。

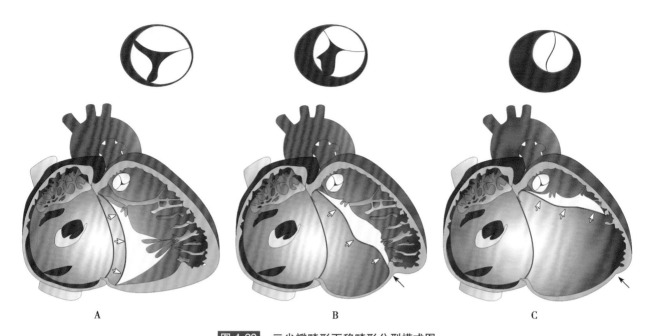

**图 4-39**　三尖瓣畸形下移畸形分型模式图

A. Ⅰ型；B. Ⅱ型；C. Ⅲ型；蓝线为正常三尖瓣环,红线和白色箭头所示为三尖瓣下移处

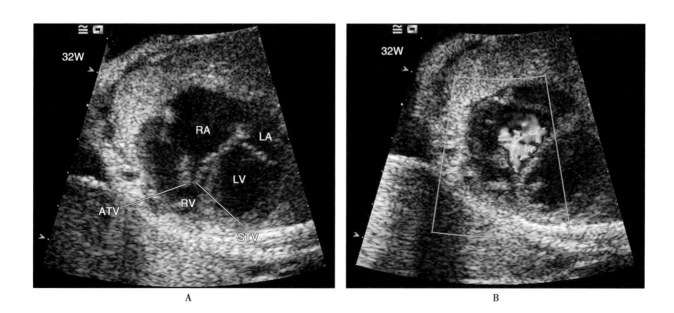

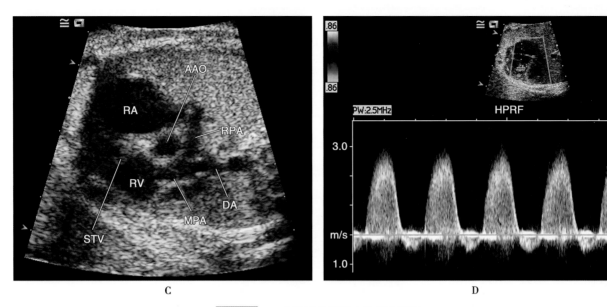

C    D

图 4-40　三尖瓣下移畸形产前超声图像

A.四腔心切面收缩期显示右心房明显增大,三尖瓣隔瓣(STV)明显下移,瓣膜回声增强、增厚,且隔瓣瓣叶与室间隔粘连;B.四腔心切面收缩期彩色多普勒显示三尖瓣大量反流,且加速点位置接近心尖部;C.心底短轴切面显示三尖瓣隔瓣附着点达12点处,明显下移,肺动脉狭窄;D.频谱多普勒显示三尖瓣反流速度达3m/s(RA:右心房;RV:右心室;LA:左心房;LV:左心室;AAO:升主动脉;MPA:主肺动脉;RPA:右肺动脉;DA:动脉导管)

# 右心发育不良综合征
## (hypoplastic right heart syndrome)

**ICD-10 编码:**Q22.6

**临床特征:**右心发育不良综合征指一组先天性心脏畸形,包括各种以右心室发育不良为共同特征的先天性心脏畸形,常常合并右房室环狭窄、三尖瓣和肺动脉瓣狭窄或闭锁。重要病理表现是右心室腔的减小。右心室大小变化较大,从典型的极小右室腔到外形大小基本正常的心脏。右心房肥厚增大,左心房和左心室代偿性肥厚变大。且多存在心房间交通,如卵圆孔未闭或房间隔缺损。大多数病例中有肺动脉流出道闭锁和右心室特征性肌小梁结构的缺如。主肺动脉发育不良、肺动脉瓣闭锁、严重肺动脉狭窄或肺动脉瓣发育不良亦是右心发育不良常见畸形。

出生后需要分期重建手术,预后较好。

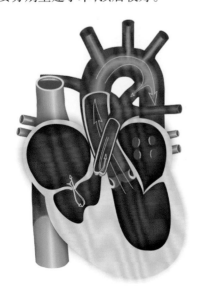

图 4-41　右心发育不良综合征模式图

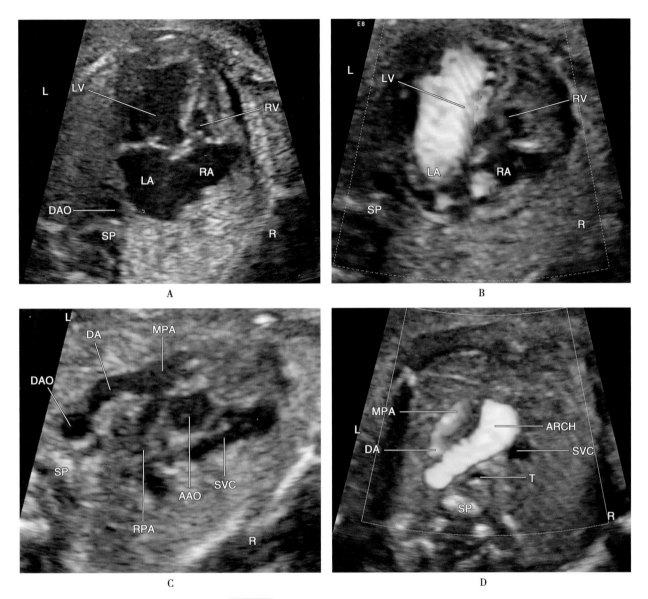

**图 4-42 右心发育不良产前超声图像**

A、B.四腔心切面收缩期二维(A)、舒张期(B)彩色多普勒显示右心室(RV)腔明显缩小、室壁回声增厚,室间隔连续完整,实时下三尖瓣开放明显受限,舒张期通过三尖瓣口血流束细小;C.3VV切面显示主肺动脉(MPA)内径较主动脉(AAO)内径小;D.3VT切面彩色多普勒显示肺动脉(MPA)及动脉导管(DA)内来自主动脉弓(ARCH)的反向血流,肺动脉及动脉导管明显较主动脉弓小(LA:左心房;LV:左心室;RA:右心房;R,右侧;L,左侧;SVC:上腔静脉;DAO:降主动脉;SP:脊柱;T:气管)

# 三尖瓣缺如
## (absent tricuspid valve)

**ICD-10 编号:**Q22.9

**临床特征:**右侧房室口正常,但无瓣膜及瓣下结构。1964 年,由 Kanjuh 等报道,是一种罕见的先天性心脏病。

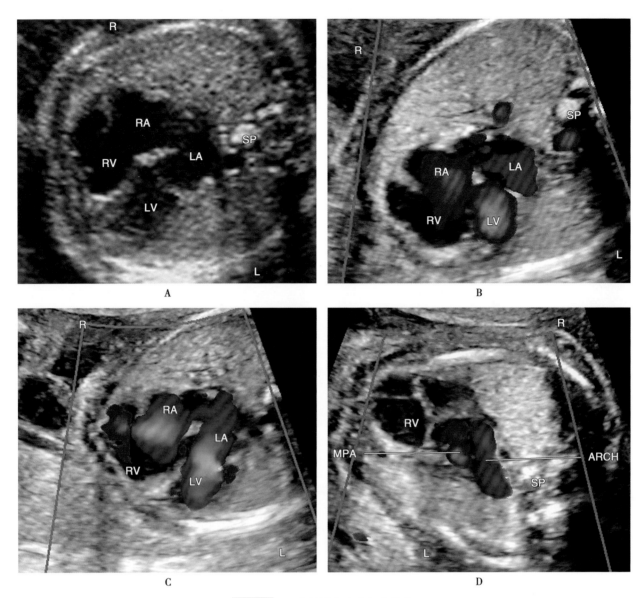

**图 4-43** 三尖瓣缺如产前超声图像

四腔心切面收缩期二维(A)、收缩期彩色多普勒(B)及舒张期彩色多普勒(C)显示右侧房室瓣口处无瓣膜及瓣下结构回声,血液在右心房(RA)与右心室(RV)间来回往返;右心室流出道切面彩色多普勒(D)显示主肺动脉(MPA)无前向血流信号,仅可见来自动脉导管反向血流(LA:左心房;LV:左心室;SP:脊柱;L:左侧;R:右侧;ARCH:主动脉弓)

# 主动脉瓣狭窄
（aortic valve stenosis）

**ICD-10 编码:Q23.0**

**临床特征:**主动脉瓣狭窄是由于瓣膜发育障碍和瓣叶增厚融合所引起,伴有瓣叶形态异常和黏液性变。主动脉瓣狭窄包括瓣叶的数目、厚度、交界发育异常及瓣口横截面积的减小,常合并左侧心脏结构畸形,如二尖瓣、左室腔、主动脉弓以及主动脉峡部畸形等。左心室常有肥厚。按瓣叶数目分为:单瓣、二瓣或四瓣畸形等,以二瓣畸形最为常见。男:女发病比例为3:1或4:1。

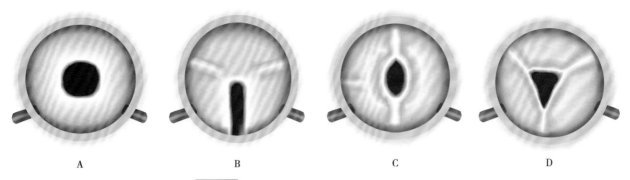

图 4-44　先天性主动脉瓣狭窄常见类型模式图

A. 单瓣畸形，呈隔膜状；B. 单瓣畸形，瓣口偏离中心；C. 二瓣畸形，交界融合；D. 三瓣畸形，交界融合

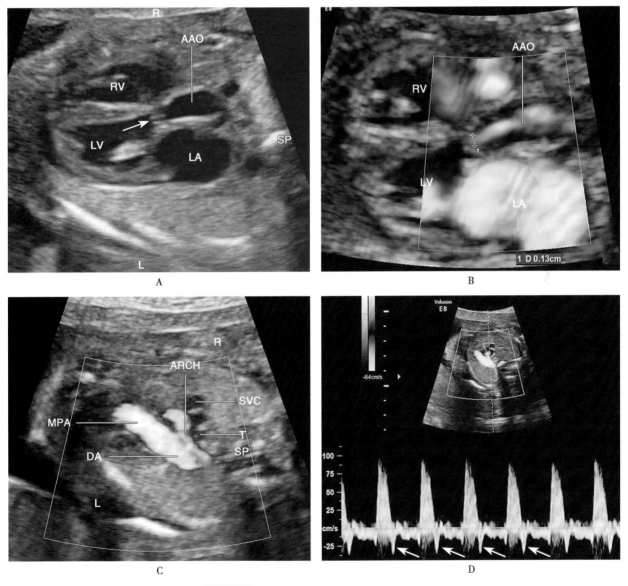

图 4-45　主动脉瓣严重狭窄产前超声图像

左室流出道切面收缩期二维（图 A）、彩色多普勒（图 B）显示主动脉瓣开放明显受限，仅有宽约 0.13cm 的细小高速血流束通过；C、D.3VT 切面彩色多普勒及频谱多普勒显示主动脉弓（ARCH）内径明显较主肺动脉（MPA）内径小，主动脉弓内舒张期来自动脉导管（DA）反向血流（LA：左心房；LV：左心室；AAO. 升主动脉；RV：右心室；L：左侧；R：右侧；SVC：上腔静脉；T：气管；SP：脊柱）

# 二尖瓣闭锁

## （mitral atresia）

**ICD-10 编码：Q23.2**

**临床特征：**左心房与左室连接中断，可分为二尖瓣缺如和二尖瓣无孔 2 种类型。左心室因发育不良而缩小或仅为一残腔，位于左后下方。二尖瓣缺如者，二尖瓣环、瓣叶、腱索和乳头肌均缺如，左心房底部为一肌肉组织结构形成房室沟，嵌入左心房和左心室之间。二尖瓣无孔者，二尖瓣环和瓣叶仍然保留，但瓣膜无孔，瓣下可有发育不全的腱索，此种类型较少见。本病可见于主动脉闭锁、左心室发育不良综合征。

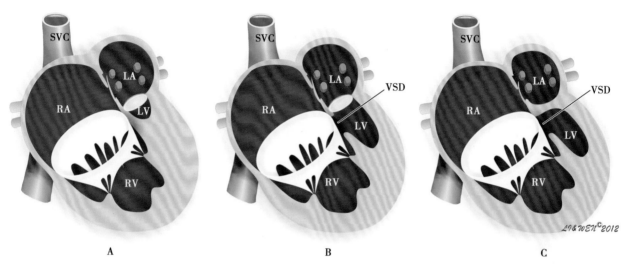

**图 4-46 二尖瓣闭锁模式图**

A. 二尖瓣无孔，膜状闭锁，室间隔完整；B. 二尖瓣无孔，膜状闭锁，伴室间隔缺损；C. 二尖瓣缺如，左侧房室瓣处为肌性组织，伴室间隔缺损

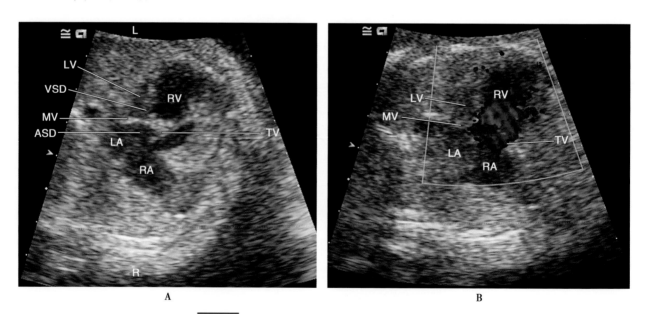

**图 4-47 二尖瓣无孔伴室间隔缺损产前超声图像**

A. 四腔心切面收缩期显示左、右心房及左、右心室明显不对称，左心房、左心室明显小于右心房、右心室，左侧房室瓣（MV）呈一膜状强回声，未见明显启闭运动，室间隔上部缺损（VSD）及房间隔下部缺损（ASD）；B. 四腔心切面舒张期彩色多普勒显示右侧房室瓣（TV）血流，左侧房室瓣（MV）未见明显血流通过，实时超声下房间隔缺损处可见左向右的血流信号（LV：左心室；LA：左心房；RA：右心房；RV：右心室；L：左侧；R：右侧）

# 左心发育不良综合征
## (hypoplastic left heart syndrome)

**ICD-10 编码:Q23.4**

**临床特征:**左心发育不良综合征是指左心系统一处或多处严重梗阻(狭窄或闭锁)所导致的一类复杂性先天性心脏病,本病最具特征的改变为左心室严重发育不全,伴有二尖瓣和/或主动脉狭窄或闭锁或发育不良,主动脉严重发育不良,动脉导管增粗。少数可合并室间隔缺损。常合并主动脉弓缩窄或发育不全和动脉导管未闭。头颈部与冠状动脉血流的唯一来源是动脉导管血流返流入主动脉弓与升主动脉内。

本病的新生儿预后差,25%新生儿在生后1周死亡。

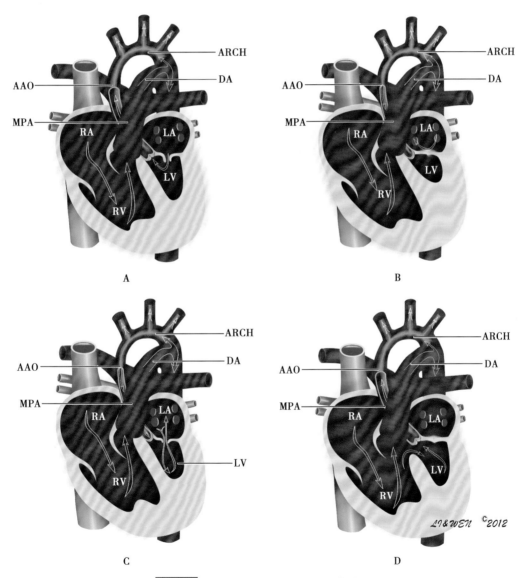

**图4-48** 左心发育不良综合征分型模式图

A. Ⅰ型:主动脉和二尖瓣均狭窄;B. Ⅱ型:主动脉和二尖瓣均闭锁;C. Ⅲ型:主动脉闭锁和二尖瓣狭窄;D. Ⅳ型:二尖瓣闭锁和主动脉狭窄(RA:右心房;LA:左心房;LV:左心室;RV:右心室;AAO:升主动脉;MPA:主肺动脉;ARCH:主动脉弓;DA:动脉导管)。

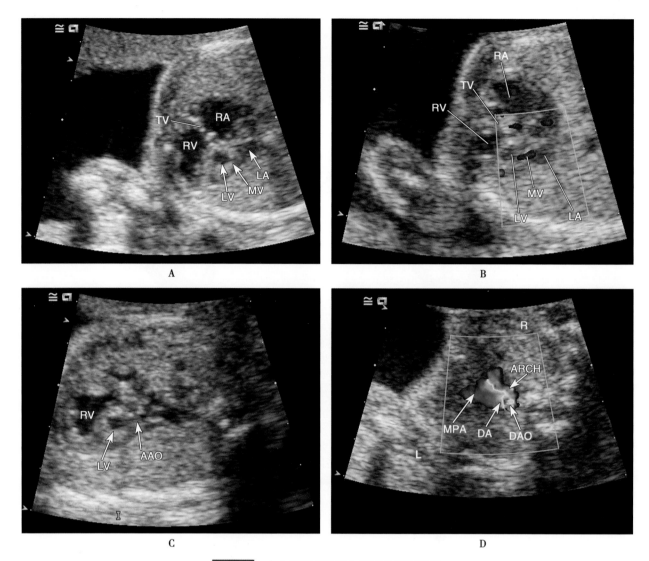

**图 4-49　左心发育不良综合征产前超声图像**

A. 四腔心切面显示左右心严重不对称,左心极小,二尖瓣瓣环小,瓣膜启闭运动幅度小,左心室(LV)心内膜回声增强增厚;B. 四腔心切面彩色多普勒收缩期显示二尖瓣(MV)左房面细小反流束;C. 左室流出道切面显示升主动脉(AAO)细小;D. 3VT 切面彩色多普勒显示主动脉弓内来自动脉导管(DA)的反向血流(LA:左心房;RV:右心室;RA:右心房;DAO,降主动脉;ARCH:主动脉弓;L:左侧;R:右侧;TV:三尖瓣)

# 右位心
(dextrocardia)

ICD-10 编码:Q24.0

**临床特征:**先天性右位心是心脏大部分或全部位于右侧胸腔,心尖指向右侧。右位心包括镜像右位心、孤立性心室反位镜像、右旋心等类型:①右旋心:心房正位、心尖指向右侧,内脏正位;②镜面右位心:心房反位、心室左祥,心尖指向右侧,宛如正常心脏的镜像,内脏反位;③孤立性心室反位镜像:心房反位,心室右祥,心尖指向右侧。

单纯性的右位心若不合并其他心脏畸形,一般预后良好。根据合并畸形的类型不同则预后差异较大。

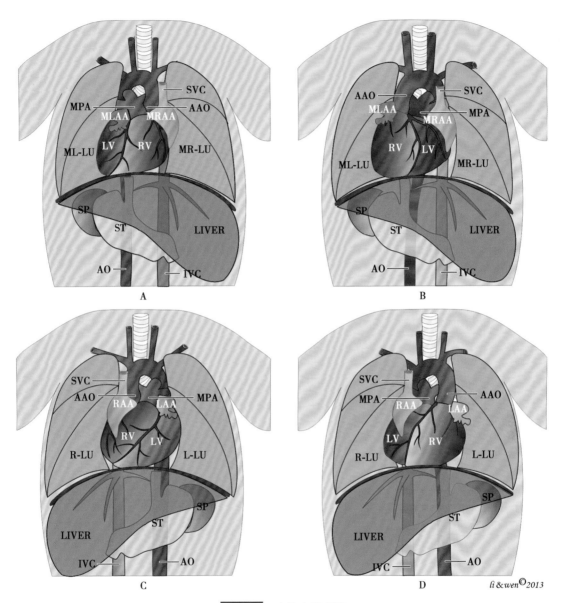

图 4-50 右位心模式图

A. 镜面右位心：与正常心脏成镜像，腹腔脏器反位，心房反位，心尖指向右侧，心室左祥，房室连接一致；B. 孤立性心室反位镜像：与左位心的孤立性心室反位成镜像，腹腔脏器反位，心房反位，心尖指向右侧，心室右祥，房室连接不一致。常见于矫正型大动脉转位；C、D. 右旋心：腹腔器脏正位，心房正位，心尖指向右侧，心室右祥，房室连接一致（图 C）；亦可左祥，房室连接不一致（图 D）（AAO：升主动脉；LAA：左心耳；RAA：右心耳；MLAA：形态学左心耳；MRAA：形态学右心耳；MPA：主肺动脉；ML-LU，形态学左肺；MR-LU：形态学右肺；LIVER：肝脏；SVC：上腔静脉；ST：胃泡；SP：脾脏；AO：腹主动脉；IVC：下腔静脉；L-LU：左肺；R-LU：右肺）。

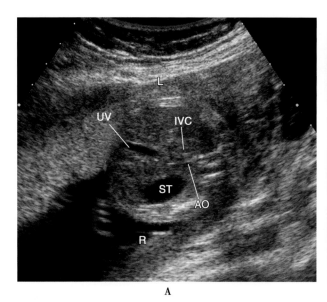
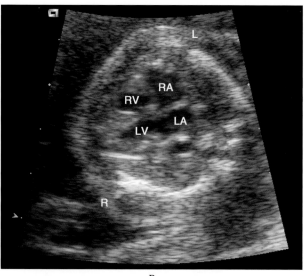

**图 4-51**　镜面右位心产前超声图像

A. 腹部横切面显示腹腔脏器反位;B. 四腔心切面,心尖指向右侧(R),心房反位,心室左袢,房室连接一致,同时可见胸腔狭窄,心胸比值增大,肋骨短等改变(LA,左心房;LV,左心室;RA,右心房;RV,右心室;IVC,下腔静脉;AO,腹主动脉;ST,胃泡;UV,脐静脉;L,左侧)

# 左位心
### (levocardia)

**ICD-10 编码:Q24.1**

**临床特征:** 左位心是指心尖指向左,即心底和心尖的连线指向左。有三种,即正常心脏、孤立性心室反位和左旋心。心房和心室的位置分别为:①正常心脏表现为心房正位,心室右袢;②孤立性心室反位表现为心房正位,心室左袢;③左旋心(levoversion-situs inversus)表现为心房反位,心室可左袢(多数)或右袢(少数)。

左位心常合并其他心脏畸形,预后取决于合并畸形的病种及类型。

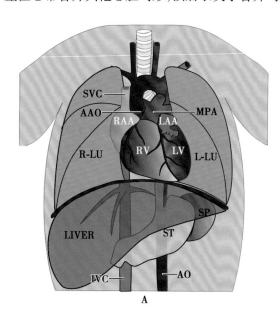
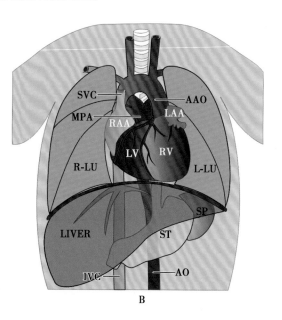

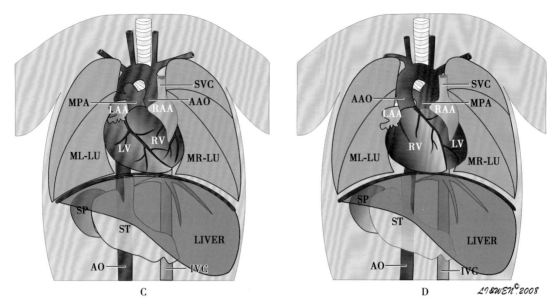

**图 4-52　左位心模式图**

A. 正常心脏：心房正位，心室右袢，房室连接一致，心尖指向左侧；腹腔脏器正位，腹主动脉（AO）与下腔静脉（IVC）位置排列关系正常；B. 孤立性心室反位：心房正位，心室左袢，房室连接不一致，心尖指向左侧；腹腔脏器正位，腹主动脉（AO）与下腔静脉（IVC）位置排列关系正常。常见于矫正型大动脉转位；C、D. 左旋心：腹腔器脏反位，一个脾脏；心尖指向左侧，心房反位，心室可为左袢，房室连接一致（图 C）；亦可为右袢，房室连接不一致（图 D）（AAO：升主动脉；LAA：左心耳；RAA：右心耳；MPA：主肺动脉；L-LU：左肺；R-LU：右肺；LIVER：肝脏；SVC：上腔静脉；ST：胃泡；SP：脾脏；ML-LU：形态学左肺；MR-LU：形态学右肺）

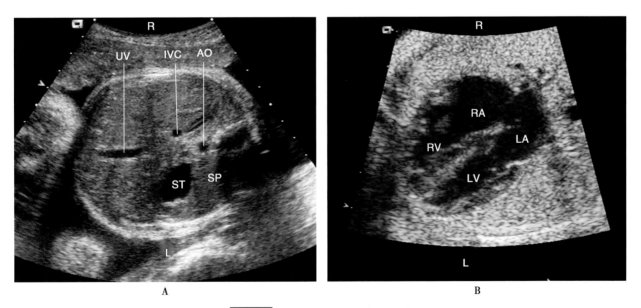

**图 4-53　正常左位心产前超声图像**

A. 上腹部横切面显示腹主动脉（AO）位于脊柱的左前方，下腔静脉（IVC）位于脊柱的右前方，胃泡（ST）及脾脏（SP）位于左侧（L）、肝大部分位于右侧（R）；B. 四腔心切面显示心尖指向左侧，心房正位，心室右袢，房室连接一致（LA：左心房；RA：右心房；LV：左心室；RV：右心室；UV：脐静脉）

# 漏斗部狭窄
## （pulmonary infundibular stenosis）

**ICD-10 编码：Q24.3**

**临床特征：** 肺动脉瓣下漏斗部狭窄是右心室流出道梗阻的一个类型，是由右心室内异常肌束引起的右室流出道狭窄，常与室间隔缺损同时存在。这种异常肌束多数起自室上嵴或其下方，形成肥厚的隔束与壁束止于右室前壁，随着右室压力负荷的增加和时间的延长，异常肌束渐进性肥厚，引起右室流出道渐进性梗阻，从而造成流出道起始部环形狭窄，此狭窄环于右心室收缩时随肌束变厚而变得更狭窄，从而影响血液的排出。右心室漏斗部肌肉肥厚，局部变窄。本畸形可单独存在，但多见于法洛四联症。

单纯性漏斗部狭窄手术预后良好，合并心脏其他异常时，根据畸形类型不同预后亦有差异。

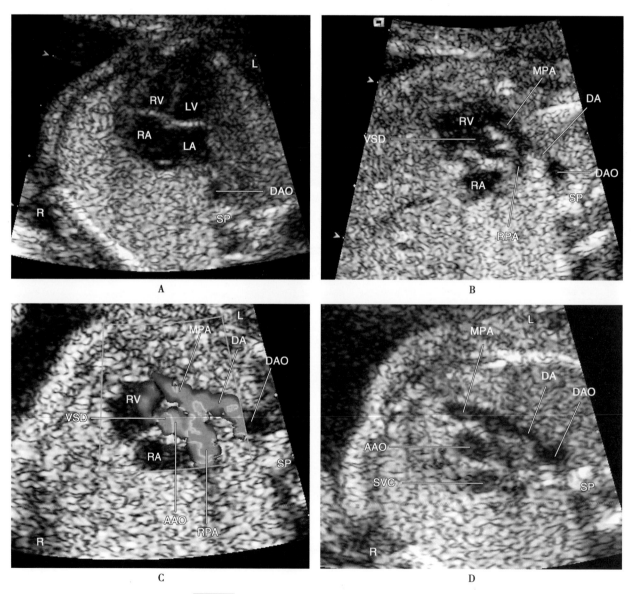

**图 4-54　漏斗部狭窄、法洛四联症产前超声图像**

A. 四腔心切面显示房室位置、大小、连接关系无明显异常；B、C. 心底短轴切面二维及彩色多普勒显示膜周部室间隔缺损（VSD），右室流出道和肺动脉（MPA）狭窄，肺动脉内可见前向血流信号，但血流速度无明显增高；D. 3VV 切面显示肺动脉内径明显小于主动脉内径。嵴（CS）下型室间隔缺损（VSD）和主动脉骑跨（LA：左心房；RA：右心房；LV：左心室；RV：右心室；DA：动脉导管；SP：脊柱；RPA. 右肺动脉；DAO：降主动脉；AAO：升主动脉；R：右侧；L：左侧；SVC：上腔静脉；CS：室上嵴）

# 主动脉瓣下狭窄
## （subaortic stenosis）

**ICD-10 编码：Q24.4**

**临床特征：**主动脉瓣下狭窄是一种少见的先天性畸形，为左室流出道梗阻的一种类型，占左室流出道梗阻 8%~20%。主动脉瓣下狭窄可分为孤立性瓣下狭窄和肌肥厚性狭窄，以分散性多见。根据隔膜特点可分为（图 4-55）：Ⅰ 型：隔膜样狭窄，由纤维组织薄膜生长于主动脉瓣下，膜中心有 5~12mm 小孔，膜周边附着缘和其相邻组织延续。Ⅱ 型：纤维肌性狭窄，一般距瓣下 1~3mm，结构除纤维部分尚有肌性组织，左心室心肌肥厚较明显。此外，还有管型主动脉瓣下狭窄，从主动脉瓣环下开始，一直向下伸延 10~30mm 长的管状狭窄。

根据狭窄类型及合并畸形不同，选择手术时机，一般单纯性狭窄预后较好。

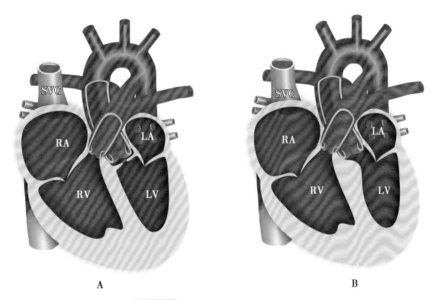

A                                                  B

**图 4-55** 主动脉瓣下狭窄模式图

A. 隔膜样狭窄；B. 纤维肌性狭窄（RV：右心室；LV：左心室；LA：左心房；RA：右心房；SVC：上腔静脉）

# 冠状动脉瘘
## （coronary artery fistula）

**ICD-10 编码：Q24.503**

**临床特征：**冠状动脉瘘是指正常起源的左、右冠状动脉主支或分支与心脏或大血管之间交通。当冠状动脉瘘入心房或心室时，称为冠状动脉心腔瘘；当冠状动脉瘘入冠状静脉窦、腔静脉或肺动脉时，则称为冠状动脉静脉瘘；该病的发病率较低，占先天性心脏病的 0.25%~0.4%。

冠状动脉瘘可起源于任何一支冠状动脉。起自右冠状动脉的 53%，左冠状动脉的占 42%，左、右冠状动脉占 5%。右心系统是冠状动脉瘘最常见的引流部分，约占 90%，其中以右室者为常见，引流进入部位顺序为：右心室（40%）、右心房（20%）、肺动脉（17%）、冠状静脉窦（7%）、左心房（5%）、左心室（3%）、下腔静脉（1%）。心脏可有不同程度的扩大、肥厚。通常，瘘表现为单一的、具有一个起点开口和一个终端瘘口的迂曲血管。受累的冠状动脉常表现为迂曲、扩张、薄壁，局部形成梭状或囊状动脉瘤，极少数患者可形成巨大的动脉瘤而累及整个冠状动脉。

Sakakibara 根据血管造影形态分为两型(图 4-56):

A 型为近端或侧-侧型,受累的冠状动脉近端瘤样扩张并发出瘘支,瘘支远端的血管腔内径正常。

B 型为远端型或终末动脉型,受累冠状动脉从其起源处至瘘口处全程扩张,瘘支近端的冠状动脉分支中断于心表和心肌壁内。

单纯的冠状动脉瘘患儿出生后根据瘘口的大小、引流部位等决定外科及介入手术时机,一般预后较好。

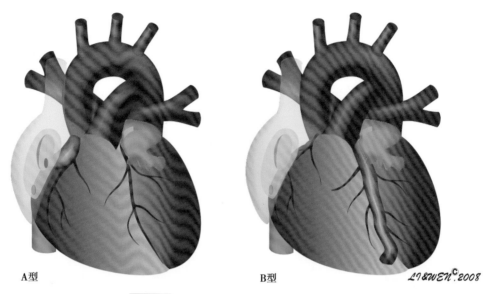

A型                          B型

图 4-56    Sakakibara 冠状动脉瘘分型模式图

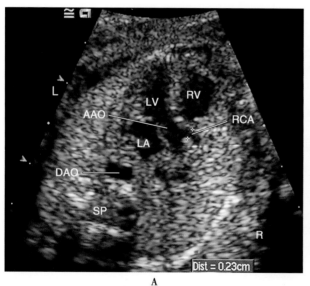

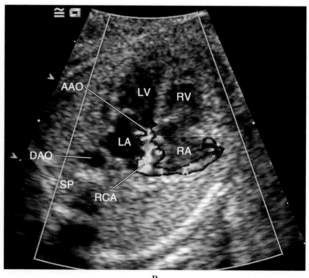

A                                              B

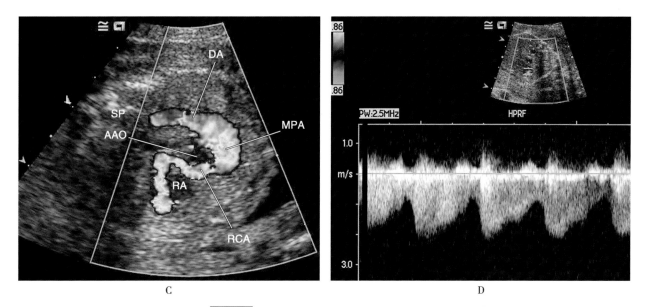

**图 4-57**　右冠状动脉右房瘘的产前超声图像

A. 左室流出道切面显示右冠状动脉(RCA)明显扩张,内径宽约 0.23cm;B. 四腔心切面彩色多普勒显示右冠状动脉房间隔水平段明显扩张,且开口于右心房(RA),彩色普勒显示其内为五彩镶嵌湍流血流信号,并通过瘘口进入右心房内;C.心底短轴切面彩色多普勒显示右冠状动脉明显扩张及其内五彩镶嵌湍流血流信号,并通过瘘口进入右心房内;D. 频谱多普勒取样容积置于扩张右冠动脉起始部,血流频谱为连续湍流,以舒张期为主,最高流速达 2m/s(AAO:升主动脉;MPA:主肺动脉;DA:动脉导管;DAO:降主动脉;LV:左心室;RV:右心室;LA:左心房;SP:脊柱;L:左侧;R:右侧)

# 原发性心脏瓣膜黏液样变性
（ primary myxomatous degeneration of cardiac valves ）

**ICD-10 编码:**Q24.812

**临床特征:**原发性心脏瓣膜黏液样变性由 Rippe 等首先提出,其病理特征为瓣膜纤维层黏液变性、溶解、断裂而不伴钙化、严重纤维化和其他病变。原发性心脏瓣膜黏液变性可致瓣膜脱垂引起关闭不全。

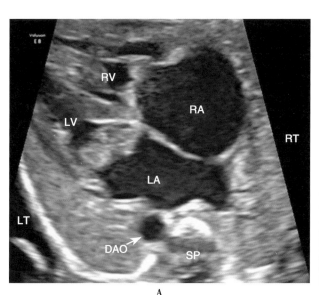

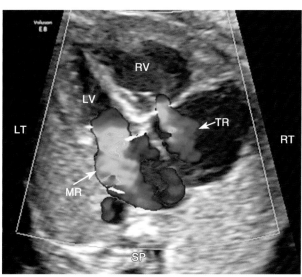

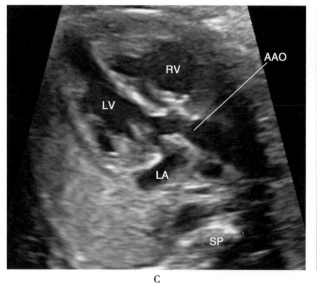

C

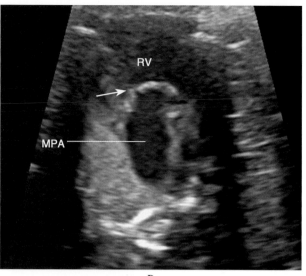

D

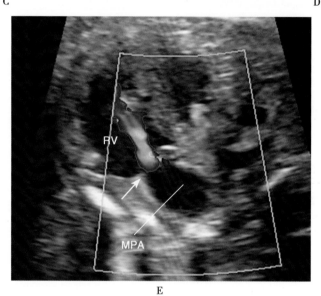

E

图 4-58    胎儿心脏多瓣膜黏液样变性产前超声图像(福建省妇幼保健院林晓文、刘敏、翁宗杰提供)
A.四腔心切面二维显示心胸比增大,左心略小于右心,卵圆孔开放受限,二尖瓣、三尖瓣瓣叶回声增厚,呈不均匀增强,实时超声下心室收缩期二尖瓣脱垂;B.四腔心切面彩色多普勒示二尖瓣、三尖瓣中重度反流;C.左室流出道切面显示主动脉瓣回声稍增强增厚;D.右室流出道切面二维;E.彩色多普勒显示肺动脉瓣回声增强增厚(箭头所示),启闭运动明显受限,舒张期可见反流信号(LA:左心房;RA:右心房;LV:左心室;RV:右心室;LT:左侧;RT:右侧;DAO:降主动脉;MR:二尖瓣反流;TR:三尖瓣反流;MPA:主肺动脉;AAO:升主动脉;SP:脊柱)

# 心内膜纤维弹性组织增生症

## (endocardial fibroclastosis)

**ICD-10 编码:Q24.9**

**临床特征:** 又称"心内膜硬化症""纤维硬化性心内膜炎""心内膜心肌纤维弹性组织增生症"等,占先天性心脏病 7%~8%。2/3 病例可合并主动脉瓣狭窄、主动脉弓缩窄和左心发育不全综合征等,故又称"继发性心内膜纤维弹性组织增生症"。约 1/3 为单独发病,无其他先天性心脏畸形,称为"原发性心内膜纤维弹性组织增生症"。病理改变为弥漫性心内膜增厚,可厚至 10mm,呈白色,以绝大多数尸检标本为左侧心室受累,亦可为双心室及左心房受累,较少侵及右心房。心室壁可有不同程度增厚。按心脏大小可分为缩窄和扩张两种类型。

自然预后差,出生后早期治疗部分患者症状可得到缓解,死亡率约为 25%。

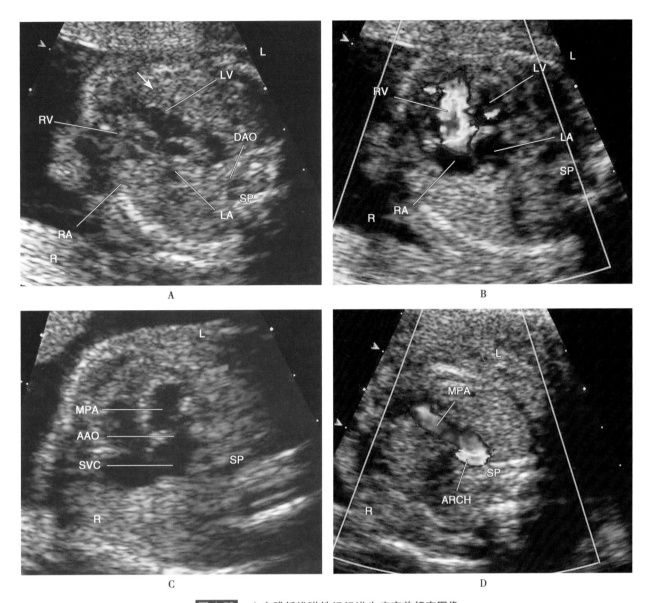

**图 4-59**　心内膜纤维弹性组织增生症产前超声图像

A. 四腔心切面显示左心室(LV)、左心房(LA)心内膜回声增强增厚(白色箭头所示),左心室舒张及收缩功能明显受限,二尖瓣回声增强增厚,启闭运动明显受限;B. 四腔心切面舒张期彩色多普勒显示二尖瓣开放明显受限,仅可见细小血流束通过;C. 3VV 切面显示升主动脉(AAO)内径明显较肺动脉(MPA)内径小;D. 3VT 切面彩色多普勒显示主动脉弓(ARCH)内反向血流(RV:右心室;RA:右心房;R:右侧;L:左侧;T:气管;SP:脊柱;DAO:降主动脉)

# 心室肌致密化不全
## (ventricular noncompaction)

**ICD-10 编码:Q24.9**

　　**临床特征**:心肌致密化不全是一种以心室内异常粗大的肌小梁和交错的深隐窝为特征的罕见的特殊类型的心肌病,WHO 将其归类为不定型心肌病。过去心肌致密化不全也被称为海绵状心肌、窦状心肌持续状态以及胚胎样心肌等。因主要累及左心室,也常被称为左心室致密化不全。

　　预后主要取决于病变累及心室的范围、心脏大小及心脏功能。

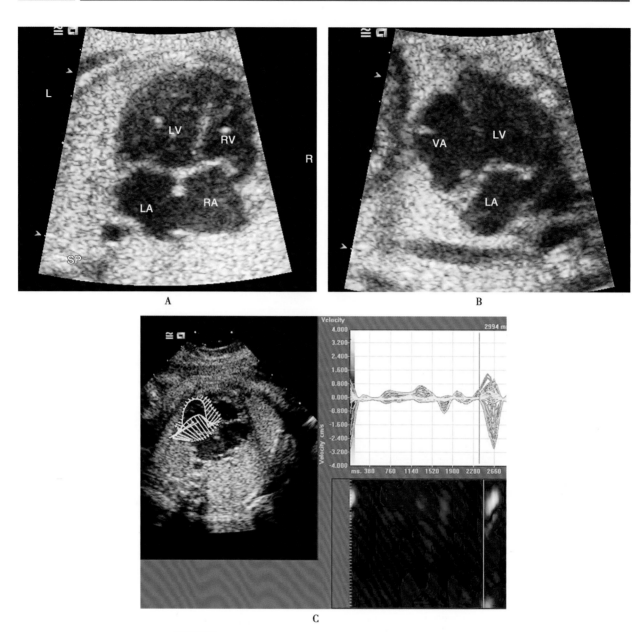

**图 4-60**　左室心肌致密化不全并下壁室壁瘤产前超声图像

A.四腔心切面显示左心室(LV)心肌壁回声稍增厚,以心尖部及侧壁为明显,实时超声下可显示该处肌小梁凸向心腔内,大小不等的肌小梁间有深陷的小梁隐窝,呈"蜂窝状"改变;B.左房室二腔心切面显示左心室下壁呈瘤样向外膨出,膨出心肌壁的心内膜面光滑,而心尖及前壁肌壁回声稍增厚,该处肌小梁凸向心腔内,肌小梁间有深陷的小梁隐窝,呈"蜂窝状"改变;C.四腔心切面向量图检测心尖部及侧壁心肌运动幅度明显降低(VA:室壁瘤;RV:右心室;RA:右心房;LA:左心房;L:左侧;R:右侧)

# 先天性左心室憩室
(congenital left ventricular diverticulum)

**ICD-10 编码:**Q24.9

**临床特征:**是一种罕见的心脏畸形,首次报道于 1838 年。先天性左室憩室是由于先天性局部心肌数量减少或缺失(或纤维组织占优),在左室腔压力作用下致使局部心肌薄弱的部位异常膨出而形成,分为肌性和纤维性两种:①肌性憩室:多发生于心尖处,可合并心内外复杂畸形,心尖处的憩室有学者认为可能由于胚胎时心管异常附着于卵黄囊,当卵黄囊成分退缩时,造成部分心室被牵出;②纤维性憩室:较肌性憩室少见,通常位于二尖瓣或主动脉瓣下,位于心尖处罕见,纤维性左室憩室多为孤立性。

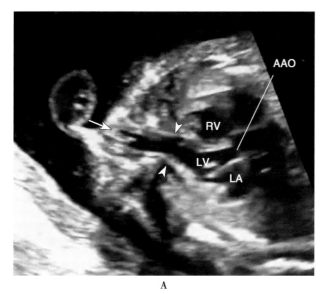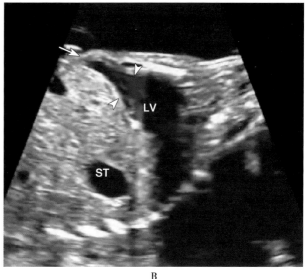

A　　　　　　　　　　　　　　　　　　　B

**图 4-61　胎儿左心室心尖部憩室产前超声图像**

左心室矢状切面(A)及左心室流出道切面(B)显示左心室(LV)心尖部可见一囊袋样结构(箭头所示),深度大于宽度,颈小,沿胸壁往下延续,达胎儿脐根部(LV:左心室;RV:右心室;LA:左心房;AAO:升主动脉;ST:胃)

# 心室壁瘤
## (ventricular aneurysm)

**ICD-10 编码:Q24.9**

**临床特征:**先天性室壁瘤为少见的先天性心脏疾病,左心室发生率亦高于右心室,其形成与冠状动脉异常及血栓密切相关,受累心肌壁局部向外膨隆,呈瘤样,受累心肌壁变薄及纤维化样改变。预后主要与室壁瘤损伤范围的大小和后续的增长以及有无心衰有关。

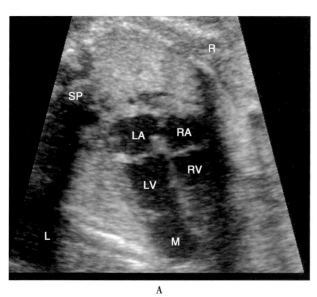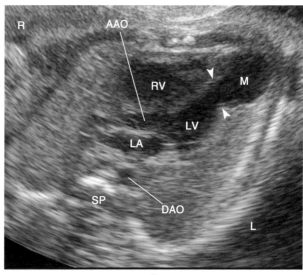

A　　　　　　　　　　　　　　　　　　　B

**图 4-62　胎儿左心室心尖部室壁瘤产前超声图像**

四腔心切面(A)及左室流出道切面(B)显示左心室(LV)心尖部膨出一囊性包块(M),基底较宽,与心室壁分界不明显,壁薄,实时超声下观察瘤壁无运动(RV:右心室;LA:左心房;RA:右心房;AAO:升主动脉;DAO:降主动脉;SP:脊柱;R:右侧;L:左侧)

# 主动脉缩窄
（coarctation of aorta）

ICD-10 编码:Q25.1

**临床特征:**主动脉缩窄指主动脉弓峡部区域狭窄,该处管腔变小甚至闭塞,血流受阻。绝大多数(95%以上)发生在主动脉弓远段与胸降主动脉连接处,即主动脉峡部,邻近动脉导管或动脉韧带区。极少数病例缩窄段可位于主动脉弓、胸降主动脉甚至于腹主动脉。有时主动脉可有两处呈现缩窄。按主动脉缩窄段与动脉韧带或动脉导管的解剖学关系,分为接近导管型、导管前型和导管后型。90%病例伴有心脏其他畸形,如室间隔缺损、房室间隔缺损、大动脉转位、永存动脉干、主动脉瓣二叶瓣畸形等。

严重主动脉缩窄患儿出生后,可因动脉导管关闭而死亡。

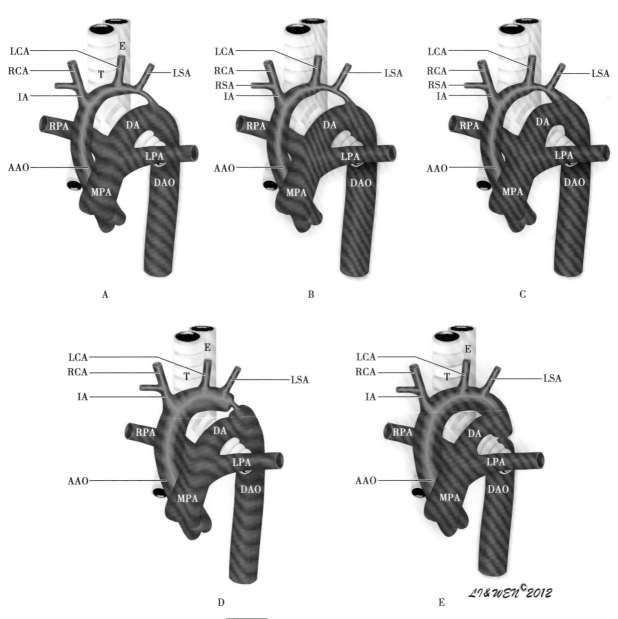

**图 4-63　主动脉缩窄分类模式图**
A. 导管前型主动脉弓缩窄(左锁骨下动脉与导管前间段缩窄);B.导管前型主动脉弓缩窄(左颈总动脉与导管前间段缩窄);C.导管前型主动脉弓缩窄(左颈总动脉与左锁骨下动脉间段缩窄);D.导管前型主动脉弓局限性缩窄;E.导管后型主动脉弓局限性缩窄(MPA:主肺动脉;AAO:升主动脉;LPA:左肺动脉;RPA:右肺动脉;DAO:降主动脉;IA:无名动脉;LCA:左颈总动脉;LSA:左锁骨下动脉;T:气管;E:食管;RCA:右颈总动脉;RSA:右锁骨下动脉)

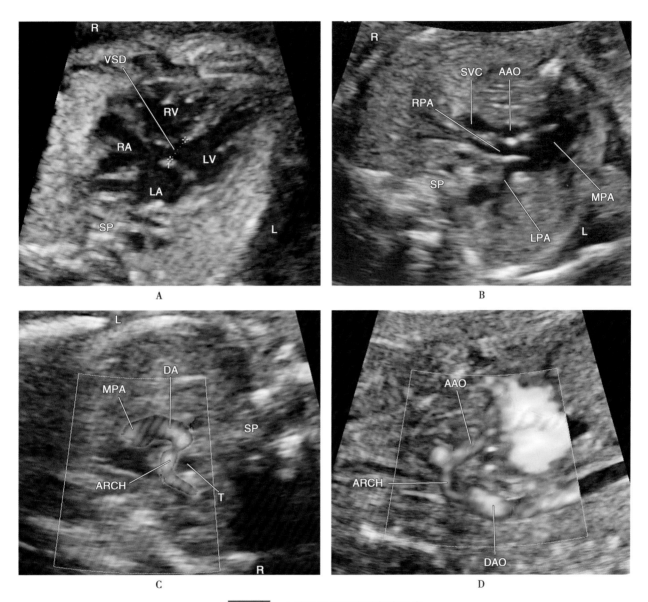

图 4-64 **主动脉弓缩窄产前超声图像**
A. 四腔心切面显示室间隔上部连续性回声中断(VSD);B. 3VV 切面显示主动脉(AAO)、肺动脉(MPA)及上腔静脉(SVC)排列关系正常,但主动脉内径明显较肺动脉内径小;C. 3VT 切面彩色多普勒显示主动脉弓(ARCH)缩窄;D. 主动脉弓长轴切面彩色多普勒显示主动脉弓内径明显狭窄(LV:左心室;LA:左心房;RA:右心房;RV:右心室;DAO:降主动脉;RPA:右肺动脉;LPA:左肺动脉;DA:动脉导管;DAO:降主动脉)

# 主动脉闭锁
## （aortic atresia）

**ICD-10 编码：Q25.2**

**临床特征：**主动脉闭锁是一种罕见畸形，常伴升主动脉发育不良，若合并左心室发育不全或缺失则称为"左心发育不良综合征"，后者常伴二尖瓣狭窄、发育不良或闭锁。左心房的血流经房间隔缺损、卵圆孔或室间隔缺损进入右心和肺动脉。升主动脉和冠状动脉多由肺动脉血流经动脉导管逆向灌注（图4-49）。

预后极差，80%于生后1周死亡，平均自然寿命仅为5天，70%为男性。

# 主动脉瓣上狭窄
## （supravalvular aortic stenosis）

**ICD-10 编码：Q25.3**

**临床特征：**主动脉瓣上狭窄与主动脉本身的发育不良有关，可呈隔膜型、沙漏型或管型。部分病例为William 综合征或马方综合征的心脏表现。

# 颈位主动脉弓
## （cervical aortic arch）

**ICD-10 编码：Q25.401**

**临床特征：**颈位主动脉弓是一少见血管异常，动脉弓位置较正常动脉弓高，动脉弓的顶端位于锁骨上窝、颈部。其胚育发育一种可能是左或右侧第三弓不退化而代替第四弓，另一种可能是第四弓在发育过程中没有正常下移所致，因此颈位主动脉弓通常位置较高，其弓的顶端在锁骨上窝。大多数不合并其他先天性心脏病。颈位主动脉弓可位于左侧或右侧，但以右侧为多见，约占80%，80%伴有主动脉分支开口变异。Haughton 等根据主动脉弓形态，头臂动脉发出的顺序及胚胎发育的异常，将颈位主动脉弓分为5型：①A型：主动脉弓直接发出独立的颈内、外动脉，降主动脉与主动脉弓位置相反，多合并迷走锁骨下动脉；②B型：主动脉弓发出双侧颈总动脉，降主动脉与主动脉弓位置相反，多合并迷走锁骨下动脉；③C型：左侧颈位主动脉弓伴右降主动脉及双侧颈动脉总干；④D型：左颈位主动脉弓伴左降主动脉及正常的弓上血管分支；⑤E型：右颈位主动脉弓伴右降主动脉及迷走左锁骨下动脉。Hirao 等分析认为D型颈位主动脉弓合并动脉瘤最多见。

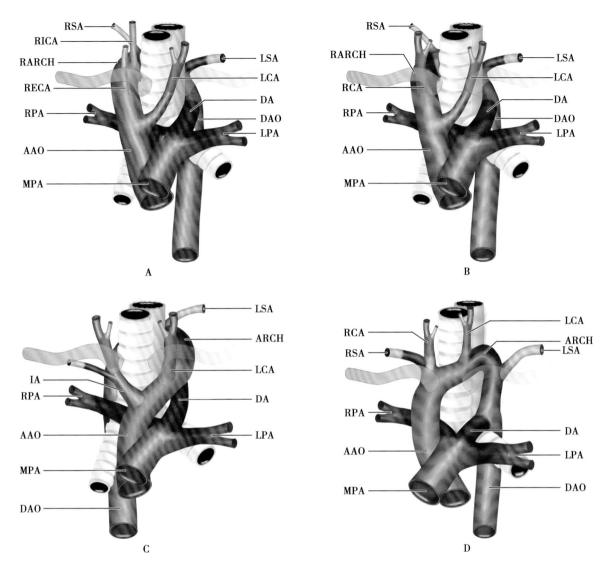

**图 4-65** 颈位主动脉弓分型模式图

A. A 型:右位主动脉弓(RARCH),弓顶部超过锁骨水平,主动脉弓绕过气管及食管后方与左侧降主动脉(DAO)相连,主动脉弓发出分支依次为左颈总动脉(LCA)、右颈外动脉(RECA)、右颈内动脉(RICA)、右锁骨下动脉(RSA)和左锁骨下动脉(LSA),左锁骨下动脉迷走,左位动脉导管;B. B 型:右位主动脉弓,弓顶部超过锁骨水平,主动脉弓绕过气管及食管后方与左侧降主动脉相连,主动脉弓发出分支依次为左颈总动脉、右颈总动脉(RCA)、右锁骨下动脉和左锁骨下动脉,左锁骨下动脉迷走,左位动脉导管;C. C 型:左位主动脉弓,弓顶部超过锁骨水平,主动脉弓绕过气管及食管后方与右侧降主动脉相连,主动脉弓发出分支依次为无名动脉(IA)、左颈总动脉(LCA)和左锁骨下动脉(LSA),左位动脉导管;D. D 型:左位主动脉弓,弓顶部超过锁骨水平,左侧降主动脉,主动脉弓发出分支依次为无名动脉(IA)、左颈总动脉(LCA)和左锁骨下动脉(LSA),左位动脉导管;E. E 型:右位主动脉弓,弓顶部超过锁骨水平,右侧降主动脉,主动脉弓发出分支依次为左颈总动脉、右颈总动脉(RCA)、右锁骨下动脉和左锁骨下动脉,左锁骨下动脉迷走神经,左位动脉导管。主动脉弓蓝色部分代表是胚胎发育第 3 对主动脉弓,红色部分代表是胚胎发育第四对主动脉弓。

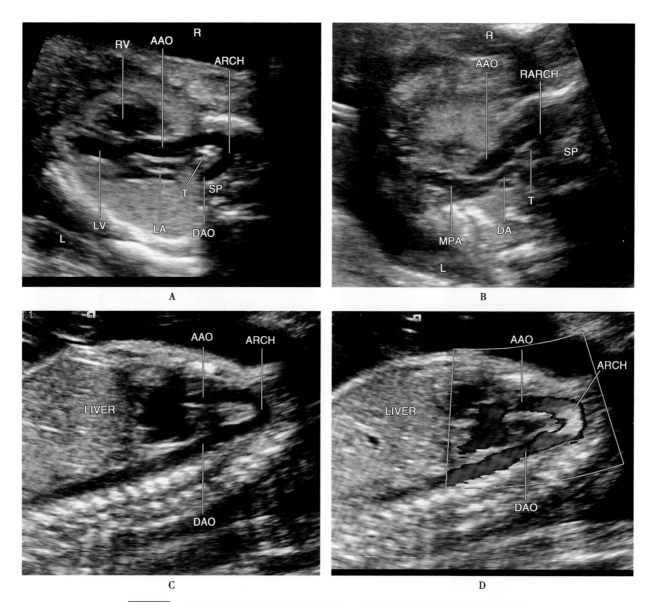

**图 4-66** 右位颈位主动脉弓伴迷走左锁骨下动脉，左位动脉导管产前超声图像

A. 斜左室流出道切面显示主动脉发自左心室，升主动脉（AAO）很长，主动脉弓（ARCH）位置超过锁骨水平，位于气管（T）右侧，并绕过气管及食管后方与左侧降主动脉（DAO）相连；B. 3VT 切面显示主动脉弓顶部超过锁骨水平，主动脉弓位于气管右侧，绕过并绕过气管及食管后方与左侧降主动脉相连。C、D. 主动脉弓长轴切面二维（图 C）及彩色多普勒（图 D）显示主动脉弓顶部超过胸骨上窝水平，实时下可见主动脉弓发出 5 个头臂分支（LA：左心房；RV：右心室；LV：左心室；DA：动脉导管；MPA：主肺动脉；LIVER：肝脏；SP：脊柱）

# 双主动脉弓
## （double aortic arch）

**ICD-10 编码：Q25.402**

**临床特征：**右侧和左侧的第四弓动脉及双侧背主动脉永存，形成环绕气管和食管的完整"O"形血管环。虽然双主动脉弓可以对称，但是一个弓通常比另一个弓大些和高些，75%的病例中右弓较大。很少的情况下，一个弓闭锁。颈总动脉和锁骨下动脉分别从每个弓发出，通常对称排列。绝大多数病例，仅有一个动脉导管开放，多为左侧导管。降主动脉几乎总是偏向一侧，通常是在动脉导管开放的那一侧。20%的双主动脉弓伴发其他先天性心脏病。

预后取决于气管及食管受压程度心脏的合并畸形。

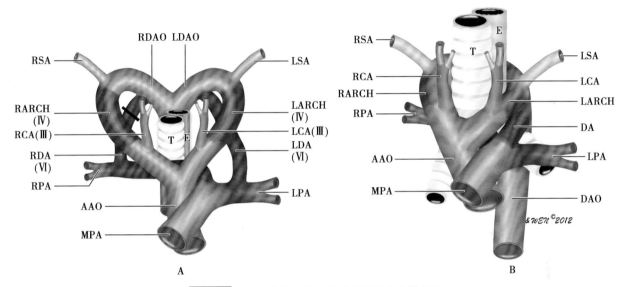

**图 4-67　双主动脉弓伴左位动脉导管发育模式图**

A. 主动脉弓发育相对比较晚期发育模式图；B. 胎儿时期双主动脉弓、左位动脉导管模式图（R-ARCH：右主动脉弓；L-ARCH：左主动脉弓；LDA：左位动脉导管；RDA：右位动脉导管；RPA：右肺动脉；LPA：左肺动脉；AAO：升主动脉；MPA：主肺动脉；RCA：右颈总动脉；LCA：左颈总动脉；RSA：右锁骨下动脉；LSA：左锁骨下动脉；DAO：降主动脉；T：气管；E：食管）

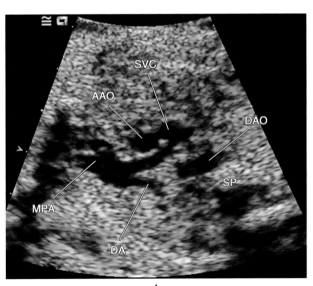

A

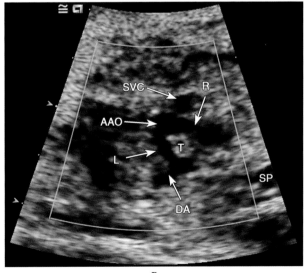

B

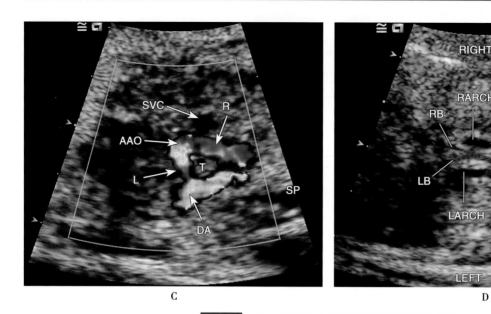

**图 4-68** 双主动脉弓、左位动脉导管产前超声图像

A. 3VV 切面显示肺动脉(MPA)、升主动脉(AAO)及上腔静脉(SVC)的大小及排列关系正常;B、C. 3VT 二维(图 B)及彩色多普勒(图 C)显示左侧(L)和右侧(R)主动脉弓永存,左弓内径较右弓内径小,两者环绕气管(T)和食管形成"O"血管环,动脉导管(DA)位于左侧主动脉弓的左侧(LEFT),与血管环形成"9"字形;D. 气管及左、右支气管冠状切面显示左、右主动脉弓(LARCH、RARCH)分别位于气管的左、右侧(LB:左支气管;RB:右支气管;SP:脊柱;RIGHT:右侧;LEFT:左侧;DAO:降主动脉)

# 先天性主动脉窦瘤破裂
## (ruptured congenital aneurysm of aortic sinus)

**ICD-10 编码:Q25.403**

**临床特征:**主动脉窦瘤破裂又称乏氏窦瘤破裂或乏氏窦瘤瘘,是一种较少见的先天性心脏病,据报道发病率在东方国家高于西方国家,我国发病率占先天性心脏病的 1%~2%。是由于主动脉窦基底环上的主动脉壁局部发育不良,缺乏正常的弹力纤维和中层组织,致局部管壁薄弱,在高压血流冲击下逐渐膨出形成囊袋,瘤体顶端最薄弱,当受某种因素影响导致主动脉压力的骤然升高,使窦瘤破裂。右冠窦主动脉窦瘤最常见,多破入右心室,少数破入右心房。合并室间隔缺损较常见。

预后与是否合并主动脉瓣病变及其程度、心脏其他畸形及心脏功能等有一定关系。

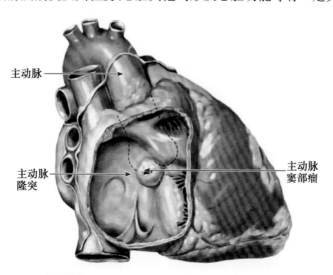

**图 4-69** 主动脉窦动脉瘤破裂入右心房模式图

# 右主动脉弓
(right aortic arch)

**ICD-10 编码:Q25.4**

**临床特征:**右主动脉弓为最常见的主动脉弓畸形,主要分为 3 型:I 型,镜面型右弓:①镜面右位主动脉弓伴左位动脉导管(right aortic arch with mirror-image branching and left ductus arteriosus):为最常见的主动脉弓异常,其发出分支由近到远依次是左无名动脉、右颈总动脉和右锁骨下动脉。通常认为胚胎发育时期右主动脉弓以及右背主动脉、左动脉导管持续发育,左锁骨下动脉与降主动脉间的左背主动脉退化,右动脉导管退化而形成。这一类型主动脉弓异常不形成血管环或悬带,但经常伴有其他先天性心脏病,最常见是法洛氏四联症伴或不伴肺动脉闭锁;②镜面右位主动脉弓伴右位动脉导管(right aortic arch with mirror-image branching and right ductus arteriosus):这种变异是左背主动脉和左动脉导管退化,右主动脉弓、右背主动脉、右动脉导管发育,左主动脉弓发育成为左无名动脉。其发出分支次序是左无名动脉、右颈总动脉和右锁骨下动脉。这一类型主动脉弓异常亦不形成血管环或悬带。临床上此种类型极少见。

II 型,右位主动脉弓伴迷走左锁骨下动脉、左位动脉导管、右位动脉导管或双动脉导管,以右位主动脉弓伴迷走左锁骨下动脉、左位动脉导管最为常见,该异常环绕气管和食管形成完全血管环。

III 型,右位主动脉弓,孤立性左锁骨下动脉:左锁骨下动脉未连接于主动脉弓,通过左侧动脉导管连接于左肺动脉。

右位主动脉弓一般不会形成血管环,出生一般无症状。

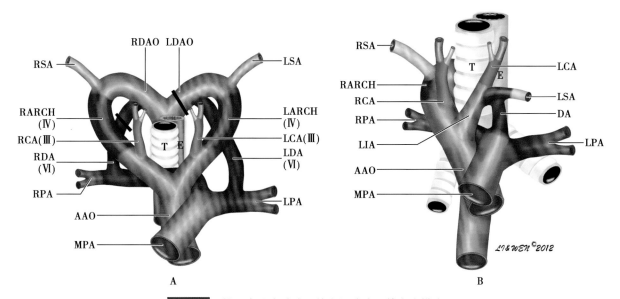

**图 4-70** 镜面右位主动脉弓伴左位动脉导管发育模式图

A. 主动脉弓发育相对较晚期发育模式图,右主动脉弓(RARCH)右背主动脉和左动脉导管(LDA)发育,左背动脉及右动脉导管(RDA)退化(蓝色线所示),左主动脉弓(LARCH)发育成左无名动脉(LIA),通过左动脉导管与肺动脉相通;B. 胎儿时期镜面右位主动脉弓,左位动脉导管模式图(RPA:右肺动脉;LPA:左肺动脉;AAO:升主动脉;MPA:主肺动脉;T:气管;E:气管)。

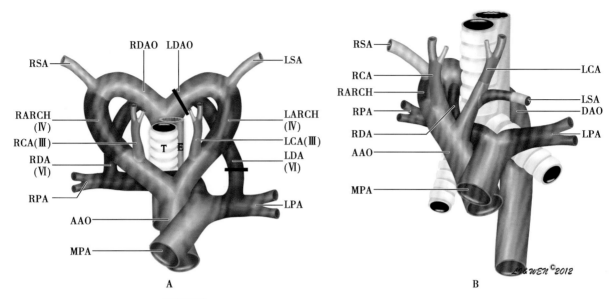

A

B

**图 4-71**　镜面右位主动脉弓伴右位动脉导管发育模式图

A. 主动脉弓发育相对较晚期发育模式图;B. 胎儿期右位主动脉弓和右位动脉导管模式图(RPA:右肺动脉;LPA:左肺动脉;AAO:升主动脉;MPA:主肺动脉;RARCH:右主动脉弓;LARCH:左主动脉弓;RCA:右颈总动脉;LCA:左颈总动脉;RSA:右锁骨下动脉;LSA:左锁骨下动脉;LDA:左动脉导管;RDA:右动脉导管;T:气管;E:食管)

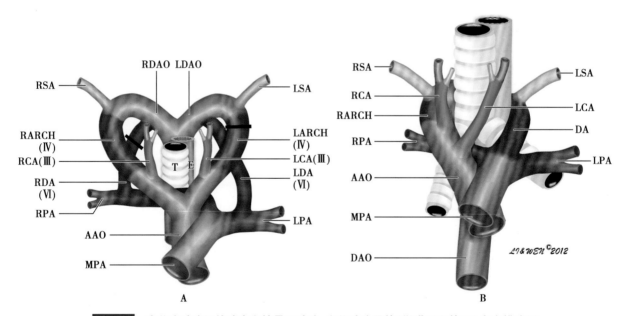

A

B

**图 4-72**　右位主动脉弓伴迷走左锁骨下动脉、左位动脉导管("U"形血管环)发育模式图

A. 主动脉弓发育相对较晚期发育模式图;B. 胎儿时期右位主动脉弓伴左锁骨下动脉迷走、左位动脉导管模式图(AAO:升主动脉;RARCH:右主动脉弓;LARCH. 左主动脉弓;LDA:左位动脉导管;RDA. 右位动脉导管;LSA:左锁骨下动脉;RSA:右锁骨下动脉;MPA:主肺动脉;RPA:右肺动脉;LPA:左肺动脉;LCA:左颈总动脉;RCA:右颈总动脉;DAO:降主动脉)

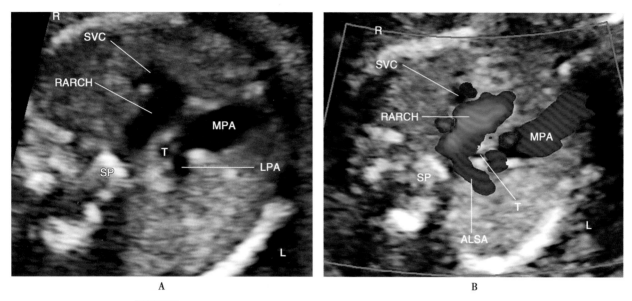

**图 4-73** 右位动脉弓伴左锁骨下动脉迷走，右位动脉导管产前超声图像

A. 3VT 切面显示上纵隔大血管左向右排列关系依次为肺动脉(MPA)、升主动脉和上腔静脉(SVC)，而肺动脉发出左肺动脉和右肺动脉，右位动脉导管发自右肺动脉，在气管右侧与降主动脉相连；B. 3VT 切面彩色多普勒显示主动脉弓位于气管的右侧，迷走的左锁骨下动脉(ALSA)发自降主动脉起始部，绕过食管和气管(T)后方向左侧走行(R：右侧；L：左侧；SP：脊柱)

# 左位主动脉弓
## (left aortic arch)

**ICD-10 编码**：Q25.4

**临床特征**：正常的主动脉弓为左位主动脉弓，左位主动脉弓也会合并有分支和导管的异常，主要左位主动脉弓异常有：①左位主动脉弓伴迷走右锁骨下动脉、左位主动脉导管(left aortic arch with left ductus arteriosus and aberrant right subclavian artery)：右锁骨下动脉异常起源于降主动脉起始部，行经食管及气管后，向右上斜行越过中线经胸膜顶点向右侧腋窝至右臂，故又称食管后右锁骨下动脉。左位主动脉弓、迷走右锁骨下动脉环绕气管及食管形成一个不完全"C"形血管环；②左位主动脉弓伴迷走右锁骨下动脉、右位动脉导管(left aortic arch with right ductus arteriosus and aberrant right subclavian artery)：此种类型的左位主动脉弓第一支发出的是右颈总动脉，随后依次是左颈总动脉、左锁骨下动脉和右锁骨下动脉，右位动脉导管连接肺动脉与右锁骨下动脉。左位主动脉弓、迷走右锁骨下动脉、右位动脉导管及肺动脉围绕气管和食管形成"U"形血管环，"U"的开口为心底所封闭，是完全型血管环的极少见类型；③左位主动脉弓，右位动脉导管发育：此种类型的左位主动脉弓第一支发出的是右无名动脉，随后依次是左颈总动脉和左锁骨下动脉，右位动脉导管连接右锁骨下动脉；④左位主动脉弓，孤立性右锁骨下动脉：右锁骨下动脉未连接于主动脉弓，通过右侧动脉导管连接于右肺动脉。

出生后是否需要手术治疗，取决于气管及食管受压程度和有无心脏其他畸形。

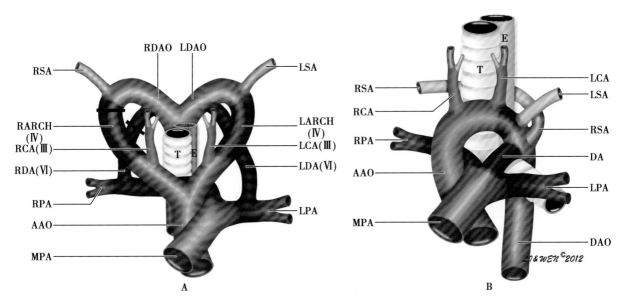

**图4-74** 左位主动脉弓伴右锁骨下动脉迷走发育模式图

A. 主动脉弓发育相对较晚期发育模式图。由右颈总动脉和右锁骨下动脉间的右主动脉弓段退化及右侧动脉导管退化。结果是头颈分支次序异常，即由近到远依次为右颈总动脉、左颈总动脉、左锁骨下动脉和迷走右锁骨下动脉；B. 胎儿时期左位主动脉弓伴右锁骨下动脉迷走模式图（RARCH：右主动脉弓；LARCH：左主动脉弓；LDA：左位动脉导管；RDA：右位动脉导管；RPA. 右肺动脉；LPA：左肺动脉；AAO：升主动脉；MPA：主肺动脉；RCA：右颈总动脉；LCA：左颈总动脉；RSA：右锁骨下动脉；LSA：左锁骨下动脉；DAO：降主动脉；T：气管；E：食管）

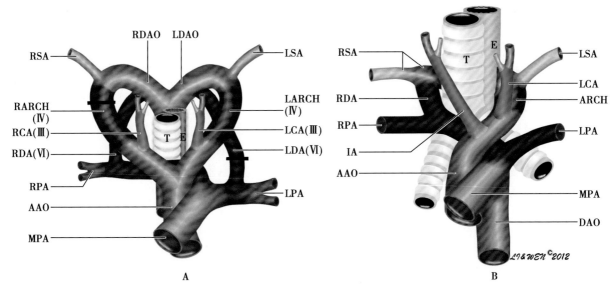

**图4-75** 左位主动脉弓伴右锁骨下动脉迷走、右位动脉导管（"U"形血管环）发育模式图

A. 主动脉弓发育相对较晚期发育模式图，由于右颈总动脉和右锁骨下动脉之间的右主动脉弓段退化及左主动脉弓、双侧背主动脉、右位动脉导管发育形成，左位动脉导管退化。此种类型的左位主动脉弓第一支发出的是右颈总动脉，随后依次是左颈总动脉、左锁骨下动脉和右锁骨下动脉，右位动脉导管连接肺动脉与右锁骨下动脉；B. 胎儿时期左位主动脉弓伴右锁骨下动脉迷走、右位动脉导管模式图（AAO：升主动脉；RARCH：右主动脉弓；LARCH：左主动脉弓；LDA：左位动脉导管；RDA：右位动脉导管；LSA：左锁骨下动脉；RSA：右锁骨下动脉；MPA：主肺动脉；RPA：右肺动脉；LPA：左肺动脉；LCA：左颈总动脉；RCA：右颈总动脉；DAO：降主动脉）

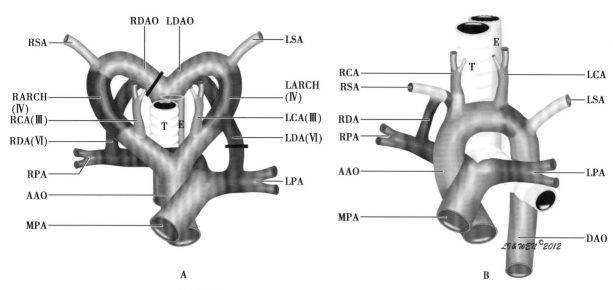

**图 4-76　左位主动脉弓,右位动脉导管发育模式图**

A. 主动脉弓发育相对较晚期发育模式图。由于右侧背主动脉退化及左位动脉导管退化,左位主动脉弓、右位动脉导管发育形成。此种类型的左位主动脉弓第一支发出的是右无名动脉,随后依次是左颈总动脉和左锁骨下动脉,右位动脉导管连接右锁骨下动脉;B. 胎儿时期左位主动脉弓,右位动脉导管发育模式图(AAO:升主动脉;RARCH:右主动脉弓;LARCH:左主动脉弓;LDA:左位动脉导管;RDA:右位动脉导管;LSA:左锁骨下动脉;RSA:右锁骨下动脉;MPA:主肺动脉;RPA:右肺动脉;LPA:左肺动脉;LCA:.左颈总动脉;RCA:右颈总动脉;DAO:降主动脉)

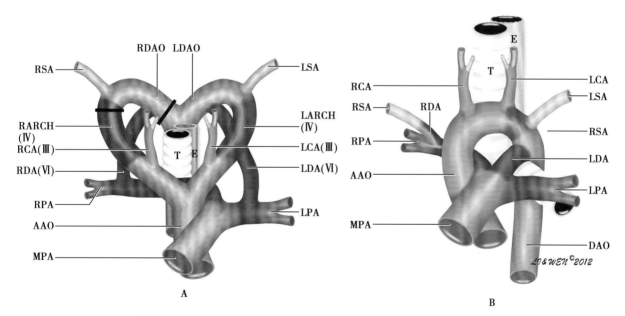

**图 4-77　左位主动脉弓,孤立性右锁骨下动脉,左位动脉导管发育模式图**

A. 主动脉弓发育相对较晚期发育模式图。由于右颈总动脉和右锁骨下动脉之间的右主动脉弓段退化及右侧背主动脉退化,左位主动脉弓、右位动脉导管、左位动脉导管发育形成。此种类型的左位主动脉弓第一支发出的是右颈总动脉,随后依次是左颈总动脉、左锁骨下动脉,左位动脉导,右锁骨下动脉未连接于主动脉弓,通过右侧动脉导管连接于右肺动脉;B. 胎儿时期左位主动脉弓,孤立性右锁骨下动脉,左位动脉导管模式图(AAO:升主动脉;RARCH:右主动脉弓;LARCH:左主动脉弓;LDA:左位动脉导管;RDA:右位动脉导管;LSA:左锁骨下动脉;RSA:右锁骨下动脉;MPA:主肺动脉;RPA:右肺动脉;LPA:左肺动脉;LCA:左颈总动脉;DAO:降主动脉)

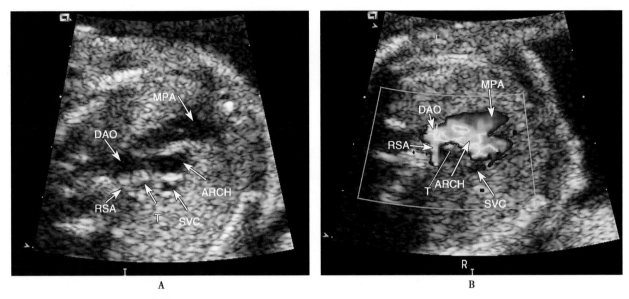

**图 4-78** 左位主动脉弓、左位动脉导管右锁骨下动脉迷走产前超声图像

3VT 平面二维(图 A)及彩色多普勒(图 B)动脉导管、主动脉弓位于气管左侧,降主动脉(DAO)起始部发出右锁骨下动脉(RSA),后者绕过气管(T)及食管的后方向右侧走行(ARCH:主动脉弓;MPA:主肺动脉;SVC:上腔静脉;L:左侧;R:右侧)

# 肺动脉闭锁

## (pulmonary atresia)

**ICD-10 编码:Q25.6**

**临床特征:**肺动脉闭锁根据是否伴有室间隔缺损,可分为两种类型:①肺动脉闭锁伴室间隔完整;②肺动脉闭锁伴室间隔缺损,有学者称之为法洛四联症伴肺动脉闭锁。右心室与主肺动脉之间无交通,血液不能从右心室腔射入主肺动脉。如不伴室间隔缺损,从右心房经三尖瓣进入右心室的血液唯一出路是再经三尖瓣反流入右心房。右心室壁常肥厚,而右心室腔却偏小,伴有严重三尖瓣反流时,右心室可扩张,常伴有连接右室腔和冠状动脉的心肌窦隙。回流入右心房的血流只有经过卵圆孔到左心房,再经左心室到主动脉,最后分布到全身。左心房和左心室扩大,主动脉增宽。肺动脉主干的血液主要来自动脉导管的血流。若合并室间隔缺损,则肺循环供血除动脉导管外,还来自直接或间接的主动脉-肺动脉侧支动脉。本病可伴发染色体畸形。

肺动脉闭锁伴室间隔完整的患儿存在"动脉导管依赖性"肺循环,出生后能否存活取决于动脉导管是否持续开发至接受手术,生后需密切监测,并根据患儿的病情尽快决定手术时间和方式。肺动脉闭锁伴室间隔缺损认为是法洛四联症的极端状态,需根据肺血管和心室发育与功能进行个体化评估。部分肺动脉闭锁患儿虽进行手术矫治,但远期肺动脉分支发育仍较小,需要再次手术。

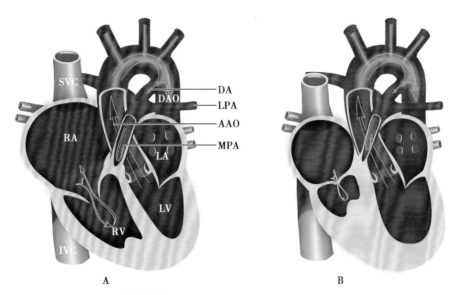

**图 4-79** 肺动脉闭锁伴室间隔完整模式图

A. 肺动脉闭锁伴室间隔完整, 严重三尖瓣反流时, 右心室可扩张; B. 肺动脉闭锁伴室间隔完整, 三尖瓣狭窄, 右心室腔小, 室壁增厚(SVC: 上腔静脉; IVC: 下腔静脉; RA: 右心房; RV: 右心室; LV: 左心室; LA: 左心房; DAO: 降主动脉; DA: 动脉导管; LPA: 左肺动脉; AAO: 降主动脉; MPA: 主肺动脉)

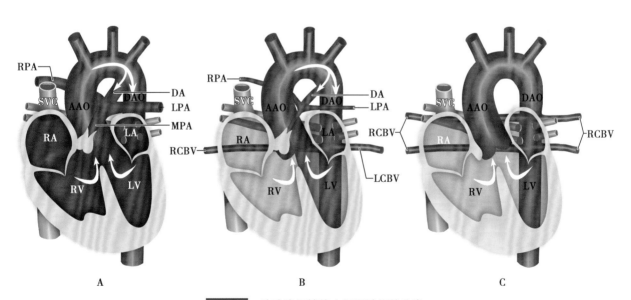

**图 4-80** 肺动脉闭锁伴室间隔缺损的分类

A. A 型: 原位肺动脉存在, 肺血流由动脉导管供应, 没有体肺侧支血管; B. B 型: 原位肺动脉及体肺侧支存在; C. C 型: 没有真正的肺动脉, 肺血均由大的体肺侧支供应(SVC: 上腔静脉; RA: 右心房; LA: 左心房; RV: 右心室; IVC: 下腔静脉; LV: 左心室; MPA: 主肺动脉; AAO: 升主动脉; DAO: 降主动脉; DA: 动脉导管; LCBV: 左侧侧支血管; RCBV: 右侧侧支血管)

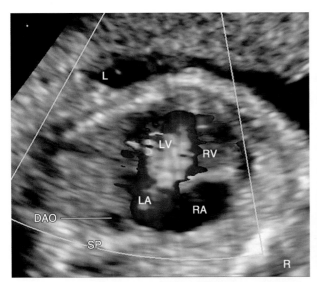

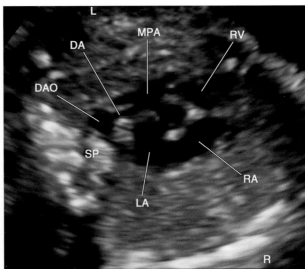

A

B

C

**图 4-81**　肺动脉闭锁伴室间隔完整（Ⅰ型）产前超声图像

A. 四腔心切面舒张期彩色多普勒,右心室(RV)腔明显缩小、室壁回声增厚,室间隔连续完整,实时下三尖瓣开放明显受限,舒张期通过三尖瓣口血流束不明显;B. 心底短轴切面显示右心室腔细小,室壁增厚,肺动脉瓣呈一膜状强回声,实时下无启闭运动;C.3VT 切面彩色多普勒显示肺动脉(MPA)及动脉导管(DA)内来自主动脉弓(ARCH)的反向血流,肺动脉及动脉导管明显较主动脉弓小(LA:左心房;LV:左心室;RA:右心房;R:右侧;L:左侧;SVC:上腔静脉;DAO:降主动脉;SP:脊柱)

# 肺动脉狭窄
## (pulmonary stenosis)

**ICD-10 编码:**Q25. 6

**临床特征:**肺动脉狭窄可以是法洛四联症、右室双出口等的一个表现,也可以单独发生。

肺动脉狭窄根据其程度及合并畸形不同,预后差异较大。

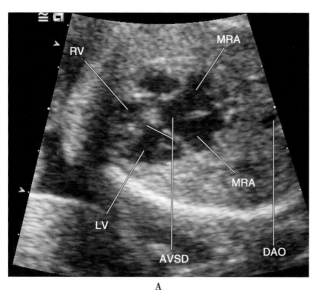 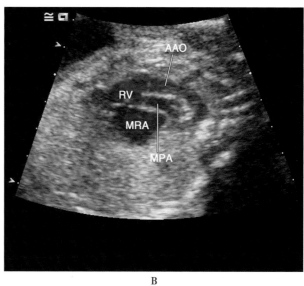

A　　　　　　　　　　　　　　　　　　B

**图 4-82**　肺动脉狭窄合并右室双出口等多发畸形产前超声图像

A. 四腔心切面收缩期显示房间隔下部及室间隔上部缺损(AVSD),双侧心房均为形态学右心房(MRA)(右房异构);
B. 心室流出道切面显示主动脉(AAO)及肺动脉(MPA)均发自右心室(RV),两者起始部平行排列,主动脉位于肺动脉的前方,肺动脉狭窄(RV:右心室;LV:左心室)

# 主动脉弓中断
## (interruption of aortic arch,IAA)

**ICD-10 编码:**Q25. 4

**临床特征:**主动脉弓中断是指升主动脉和降主动脉之间无直接交通,中断部位完全缺如。按中断部位不同分 3 型:A 型,中断位于主动脉峡部,在左锁骨下动脉起始部与动脉导管之间离断,占 42%;B 型,中断位于左锁骨下动脉与左颈总动脉之间,占 53%;C 型,中断位于无名动脉和左颈总动脉,左颈总动脉及左锁骨下动脉起自降主动脉,占 5%。常合并动脉导管、大型室间隔缺损等畸形。迪格奥尔格综合征常合并 B 型主动脉弓中断及胸腺缺如。

出生若不早期进行手术矫治,75%患儿在生后 1 个月内死亡。

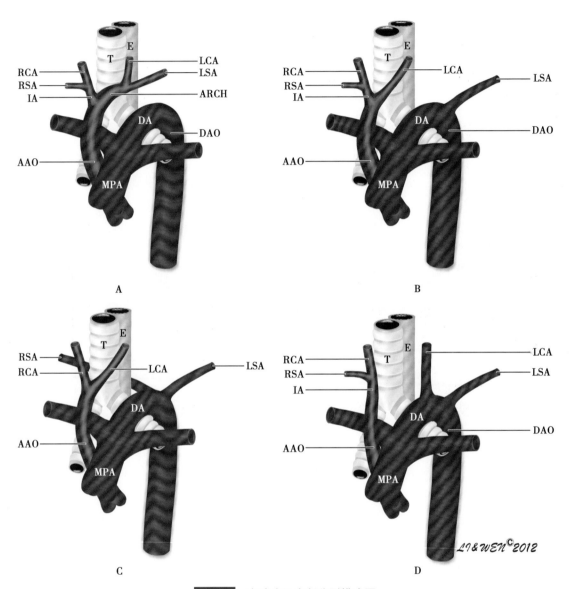

图 4-83　主动脉弓中断分型模式图

A. A 型主动脉弓中断模式图;B. B 型主动脉弓中断模式图;C. C 型主动脉弓中断模式图合并迷走右锁骨下动脉;
D. C 型主动脉弓中断模式图( AAO:升主动脉;MPA:主肺动脉;IA:无名动脉;DA:动脉导管;DAO:降主动脉;
LCA:左颈总动脉;RCA:右颈总动脉;LSA:左锁骨下动脉;RSA:右锁骨下动脉;T:气管;E:食管)

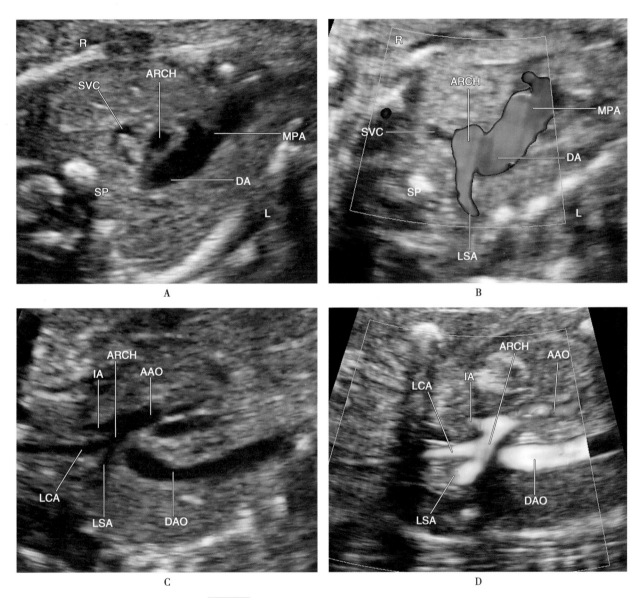

**图 4-84　主动脉弓中断（A 型）产前超声图像**

A. 3VT 切面主动脉弓呈一短轴断面；B. 3VT 切面基础上声束稍向胎儿头侧偏，彩色多普勒显示左锁骨下动脉（LSA）与主动脉弓末端相延续；C、D. 主动脉弓长轴切面二维（图 C）及彩色多普勒（图 D）不能显示完整主动脉弓，主动脉弓在左锁骨下动脉与降主动脉间连续性回声中断（MPA：主肺动脉；DA：动脉导管；ARCH：主动脉弓；SVC：上腔静脉；LCA：左颈总动脉；IA：无名动脉；L：左侧；R：右侧；DAO：降主动脉；SP：脊柱）

# 迷走左肺动脉

## （left pulmonary artery sling）

**ICD-10 编码:Q25.8**

**临床特征:**系左肺动脉异常起源于心包外的右肺动脉后壁,在右主支气管近侧端前方,经气管与食管之间的纵隔从左侧肺门入肺。伴有右肺动脉缺如者,左肺动脉起源于主肺动脉的右侧壁。

迷走左肺动脉可压迫气管及右支气管或影响气管软骨环的发育,导致呼气性困难,若气管受压严重,不及时手术矫治,且死亡率较高。

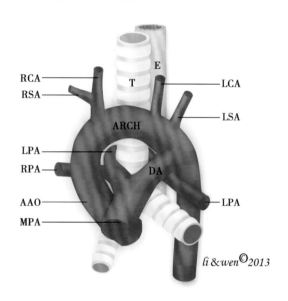

**图4-85　迷走左肺动脉模式图**

左肺动脉在右主支气管近侧端前方发自右肺动脉,绕过气管与食管之间进入右侧肺门(MPA:主肺动脉;AAO:升主动脉;ARCH:主动脉弓;DA:动脉导管;T:气管;E:食管;LPA:左肺动脉;RPA:右肺动脉;RCA:右颈总动脉;LCA:左颈总动脉;LSA:左锁骨下动脉;RSA:右锁骨下动脉)

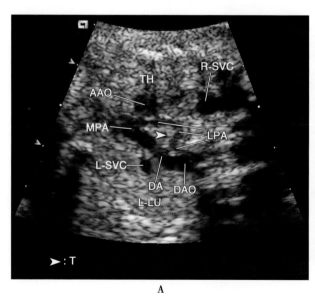

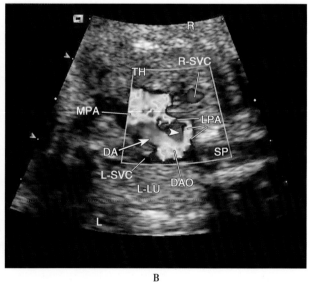

**图4-86　迷走左肺动脉的产前超声图像**

3VV平面二维(图A)及彩色多普勒(图B)显示主肺动脉(MPA)内径明显较升主动脉(AAO)内径小,左肺动脉(LPA)起始部位于气管(T)前方偏右侧,从主肺动脉发出后从气管的右侧,绕到气管的后方向左行走进入左肺,右肺动脉不显示,动脉导管在气管左侧与降主动脉相连,双上腔静脉(DA:动脉导管;TH:胸腺;DAO:降主动脉;L-LU:左肺;SP:脊柱)

# 永存第5主动脉弓

（persistent fifth aortic arch）

**ICD-10 编码：Q25.8**

**临床特征：**永存第5主动脉弓是非常罕见的主动脉弓畸形，是胚胎期间第5号动脉未退化所致。永存第5主动脉弓可以是左侧或右侧第5主动脉弓永存。可分为多种类型，其中较常见有3种类型：①永存左第5号动脉，左第4号动脉正常（图4-87A）；②永存左第5号动脉，第4号动脉中断（图4-87B）；③体-肺动脉相连，即第5与第6号动脉相连（图4-87C,D）。

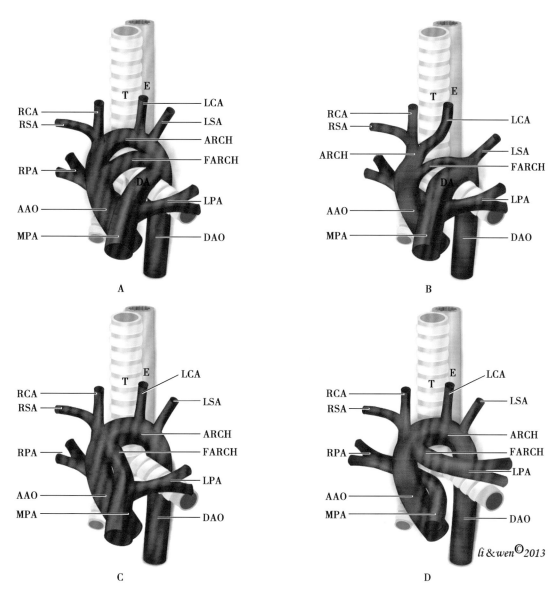

A

B

C

D

**图 4-87　永存左第5号动脉模式图**

A. 永存左第5号动脉，左第4号动脉正常；B. 永存左第5号动脉并缩窄，第4号动脉中断；C. 永存左第5号动脉与主肺动脉连接；D. 永存左第5号动脉与左肺动脉连接（肺动脉异常起源于升主动脉远端）（RCA：右颈总动脉；LCA：左颈总动脉；RPA：右肺动脉；LPA：左肺动脉；FARCH：第5号动脉；ARCH：主动脉弓；DAO：降主动脉；T：气管；E：食管；AAO：升主动脉；MPA：主肺动脉；LSA：左锁骨下动脉；RSA：右锁骨下动脉；DA：动脉导管）

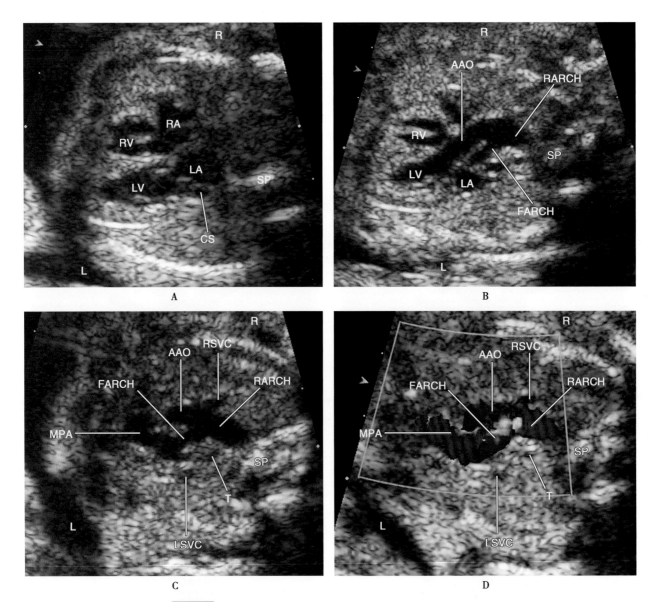

**图 4-88** 永存右第 5 弓, 第 5 弓与主肺动脉连接产前超声图像

A. 四腔心切面显示房室沟处冠状静脉窦 (CS) 扩张; B. 左心室流出切面显示升主动脉 (AAO) 远端凹侧可见血管连接肺动脉, 此血管与动脉导管不同, 推测为永存第 5 弓 (FARCH); C、D. 3VT 切面二维 (图 C) 及彩色多普勒 (图 D) 显示主动脉弓 (RARCH) 位于气管 ('T) 的右侧 (R), 双上腔静脉, 升主动脉远端通过一短永存第 5 弓与主肺动脉远端连接, 彩色多普勒显示肺动脉血流通过该血管向主动脉弓分流 (LA: 左心房; RA: 右心房; LV: 左心室; RV: 右心室; SP: 脊柱; L: 左侧; LSVC: 左上腔静脉; RSVC: 右上腔静脉)

# 肺动脉异常起源于升主动脉

## （anomalous origin of pulmonary artery from ascending aorta）

**ICD-10 编码：Q25.8**

**临床特征**：是指右肺动脉或左肺动脉中的一支异常起源升主动脉，而另一支仍与主肺动脉延续，是一种罕见的先天性心脏病，多合并其他心血管疾病。病理上可分为右肺动脉异常起源于升主动脉及左肺动脉异常起源于升主动脉两种类型，以前者多见。根据其起源离主动脉瓣和无名动脉的距离，肺动脉异常起源于升主动脉又分为近端型和远端型。近端型距主动脉瓣较近；远端型靠近无名动脉起始处。

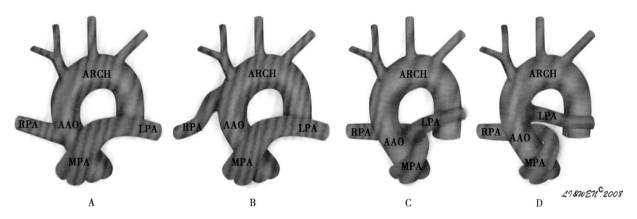

**图 4-89** 肺动脉异常起源于升主动脉分类模式图

A. 右肺动脉异常起源于升主动脉近端型；B. 右肺动脉异常起源于升主动脉远端型；C. 左肺动脉异常起源于升主动脉近端型；D. 左肺动脉异常起源于升主动脉远端型（RPA：右肺动脉；LPA：左肺动脉；ARCH：主动脉弓；MPA：主肺动脉；AAO：升主动脉）

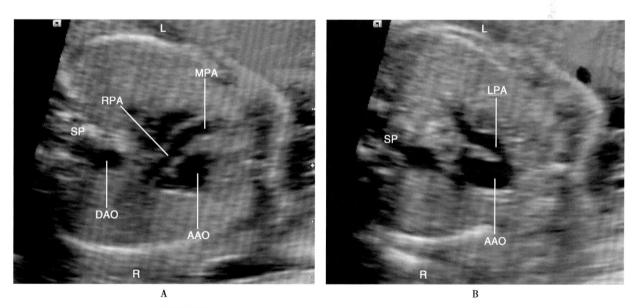

**图 4-90** 左肺动脉异常起源于升主动脉近端型产前超声所见

A. 右室流出道切面显示肺动脉（MPA）狭窄，动脉导管及左肺动脉均未显示，主肺动脉直接延续为右肺动脉（RPA）；B. 3VV 切面显示肺动脉内径明显较主动脉内径小，左肺动脉（LPA）发自升主动脉近端（R：右侧；L：左侧；DAO：降主动脉；SP：脊柱；AAO：升主动脉）

# 主动脉瓣缺如
## （absent aortic valve）

**ICD-10 编码：**Q25.9

**临床特征：**主动脉瓣缺如是一非常罕见且致死性心脏畸形，大部分病例胎死宫内，活产者常在出生后数小时至 1 个月死亡。主动脉瓣缺如导致左心室系统出现大量无效循环，左心室前负荷明显增大，左心室舒张时间越来越短，继发二尖瓣有孔状闭锁、左心室心内膜弹力纤维增生症和卵圆孔瓣早闭，卵圆孔的早闭也会继发左心房心内膜弹力纤维增生症和肺血管床病变（图 4-91）。

# 主动脉瓣及肺动脉瓣均缺如
## （absent aortic valve and pulmonary valve）

**ICD-10 编码：**Q25.9

**临床特征：**主动脉瓣及肺动脉瓣均缺如是随着近年 $11\sim13^{+6}$ 周产前超声的开展而被我们所认识，主动脉瓣及肺动脉瓣均缺如会出现血液在左心室与主动脉之间和右心室与肺动脉之间不断来回往返，导致胎儿在早孕晚期或中孕期早期会因心衰而胎死宫内。

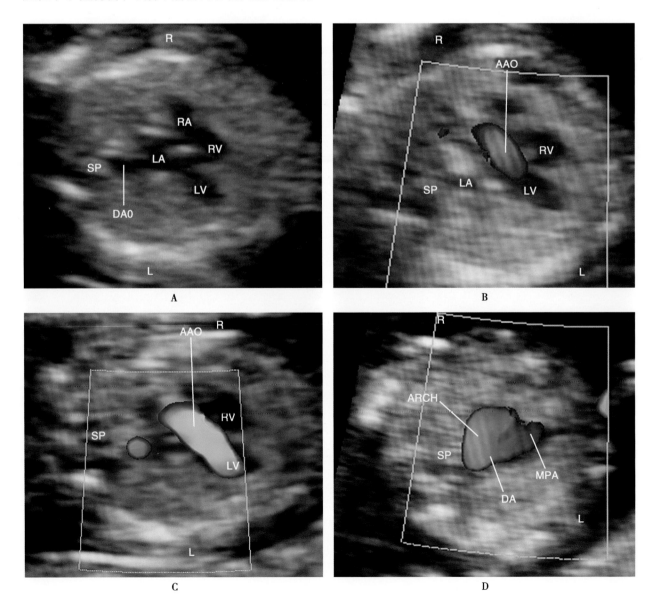

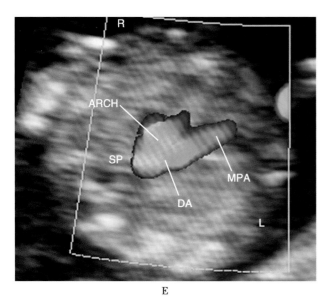

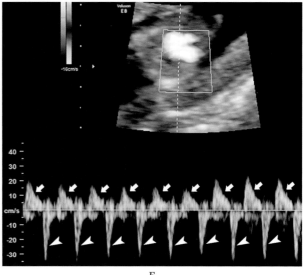

**图 4-91** 主动脉瓣及肺动脉瓣均缺如产前超声图像

A. 四腔心切面显示心脏全心增大;B、C. 左室流出道切面彩色多普勒收缩期(图 B)及舒张期(图 C)显示收缩期主动脉内前向血流信号,舒张期主动脉瓣口及左室流出道为反向血流信号;D、E.3VT 彩色多普勒收缩期(图 D)及舒张期(图 E)显示收缩期时,主动脉及肺动脉内的血流均为前向,舒张期时,主动脉及肺动脉内的血流均为反向;F. 主动脉弓内频谱多普勒检测显示主动脉弓血流频谱,收缩期为前向,舒张期为反向(LA:左心房;LV:左心室;RA:右心房;RV:右心室;AAO:升主动脉;ARCH:主动脉弓;DA:动脉导管;L:左侧;R:右侧;SP:脊柱)

# 永存左上腔静脉

(persistent left superior vena cava)

**ICD-10 编码:Q26.1**

**临床特征:**若左前主静脉近侧段退化不完全则可形成粗大的左上腔静脉,持续存在,常与右上腔静脉同时存在,无名静脉可缺如或存在,在极少数情况下右上腔静脉可缺如。左上腔静脉 80%~90% 连接到冠状静脉窦,导致冠状静脉窦扩张,少数连接到左心房或右心房。

常见永存左上腔静脉连接分型:

Ⅰ型(图 4-92A~D):永存左上腔静脉(LSVC)与冠状静脉窦(CS)相连,并通过扩张的冠状静脉窦汇入右心房(RA),占永存左上腔静脉 80%~90%。

Ⅰa 型:双上腔静脉,左无名静脉(LIV)存在(图 4-92A)。

Ⅰb 型:双上腔静脉,左无名静脉缺如(图 4-92B)。

Ⅰc 型:双上腔静脉,左无名静脉(LIV)存在,冠状静脉窦无顶畸形(图 4-92C)。

Ⅰd 型:双上腔静脉,左无名静脉缺如,冠状静脉窦无顶畸形(图 4-92D)。

Ⅱ型(图 4-92E,F):永存左上腔静脉直接汇入左心房(LA)内,约占永存左上腔静脉 10%。

Ⅱa 型:双上腔静脉,左无名静脉缺如(图 4-92E)。

Ⅱb 型:双上腔静脉,左无名静脉存在(图 4-92F)。

Ⅲ型:永存左上腔静脉异常连接到左肺静脉(图 4-92G,H)

Ⅲa 型:永存左上腔静脉异常连接到左肺静脉,左无名静脉缺如(图 4-92G)。

Ⅲb 型:永存左上腔静脉异常连接到左肺静脉,左无名静脉存在(图 4-92H)。

Ⅳ型:永存左上腔静脉与右房相连,右上腔静脉缺如(图 4-92I)。

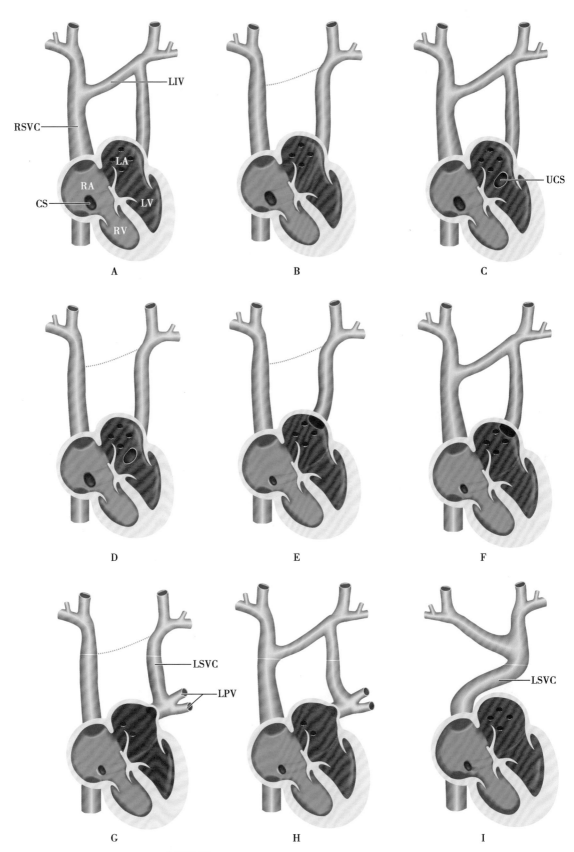

图 4-92    常见永存左上腔静脉连接分型模式图

（LV：左心室；RV：右心室）

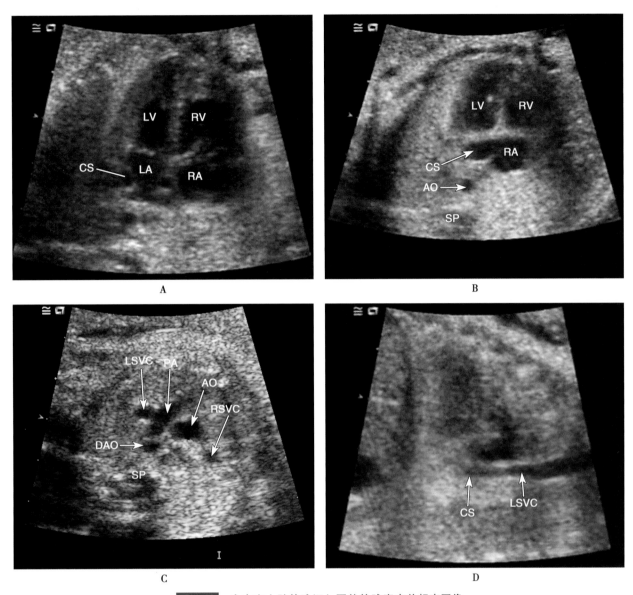

**图 4-93** 永存左上腔静脉汇入冠状静脉窦产前超声图像

A.四腔心切面可见扩张冠状静脉窦(CS)回声;B.在图 A 切面基础上探头向腹侧稍偏斜,可显示扩张冠状静脉窦汇入右心房(RA)内;C.3VV 平面显示肺动脉的左侧及主动脉(AAO)的右侧分别存在左、右上腔静脉(LSVC、RSVC);D.左上腔静脉长轴切面实时超声显示其汇入冠状静脉窦内(LA:左心房;RA:右心房;LV:左心室;RV:右心室;DAO:降主动脉;SP:脊柱)

# 完全型肺静脉异位连接

( total anomalous pulmonary venous connection )

**ICD-10 编码:Q26.2**

**临床特征:**完全型肺静脉异位连接特征是所有的肺静脉均不与左心房连接,肺循环的静脉回流通过各种异常途径由体循环静脉系统回流至右心房或直接异位连接于右心房。左心房通过未闭的卵圆孔或房间隔缺损获得血液充盈。可分为 4 种类型:①心上型,肺静脉汇入到无名静脉或上腔静脉;②心内型,肺静脉汇入到冠状静脉窦;③心下型,肺静脉汇入到门静脉;④混合型,以上 2 种或 2 种以上肺静脉异常连接方式混合存在。

存活病例几乎都有房间隔缺损畸形。完全型肺静脉异位连接生后取决于异常连接的类型、肺静脉引流途径是否存在梗阻,以及肺血管的发育和房间隔缺损大小。50%患儿生后若不及时进行外科治疗,大部分在婴儿期死亡,心下型肺静脉异位连接死亡率较高。

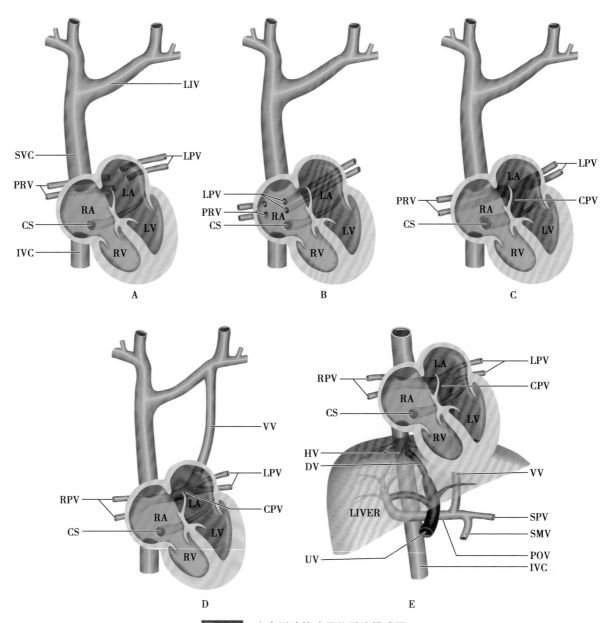

**图 4-94** 完全型肺静脉异位引流模式图

A. 正常静脉与心房连接关系模式图;B、C. 心内型:左、右肺静脉直接汇入右心房内(图 B)或左、右肺静脉汇合成为肺总静脉(CPV),后者与冠状静脉窦(CS)相连汇入右心房(RA)内(图 C);D. 心上型:左、右肺静脉(LPV、RPV)汇合成为肺总静脉通过垂直静脉(VV)上行汇入左无名静脉(LIV)或右上腔静脉内;E. 心下型:左、右肺静脉汇合成为肺总静脉,通过垂直静脉下行,汇入门静脉(POV)或其他静脉,如肠系膜上静脉、胃左静脉、下腔静脉等(LA:左心房;LV:左心室;RV:右心室;DV:静脉导管;UV:脐静脉;SMV:肠系膜上静脉;SPV:脾静脉;HV:肝静脉;SVC:上腔静脉;IVC:下腔静脉)

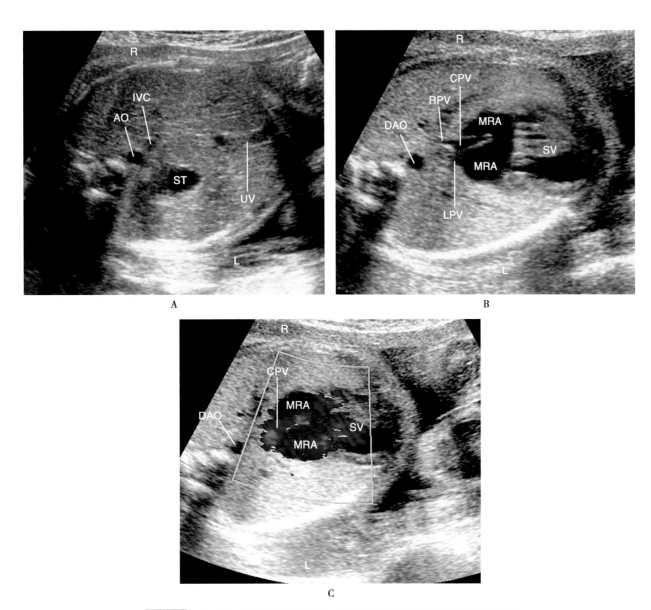

图 4-95　完全型肺静脉异位引流(心内型)引流入房间隔内产前超声图像

A. 上腹部横切面显示胃泡(ST)位于正中线偏左侧(L),胃泡后方未见脾脏,而见肝脏回声,左、右肝脏等大,腹主动脉(AO)位于脊柱前方稍偏右侧(R),下腔静脉(IVC)位于腹主动脉的右前方;B. 四腔心切面收缩期仅显示单一心室(SV),房间隔下部连续性回声中断,左、右侧心房均为形态学右心房(MRA),左侧心房后壁光滑,未见肺静脉汇入,左、右肺静脉(LPV、RPV)汇入肺总静脉(CPV)内,肺静脉通过房间隔开口于两心房间;C. 四腔心切面舒张期彩色多普勒显示左、右肺静脉血流汇入肺总静脉内,肺静脉血流通过房间隔进入心房内(DAO:降主动脉;UV:脐静脉)

# 部分型肺静脉异位连接
(partial anomalous pulmonary venous connection)

ICD-10 编码:Q26.3

**临床特征:**部分型肺静脉异位是指部分(1~3)支肺静脉未与左心房连接,而与体静脉或右心房相连。也可分为心上型、心内型、心下型、混合型。

部分型肺静脉异位不伴有其他较严重的心脏畸形,出生后外科治疗效果满意。

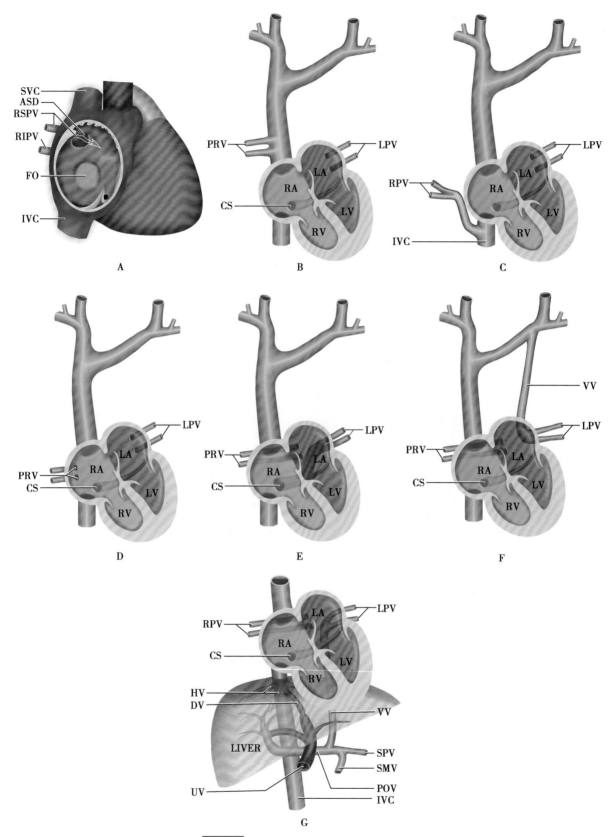

图 4-96　部分型肺静脉异位引流模式图

A. 静脉窦型（上腔静脉型）房间隔缺损（ASD）合并右上肺静脉（RSPV）异常引流入右心房内；B. 右肺静脉汇入上腔静脉（SVC），左肺静脉汇入左心房内；C. 右肺静脉汇入下腔静脉（IVC）内，左肺静脉汇入左心房内；D. 右肺静脉（RPV）直接汇入右心房（RA）内，左肺静脉（LPV）汇入左心房（LA）内；E. 左肺静脉与冠状静脉窦（CS）相连汇入右心房内，右肺静脉汇入左心房内；F. 左肺静脉通过垂直静脉（VV）汇入左无名静脉或右上腔静脉内，右肺静脉汇入左心房内；G. 左肺静脉通过垂直静脉下行，汇入门静脉（POV）内或其他静脉，右肺静脉汇入右心房内（LV：左心室；RV：右心室；DV：静脉导管；UV：脐静脉；SMV：肠系膜上腔静脉；SPV：脾静脉；HV：肝静脉；FO：卵圆孔）

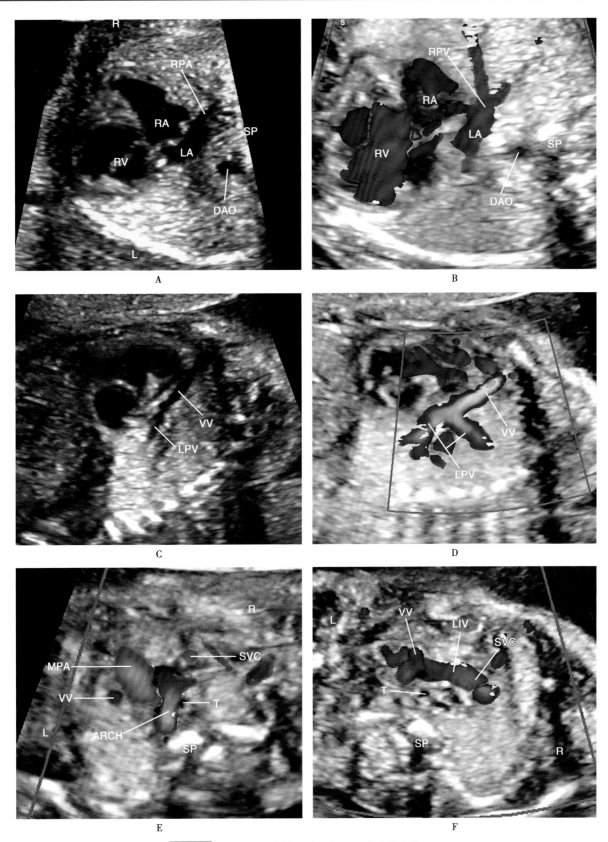

图 4-97 心上型部分性肺静脉异位引流产前超声图像

A、B. 四腔心切面舒张期二维及彩色多普勒仅显示通过右侧房室瓣血流信号，二尖瓣闭锁，左心室细小，无明显的心室腔回声，卵圆孔瓣早闭锁，房间隔水平存在蓝色的右向左分流束，左心房内仅有右肺静脉（RPV）汇入；C、D. 左肺矢状切面二维（图 C）及彩色多普勒（图 D）显示左肺静脉（LPV）通过垂直静脉（VV）向上走行；E、F. 3VT 切面（图 E）显示肺动脉（MPA）左侧及主动脉弓（ARCH）右侧分别存在垂直静脉和上腔静脉（SVC）回声，两者血流方向相反。左无名静脉水平横切面彩色多普勒（图 F）显示左无名静脉明显增宽，左侧头臂血液和上行垂直静脉血液通过左无名静脉汇入右侧上腔静脉内（RV：右心室；RA：右心房；LA：左心房；DAO：降主动脉；L：左侧；R：右侧）

# 下腔静脉异常连接
(anomalous connection of inferior vena cava)

**ICD-10 编码：Q26.8**

**临床特征：**下腔静脉异常连接包括下腔静脉缺如及下腔静脉异常连接至左心房两类。前者约占先天性心脏病的0.6%，后者极为罕见。这里主要介绍下腔静脉缺如。下腔静脉缺如（absence of inferior vena cava）又称下腔静脉与奇静脉或半奇静脉异常连接，主要表现为下腔静脉肝段缺如或下腔静脉肝段和肝上段均缺如，肾后段下腔静脉与奇静脉或半奇静脉异常连接。根据下腔静脉回流途径和终点的异常分为三型：Ⅰ型：下腔静脉经奇静脉或半奇静脉异常连接到右上腔静脉；Ⅱ型：下腔静脉经半奇静脉、左上腔静脉连接右心房或左心房；Ⅲ型：下腔静脉异常连接到左心房。常伴有其他复杂心内畸形，如左心房异构、房室传导阻滞、房室间隔缺损、共同心房、完全性大动脉转位等，85%的病例合并有左心房异构。

下腔静脉异常连接常合并其他心脏畸形，其预后与合并畸形种类、分型及病变程度等有关。

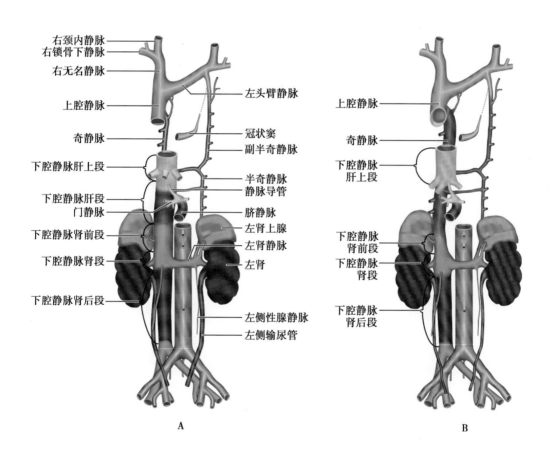

A        B

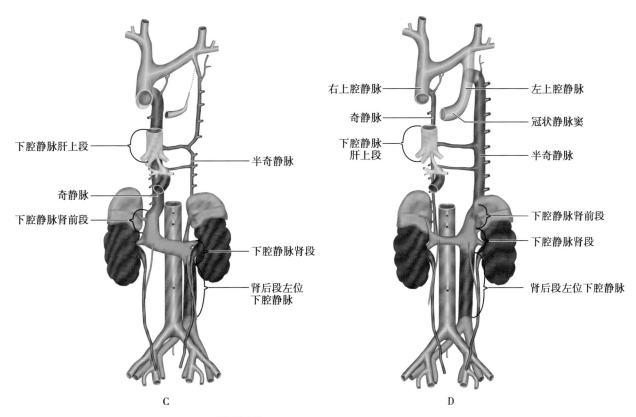

下腔静脉肝上段
半奇静脉
奇静脉
下腔静脉肾前段
下腔静脉肾段
肾后段左位
下腔静脉

C

右上腔静脉
奇静脉
下腔静脉
肝上段
左上腔静脉
冠状静脉窦
半奇静脉
下腔静脉肾前段
下腔静脉肾段
肾后段左位下腔静脉

D

图 4-98　下腔静脉异常连接分类示意图

Ⅰ型:下腔静肝段缺如,下腔静脉肾后段经奇静脉(A)或半奇静脉(B)与右上腔静脉连接;Ⅱ型:下腔静肝段缺如,下腔静脉肾后段经半奇静脉与左上腔静脉连接(C),回流入冠状静脉窦或左房内;Ⅲ型:下腔静脉直接异位连接到左心房内(D)

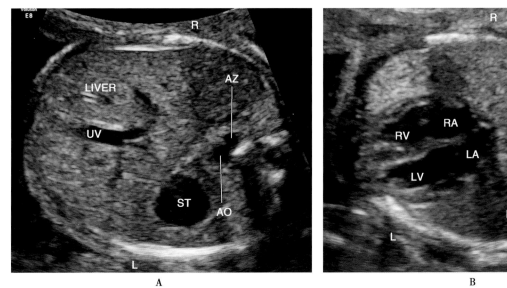

A

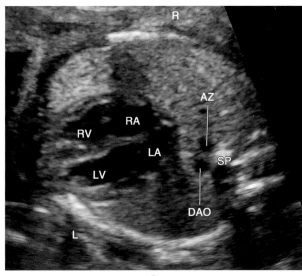

B

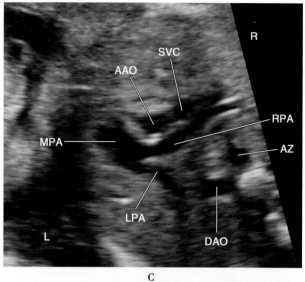

C

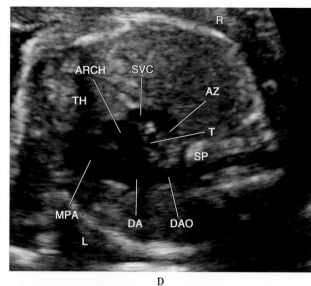

D

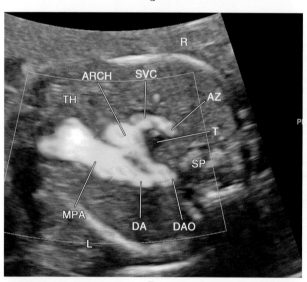

E

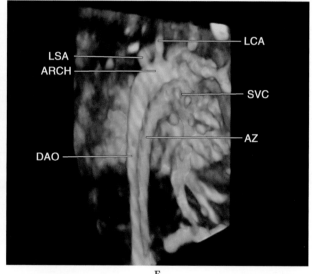

F

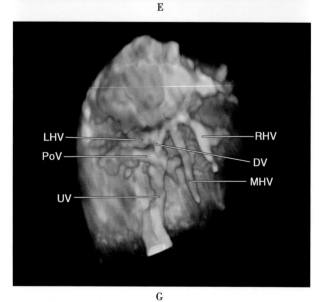

G

图 4-99　下腔静脉异常连接 I 型产前超声图像

A. 上腹部横切面显示腹主动脉（AO）与其右后方扩张的奇静脉（AZ）回声，未见肝段下腔静脉，向下追踪可显示肾后段下腔静脉，胃泡（ST）位于腹腔的左侧（L）；B. 四腔心切面收缩期显示房室位置、房室连接以及房室大小正常，在左心房后方可显示降主动脉（DAO）和扩张的奇静脉；C. 3VV 切面显示主动脉（AAO）、肺动脉（MPA）和上腔静脉（SVC）排列关系以及径线大小均正常，脊柱右前方可见扩张奇静脉；D、E. 3VT 切面二维（图 D）及彩色多普勒（图 E）显示扩张奇静脉扩汇入上腔静脉；F. 主动脉弓及奇静脉血管三维成像右背侧观（图 F）显示扩张奇静脉走行于主动脉右后方，向前汇入上腔静脉；G. 肝静脉、脐静脉及静脉导管血管三维成像仰视观显示静脉导管（DV）汇入左肝静脉（LHV）内，左肝静脉、中肝静脉（MHV）及右肝静脉（RHV）三者汇入肝上段下腔静脉内，肝段下腔静脉缺如（R：右侧；L：左侧；LIVER：肝；UV：脐静脉；LA：左心房；LV：左心室；RA：右心房；RV：右心室；TH：胸腺；LPA：左肺动脉；RPA：右肺动脉；DA：动脉导管；T：气管；ARCH：主动脉弓；LSA：左锁骨下动脉；LCA：左颈总动脉；PoV：门静脉）

# 静脉导管缺如
（agenesis of ductus venosus）

**ICD-10 编码:Q26.9**

**临床特征:**正常情况下,脐静脉输送含氧量高的血液部分通过静脉导管经下腔静脉右心、卵圆孔射入左心房。部分脐静脉血通过与门静脉左支相连营养肝脏,经肝静脉、下腔静脉入右心房。静脉导管至产后1~2 天仍保持开放状态,产后 6~7 天,32% 静脉导管闭合,产后 17~18 天,89% 闭合。静脉导管缺失时,脐静脉主要通过以下方式连接:肝内分流(脐静脉与门静脉相连接)、肝外分流(脐静脉直接与体循环相连:脐静脉在肝脏上方直接连于下腔静脉、脐静脉在肝脏下方直接连于下腔静脉、通过脐周静脉引流、脐静脉直接连于髂静脉、脐静脉直接连于右心房)。静脉导管是胎儿期维持胎儿缺氧、心脏结构和功能,以及胎盘功能调节的重要生理循环部分。

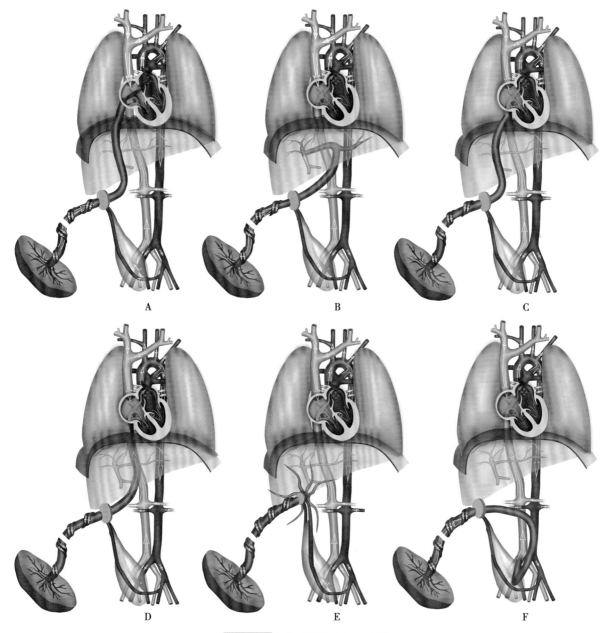

A            B            C

D            E            F

**图 4-100** 静脉导管缺如示意图

A. 脐静脉直接连于右心房;B. 脐静脉与门静脉相连接;C. 脐静脉在肝脏上方直接连于下腔静脉;D. 脐静脉在肝脏下方直接连于下腔静脉;E. 通过脐周静脉引流;F. 脐静脉直接连于髂总静脉

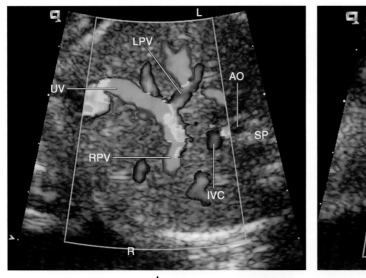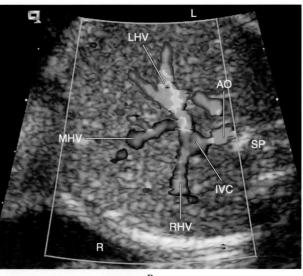

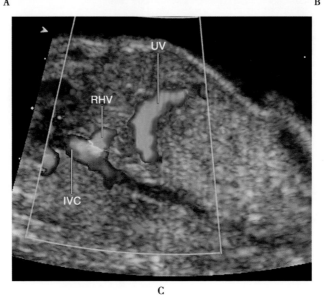

**图 4-101  静脉导管缺如,脐静脉汇入门静脉**

A.上腹部横切面彩色多普勒显示脐静脉(UV)进入肝内与左门静脉(LPV)相连,静脉导管缺如;B.肝静脉水平腹部横切面彩色多普勒显示肝静脉稍扩张,血流速度增快;C.脐静脉矢状切面彩色多普勒,脐静脉与下腔静脉(IVC)间无静脉导管(RPV:右门静脉;LHV:左肝静脉;RHV:右肝静脉;MHV:中肝静脉;AO:主动脉;L:左侧;R:右侧)

静脉导管缺失常合并异常为心脏扩张、水肿和门静脉发育不良或缺如,回顾 2006 年前国外多篇文献报道 86 例静脉导管缺如病例,肝内分流 28 例,肝外分流 57 例,肝内、外分流合并心脏扩张者分别为 3 例和 46 例,水肿者分别为 10 例和 14 例,门静脉发育不良或缺如 1 例和 14 例。

# 先天性脐动脉缺如
## (congenital absence of umbilical artery)

**ICD-10 编码:Q27.0**

**临床特征:**又称单脐动脉,是最常见的脐带异常。其病理机制可能是由于血栓形成导致最初的一条正常脐动脉萎缩所致而非原始发育不全。

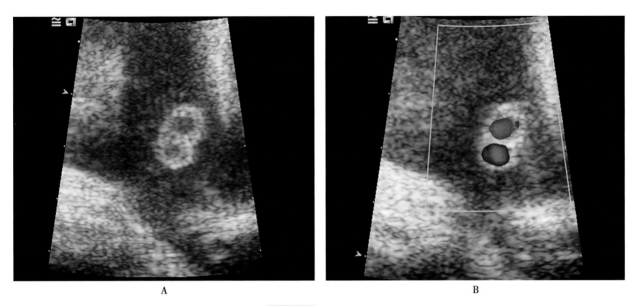

图 4-102　单脐动脉

A.脐带横切面呈"吕"形;B.彩色多普勒血流显像显示一红一蓝两个血流信号

# 第五章

# 呼吸系统先天性畸形

## 鼻裂和鼻切迹
### (fissured,notched and cleft nose)

**ICD-10 编码:**Q30.2

**临床特征:**鼻梁中线存在深沟,将鼻裂成两部分。可表现为鼻裂、鼻梁宽阔平坦、鼻中隔肥厚、筛窦扩大、低位嗅板、鸡冠增大等。如眼眶被侵犯,则可出现严重眶距增宽,脑膨出。

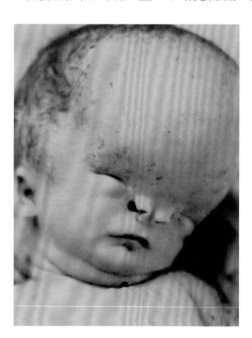

**图 5-1 鼻裂合并先天性脑积水**
鼻背变宽并出现裂沟,头围增大

## 喉-气管闭锁
### (atresia of larynx and trachea)

**ICD-10 编码:**Q32.1

**临床特征:**有膜性或软骨性闭锁两种。大多数病例为喉或近段气管闭锁或狭窄,病变发生在气管远段者极为少见。由于气管或喉部梗阻,肺发育过程中产生的液体不能在胎儿呼气时正常通过气管排出,而积聚在肺内,导致肺肿大和气道扩张,如果未及时发现和治疗,几乎所有胎儿在生后几分钟因呼吸道梗阻而死亡。50%以上的喉或气管闭锁伴有其他畸形,包括肾脏畸形、中枢神经系统畸形以及食管闭锁等。喉闭锁也可是 Fraser 综合征的一种表现。

　　Floyd 等将喉-气管闭锁分成 3 型,Ⅰ型:近端气管缺失,残存远端小段气管连于食管;Ⅱ型:残存连于食管的气管非常短小;Ⅲ型:气管缺失,双侧支气管分别直接连于食管。Faro 将喉-气管闭锁分成 7 型(图5-2):A 型:气管及其分支、肺完全缺失;B 型:气管完全缺失,双侧支气管分别开口于食管形成气管食管瘘;C 型:气管完全缺失,双侧支气管在中线处融合形成气管食管瘘;D 型:喉与远端气管通过一纤维条索相连,并远端气管食管瘘;E 型:近端气管缺失,残存远端气管连于食管形成气管食管瘘;F 型:近端气管缺失,远端气管存在,不合并气管食管瘘;G 型:气管中段部分缺失,不合并气管食管瘘。喉闭锁分成三型,Ⅰ型声门上及声门下均闭锁,Ⅱ型声门下闭锁,Ⅲ型声门闭锁。

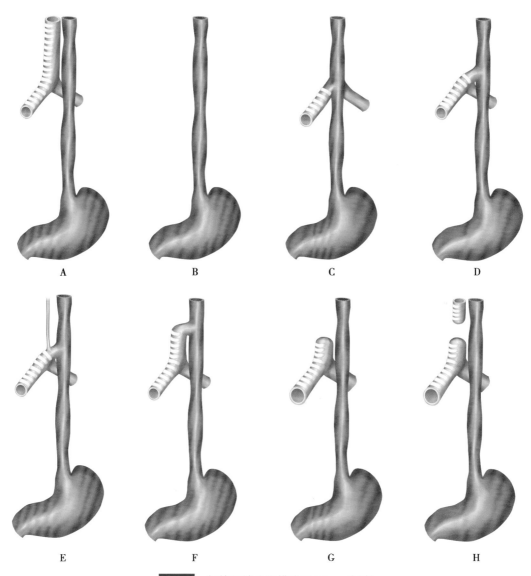

A　　　　　　B　　　　　　C　　　　　　D

E　　　　　　F　　　　　　G　　　　　　H

**图 5-2　气管闭锁分型模式图(Faro 分型)**

A. 正常气管、左右支气管及食管胃模式图;B. Faro A 型:气管及其分支、肺完全缺失;C. Faro B 型:气管完全缺失,双侧支气管分别开口于食管;D. Faro C 型:气管完全缺失,双侧支气管在中线处融合并形成气管食管瘘;E. Faro D 型:喉与远端气管通过一纤维条索相连,并远端气管食管瘘;F. Faro E 型:近端气管缺失,残存远端气管连于食管形成气管食管瘘;G. Faro F 型:近端气管缺失,远端气管存在,不合并气管食管瘘;H. Faro G 型:气管中段部分缺失,不合并气管食管瘘

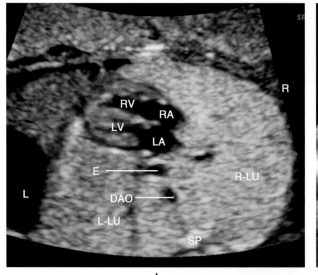

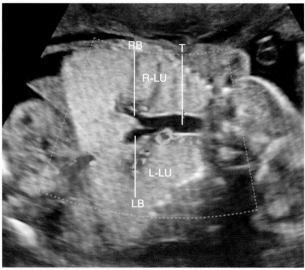

**图 5-3    喉-气管闭锁合并食管闭锁等多发畸形产前超声图像**

A. 四腔心切面显示双肺明显增大,回声增强,心脏受压变小,明显向前移位,降主动脉与脊柱之间的距离增大,降主动脉明显前移,两者之间可见强回声肺组织;B. 气管及左、右支气管冠状切面显示双肺明显增大、回声增强,气管 (T)及左、右支气管(LB、RB)均明显扩张,向上追踪不能显示喉;C. 气管及食管冠状切面显示气管及下段食管(E)均明显扩张,下段食管在气管分叉处与气管连接(L-LU:左肺;R-LU:右肺;SP:脊柱;LA:左心房;LV:左心室;RA:右心房;RV:右心室;L:左侧;R:右侧)

# 支气管闭锁
-------------------------------------------
(bronchial atresia)

**ICD-10 编码:Q32. 4**

**临床特征:** 支气管闭锁是以一段支气管的局部闭锁为特征,发生在右上叶者最为常见,病灶很少发生在下叶,这点可以与叶外型隔离肺相区别。

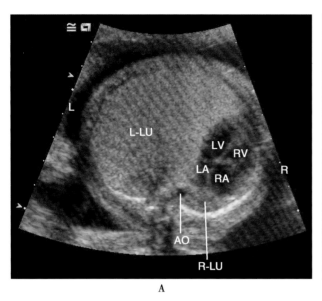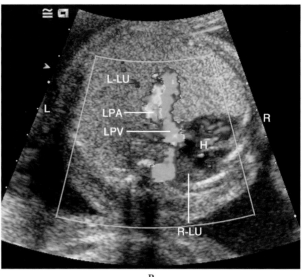

A

B

**图 5-4 支气管闭锁(产后证实左支气管起始段闭锁)**

A. 右移心,左侧胸腔为均匀高回声所充填;B. CDFI 检查可见供血动脉为肺动脉(LPA)及回流静脉为肺静脉(LPV),后者进入左心房(LV:左心室;LA:左心房;RV:右心室;RA:右心房;AO:主动脉;R-LU:右肺;L:左侧;R:右侧;H:心脏)

# 支气管囊肿
## (bronchogenic cyst)

**ICD-10 编码:Q32. 4**

**临床特征:**支气管源性囊肿是支气管上皮构成的囊性结构,可以被黏液充满。可以表现为单个或多个。直径大小不一,可以从几毫米到几厘米。囊肿可以黏附在支气管壁或细支气管壁或通过一个蒂与其交通。根据病变部位不同可分为纵隔型、肺内型和异位型。

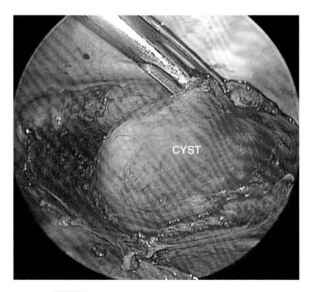

**图 5-5 胸腔镜显示支气管囊肿(CYST)**

# 先天性肺囊腺瘤畸形

（congenital cystic adenomatoid malformation，CCAM）

**ICD-10 编码:** Q33.0

**临床特征:** 先天性肺囊腺瘤畸形（CCAM）是一种正常肺泡发育受阻所致的肺组织错构畸形,组织学上以支气管样气道异常增生、缺乏正常肺泡为特征。原发病灶为支气管闭锁,闭锁远端继发肺组织发育不良。CCAM 典型者为单侧,可累及一侧肺或一叶肺,95%以上仅限于一叶或一段肺。偶尔,CCAM 累及双侧肺(不到 2%)或一叶以上的肺叶或整侧肺。大多数 CCAM 与正常的支气管树相通,但也可能不相通而产生梗阻,可能为病变内支气管缺乏软骨所致。

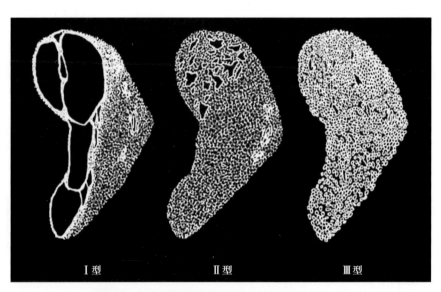

**图 5-6　先天性肺囊腺瘤畸形的三种解剖类型模式图**

A. Ⅰ型:大囊型,病变以多个较大囊肿为主,囊肿大小不等,多为 2~10cm,占 CCAM 的50%,预后最佳;B. Ⅱ型:中囊型,病变内有多个囊肿,囊肿大小不超过 2cm,占 CCAM 的40%;C. Ⅲ型:小囊型,病变内有大量细小囊肿,囊肿大小不超过 0.5cm,呈实质性改变,有大量腺瘤样结构,其内有散在的、薄壁的、类似支气管的结构,占 CCAM 的 10%

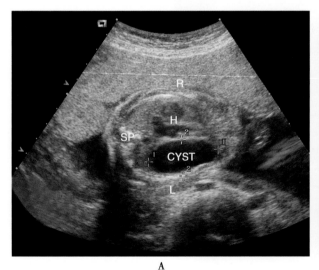
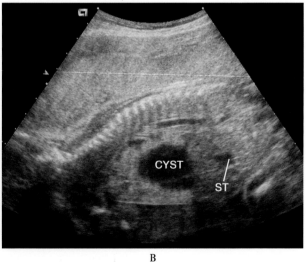

**图 5-7　先天性肺囊腺瘤畸形Ⅰ型产前超声图像**

A. 四腔心水平横切面显示左侧胸腔内一囊性为主的占位病变(CYST),心脏(H)受压向右侧(R)移位;左侧胸廓矢状切面显示左侧胸腔内囊性占位病变,囊肿周围可见实质性强回声,内可见多个小囊肿;B. 膈肌回声完整,胃泡(ST)位置正常(SP:脊柱;L:左侧)

# 隔离肺
## （sequestration of lung）

**ICD-10 编码：Q33.2**

**临床特征：** 隔离肺是由胚胎前原肠、额外发育的气管和支气管肺芽接受体循环的血液供应而形成的无功能肺组织团块。根据隔离肺组织有无独立的脏层胸膜，可分为叶内型和叶外型两大类。

叶内型隔离肺（intralobar sequestrations，ILS），是一个无功能的肺实质。与支气管树无交通。然而它可能通过孔氏孔或与正常的小支气管连接而含有空气。与 ELS 不同的是 ILS 与正常脏胸膜形成一体。

叶外型隔离肺（extralobar sequestrations，ELS），常称为副肺叶或副肺段，与正常肺组织分离，有独立的脏层胸膜包绕，是一些由无功能的原始肺实质组成的团块，不与气管支气管树连接，但仍有细支气管、肺泡管、肺泡、淋巴管的弥漫性扩张。80%～90% 的 ELS 发生于左肺基底部，位于左肺与膈之间（图 5-8B），10% 患者位于胸廓之外的横膈膜下。供血均来自体循环动脉，约 80% 供血动脉为单一血管。静脉回流通常引流到奇静脉、半奇静脉、腔静脉。常合并先天性膈疝、膈膨升、膈麻痹，其他合并畸形有食管胃畸形、支气管囊肿、心包缺陷、异位胰腺、脊柱异常等。

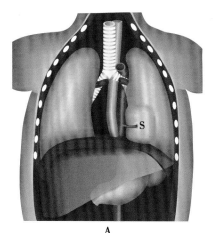
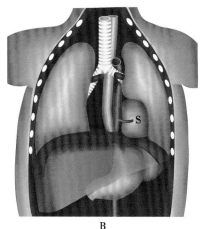
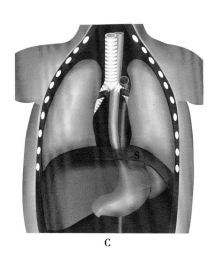

A　　　　　　　　　　　B　　　　　　　　　　　C

**图 5-8　隔离肺模式图**
A. 叶内型隔离肺；B. 叶外型隔离肺（胸腔内）；C. 叶外型隔离肺（膈下）

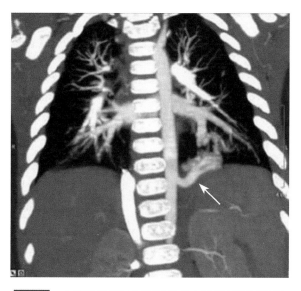

**图 5-9　血管造影显示隔离肺的供血动脉（箭头所示）**

# 肺发育不良
## （pulmonary hypoplasia）

**ICD-10 编码：Q33.3**

**临床特征：**胎儿肺发育不良是指胎儿肺重量和体积较相应孕周绝对减小，组织学上则显示肺组织内肺泡数目及支气管数目减少。包括：①肺缺如：一叶或一侧肺甚至双肺缺如；②肺发育不全：只残留盲端支气管而无肺血管和肺实质；③肺发育不良：形态变化不大，但支气管、肺泡、血管均减少。组织学上则显示：肺组织内肺泡数目、支气管数目、肺血管数目减少。原发性肺发育不良极罕见，表现双侧或单侧肺完全不发育或缺如，或体积的严重减小。双侧肺发育不良者，产后不能生存；单侧肺发育不良者，产后可以生存，但是后者可合并支气管、食管、心脏大血管的畸形，肺动脉缺如或畸形，脊柱肢体缺陷（如足内翻）等，但非整倍体染色体畸形似乎无明显增加。双肺继发性发育不良通常由以下原因引起，如长期羊水过少、骨性胸廓小、胸腔内占位性病变、心脏增大等。胸腔狭窄者常常表现为胸腔容积的明显变小，而心脏相对较大。

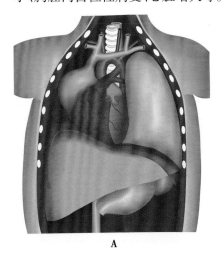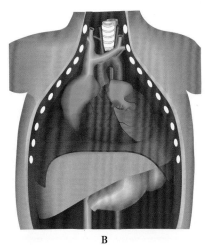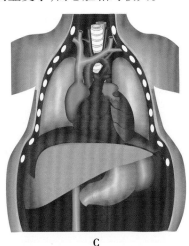

**图 5-10　肺发育不良或缺如模式图**

A. 一侧原发性肺不发育模式图，图中为右肺完全缺如，右支气管不发育，右肺动脉缺如，心脏右移，右侧膈肌及右肝上移；B. 双侧原发性肺不发育模式图，心脏占据整个胸腔，心脏呈横位，左、右径线明显增大，胸腔内无任何肺组织，支气管不发育，主肺动脉、动脉导管及双侧肺动脉缺如；C. 双侧继发性肺发育不良模式图，图中为骨骼系统等畸形导致的窄胸，胸腔容积明显变小，而心脏相对较大，继发双侧肺体积明显变小

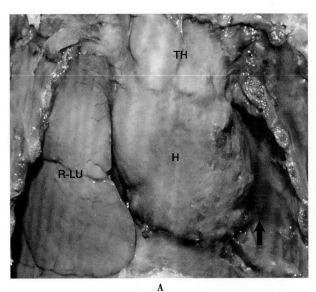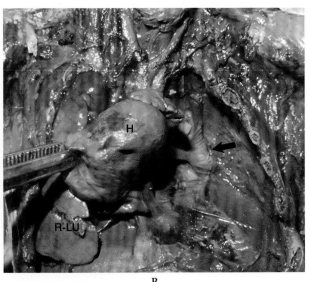

**图 5-11　左肺缺如合并复杂心脏畸形**

A. 胸腔腹侧观，左侧胸腔内均未见肺脏（粗箭头所示）；B. 把心脏向右侧翻开，更清楚地显示左胸内未见肺脏（粗箭头所示）（R-LU：右肺；H：心脏；TH：胸腺）

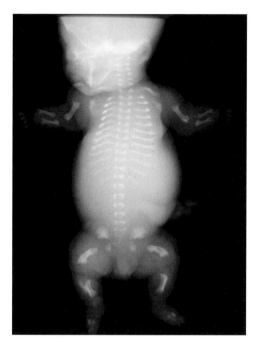

**图 5-12**　致死性侏儒继发肺发育不良

X 线片显示四肢严重短小,长骨短小弯曲、骨骺端膨大,呈"听筒征",胸廓明显狭小,腹部膨隆

# 第六章

# 消化系统先天性畸形

## 食管闭锁

### (esophageal atresia)

ICD-10 编码:Q39.0 食管闭锁,不伴有瘘

　　　　　　Q39.1 食管闭锁,伴食管气管瘘

**临床特征:**食管管腔连续性中断,90%的病例合并有食管气管瘘。根据解剖发育特点,可分为 5 种类型。Ⅰ型:单纯食管闭锁。食管上、下两段互不相通,各成盲端而闭锁,不伴有气管食管瘘。胃不充盈,此型占 6%~7%(图 6-1B);Ⅱ型:食管闭锁伴上段气管食管瘘。上段食管与气管之间有瘘管相通,下段食管为盲端,胃不充盈。此型占 1%~2%(图 6-1C);Ⅲ型:食管闭锁伴下段气管食管瘘。上段食管为盲端,下段食管与气管之间有瘘管相通,胃充盈较好(图 6-1D~E):此型最多,约占 86%;Ⅳ型:食管闭锁伴上、下段气管食管瘘。上、下段食管与气管之间均有瘘管相通,胃充盈良好。约占 1%~5%(图 6-1F~H);Ⅴ型:单纯气管食管瘘。不伴有食管闭锁,胃充盈良好。占 4%~6%(图 6-1I)。

　　患儿产前检查有羊水过多、胃消失,出生后进食后反复发作呛咳,发绀,溢奶,并有唾液过多、舟状腹等表现。超声检查和造影检查有助诊断。预后取决于出生体重、食管闭锁类型及是否伴发其他畸形。

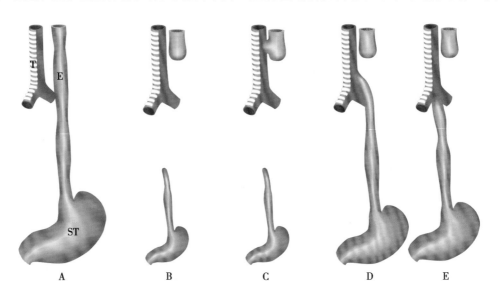

A　　　　　　B　　　　　　C　　　　　　D　　　　　　E

182

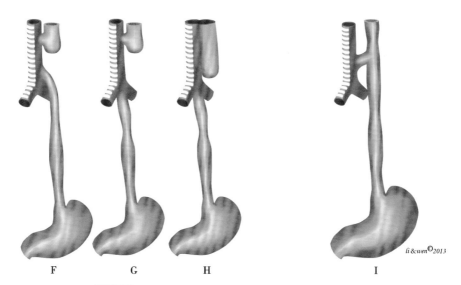

**图6-1　先天性食管闭锁的类型(右前侧面观)模式图**

A. 正常气管(T)、食管(E)与胃(ST)关系模式图;B. 食管闭锁 I 型:单纯食管闭锁;C. 食管闭锁 II 型:食管闭锁伴上段气管食管瘘;D、E. 食管闭锁 III 型:食管闭锁伴下段气管食管瘘;F、H. 食管闭锁 IV 型:食管闭锁伴上、下段气管食管瘘;I. 食管闭锁 V 型:单纯气管食管瘘不伴食管闭锁

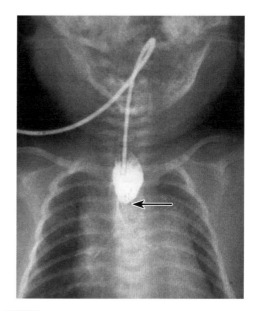

**图6-2　食道闭锁上消化道造影图像(浙江大学医学院附属儿童医院提供)**

食管闭锁上消化道造影图像:显示食管近盲端于 $T_4$ 水平(黑色箭头所示)

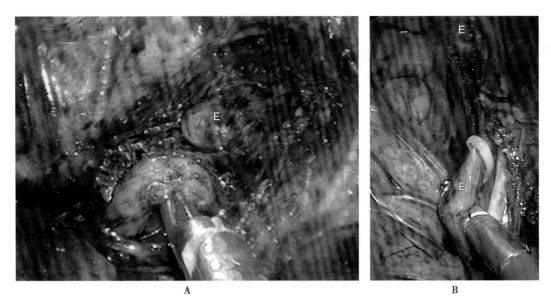

A　　　　　　　　　　　　B

**图 6-3**　食管闭锁胸腔镜下食管手术照片（四川大学华西医院提供）
*腔镜下可见食管闭锁近、远端（E：食管）*

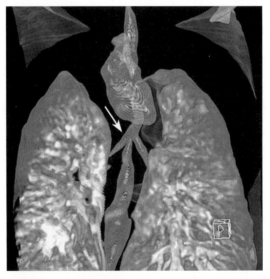

**图 6-4**　食管气管瘘Ⅳ型 CT 食管气管三维重建图像（四川大学华西医院供图）
*下段食管与气管分叉处之间形成瘘口（箭头所示）*

# 先天性肥厚性幽门狭窄
## （congenital hypertrophic pyloric stenosis）

ICD-10 编码：Q40.00

**临床特征**：先天性肥厚性幽门狭窄是较常见的外科疾患，在我国发病率为 1/3 000~1/1 000，男性患儿居多。主要是由于幽门环形肌异常增生肥厚压迫幽门管导致的梗阻。临床表现为生后 2~4 周出现的呕吐，呕吐物不含胆汁，呈进行性加重，后期都呈喷射性呕吐。上腹部肋缘下可扪及橄榄样包块。B 超是首选的检查，幽门呈子宫颈样改变，幽门环肌≥4mm，幽门管内径<3mm，幽门管长度>15mm 即可确诊。手术效果良好，预后好。

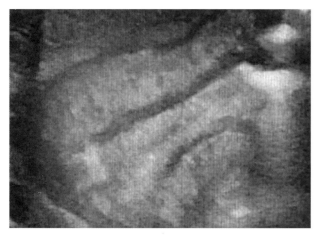

图 6-5 先天性肥厚性幽门狭窄超声图像（浙江大学医学院附属儿童医院提供）

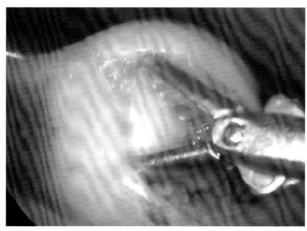

图 6-6 先天性肥厚性幽门狭窄腹腔镜下幽门环肌切开照片（浙江大学医学院附属儿童医院提供）

# 先天性食管裂孔疝
（hiatus hernia）

ICD-10 编码：Q40.101

**临床特征**：食管裂孔疝，是胃通过发育异常宽大的食管裂孔突入到胸腔内。频繁呕吐为主要症状。按照食管裂孔疝本身疝入情况，可以分为：滑动性食管裂孔疝、食管旁疝和巨大食管裂孔疝伴短食管。预后较好。

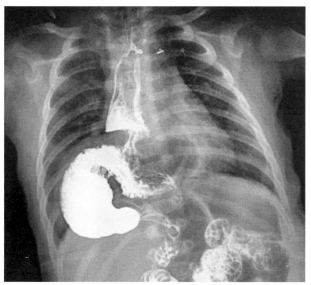

图 6-7 右侧食管裂孔疝上消化道造影图像（浙江大学医学院附属儿童医院提供）
右侧胸腔内可见肠管

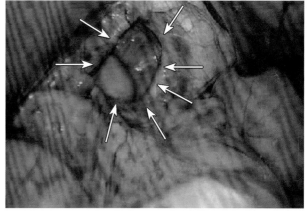

图 6-8 食管裂孔疝腹腔镜照片（四川大学华西医院提供）
腹腔镜下可见异常扩大的膈肌食管裂口（箭头所示），疝入胸腔脏器已经复位

# 胃重复畸形
## （duplication cyst of the stomach）

**ICD-10 编码**：Q40.2

**临床特征**：胃重复畸形是消化道重复畸形中最少见的一种。多数重复畸形囊壁与正常胃壁具有共同的肌层，并且共同接受胃网膜动脉的血液供应，畸形可发生在胃的任何部位，最常见是沿胃大弯分布。

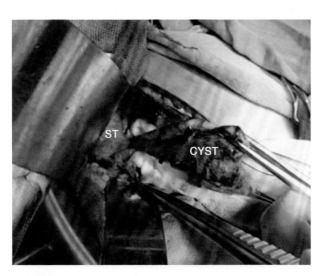

**图 6-9**    胃重复畸形术中照片（四川大学华西医院提供）
胃（ST）内可见一囊性包块（CYST），钳夹物为重复胃

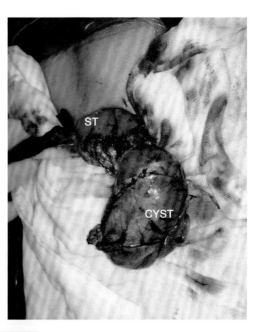

**图 6-10**    胃重复畸形术中照片（浙江大学医学院附属儿童医院提供）

# 先天性肠缺如、闭锁和狭窄
## （congenital absence，atresia and stenosis of intestine）

**ICD-10 编码**：Q41.0 十二指肠闭锁与狭窄

　　　　　　　　Q41.1 空肠先天性缺如、闭锁和狭窄

　　　　　　　　Q41.2 回肠先天性缺如、闭锁和狭窄

　　　　　　　　Q43 结肠闭锁与狭窄

**临床特征**：可发生在十二指肠到直肠的任何部位，肠闭锁最多见于回肠，其次是空肠和十二指肠，结肠闭锁较为少见。肠狭窄最常见于十二指肠；有 10%~15% 为多发性闭锁。肠闭锁或狭窄可分为以下 5 种类型：

1. **肠狭窄**　最多见于十二指肠和空肠上段，常呈隔膜状，脱垂在肠腔内，形成"风袋"状结构，中央有一小孔。回肠、结肠也可见局限性环状狭窄（图 6-11A）。

2. **闭锁Ⅰ型**　肠腔内有一个或多个隔膜使肠腔完全闭锁，肠管外形连续性未中断，相应的肠系膜完整无损，小肠无短缩（图 6-11B）。

3. **闭锁Ⅱ型**　闭锁两侧肠管均呈盲端，其间有一条纤维束带连续，其毗邻肠系膜完整或在相当于闭锁区域的肠系膜有一"V"形缺损。小肠有短缩（图 6-11C）。

4. **闭锁Ⅲ型**　远、近侧肠管盲端完全分离，无纤维束带相连。此型又分为 A、B 两型。ⅢA 型：闭锁两端呈盲袋状,完全分离,肠系膜呈"V"形缺损(图 6-11D)。Ⅲ B 型:"苹果皮"或"圣诞树"样闭锁("Apple peel"or"Christmas tree"atresia):闭锁两盲端分离,大部分空肠及其相应的肠系膜缺如,小肠环绕血管支似削下的苹果皮串或螺旋样畸形。整个小肠明显短缩(图 6-11E)。

5. **闭锁Ⅳ型**　多发性闭锁,闭锁间系膜可呈"V"形缺损,或由索带相连酷似一串香肠。小肠长度正常或短缩(图 6-11F)。

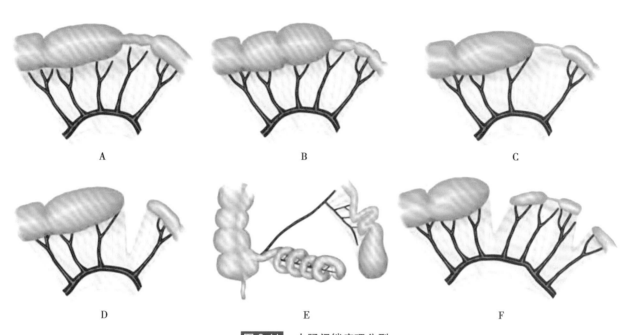

**图 6-11**　小肠闭锁病理分型

A.肠狭窄;B.闭锁Ⅰ型;C.闭锁Ⅱ型;D.闭锁ⅢA 型;E.闭锁ⅢB 型;F.闭锁Ⅳ型

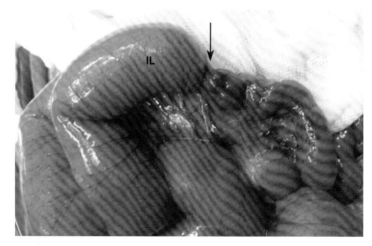

**图 6-12**　回肠狭窄术中照片(浙江大学附属儿童医院提供)

狭窄处(箭头所示)近端回肠(IL)明显扩张,远端肠管充盈度较差,管径较小

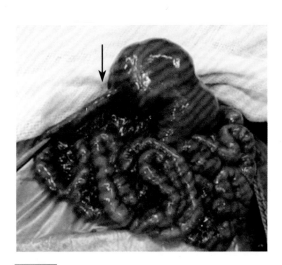

**图 6-13** 肠闭锁 I 型术中照片（浙江大学附属儿童医院提供）

肠闭锁近侧肠管因长期梗阻而扩张,闭锁远侧肠管细小,肠腔内无气体,肠管细小(闭锁处如箭头所示)

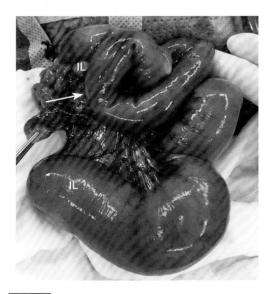

**图 6-14** 肠闭锁ⅢA型(回肠)术中照片(浙江大学附属儿童医院提供)

闭锁处(箭头所示)近远端肠管断开,完全分离,其间无纤维索相连,肠系膜呈"V"形缺损,闭锁近端回肠(IL)扩张明显,血运不良,闭锁远端肠管腔内无气体

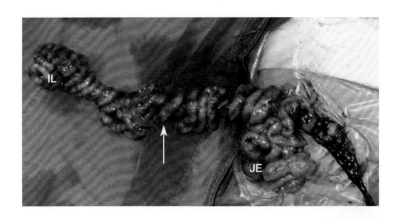

**图 6-15** ⅢB型肠闭锁(空肠+回肠)术中照片(浙江大学附属儿童医院提供)

闭锁肠管远端小肠沿滋养血管呈螺旋状排列,似削下的苹果皮串(箭头所示),两盲端系膜广泛缺损(IL:回肠;JE:空肠)

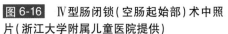

**图 6-16** Ⅳ型肠闭锁(空肠起始部)术中照片(浙江大学附属儿童医院提供)

空肠(JE)起始部多发性闭锁(箭头所示),各闭锁段间有索带相连,状似腊肠,闭锁近端十二指肠(DU)明显扩张

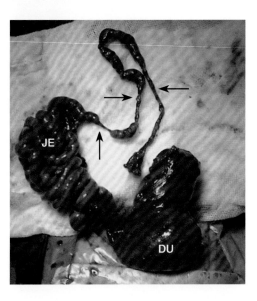

# 直肠肛门先天性缺如、闭锁和狭窄

（congenital absence, atresia and stenosis of anorectal）

**ICD-10 编码：**Q42.0 直肠先天性缺如、闭锁和狭窄，伴有瘘

Q42.1 直肠先天性缺如、闭锁和狭窄，不伴有瘘

Q42.2 肛门先天性缺如、闭锁和狭窄，伴有瘘

Q42.3 肛门先天性缺如、闭锁和狭窄，不伴有瘘

Q43.7 泄殖腔畸形

　　**临床特征：**先天性肛门直肠畸形是最常见的消化道畸形，又称无肛，其种类繁多、病理改变复杂，不仅肛门直肠本身发育缺陷，肛门周围肌肉（耻骨直肠肌、肛门外括约肌和肛门内括约肌）均有不同程度的改变。常伴发其他器官畸形，如泌尿生殖系统和脊柱畸形。低位闭锁者，男性常合并肛门直肠会阴瘘，女性为直肠会阴瘘、直肠前庭瘘；高位闭锁者，男性常合并直肠尿道或膀胱瘘，女性则有一穴腔。出生后，可采取倒立侧位 X 片、瘘管造影、钡灌肠、超声等辅助诊断。可单独发生，也常是综合征如并腿畸形、VACTERAL 综合征、泄殖腔外翻序列征的一个表现。

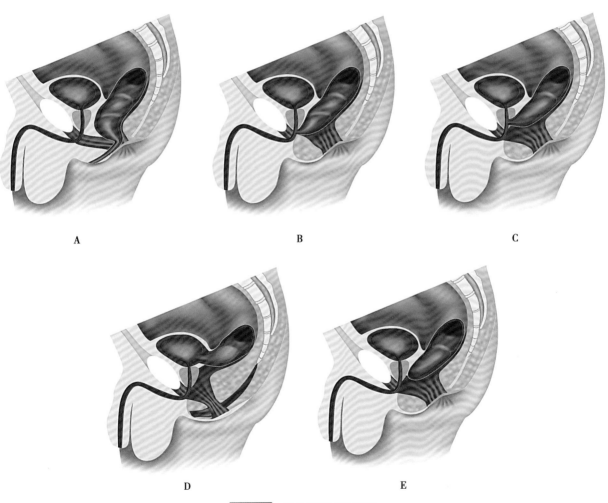

**图 6-17　男性肛门直肠畸形**

A. 直肠会阴瘘；B. 直肠尿道球部瘘；C. 直肠尿道前列腺部瘘；D. 直肠膀胱瘘；E. 肛门闭锁（无瘘）

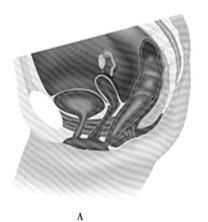
A

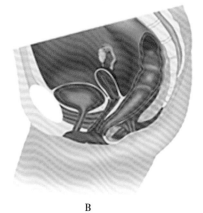
B

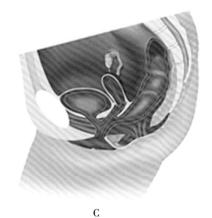
C

图 6-18    女性直肠肛门畸形
A. 直肠会阴瘘;B. 直肠前庭瘘;C. 一穴腔畸形

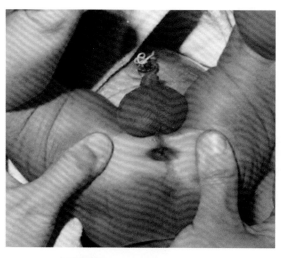

图 6-19    先天性肛门膜状闭锁
可见肛管结构,肛门处有一层膜覆盖,小指尖不能通过

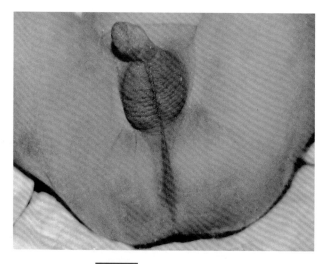

图 6-20    先天性肛门闭锁
臀区无肛门结构,阴茎阴囊正中缝向肛门处延伸,未见瘘管

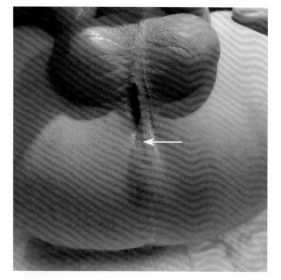

图 6-21    先天性肛门直肠闭锁合并直肠会阴瘘
(浙江大学医学院附属儿童医院提供)
肛门被一层薄膜所覆盖,粪便从阴囊正中缝处排出

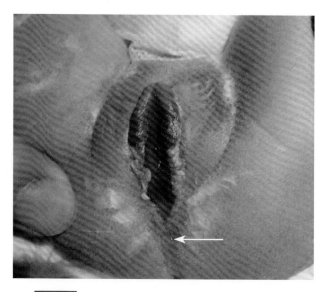

图 6-22    先天性肛门直肠闭锁合并直肠前庭瘘
(浙江大学医学院附属儿童医院提供)
肛门区无肛门结构,直肠与外界不通,阴道前庭可
及开口

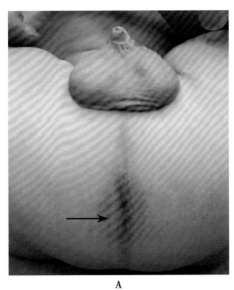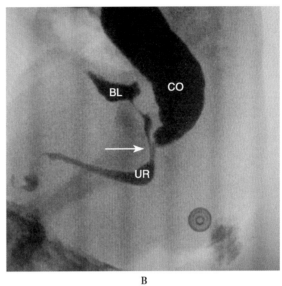

A                                    B

**图 6-23** 直肠前列腺球部瘘生后照片及消化道造影图像(浙江大学医学院附属儿童医院提供)
A.臀部无肛门(箭头所示);B.消化道造影可见直肠与前列腺球部相通,形成一瘘道(箭头所示)
(BL:膀胱;CO:结肠;UR:尿道)

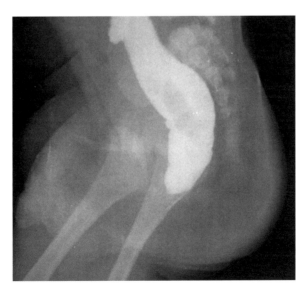

**图 6-24** 肛门闭锁无瘘造影图像(浙江大学医学院附属儿童医院提供)
　　直肠末端呈盲端,未见与外界相通

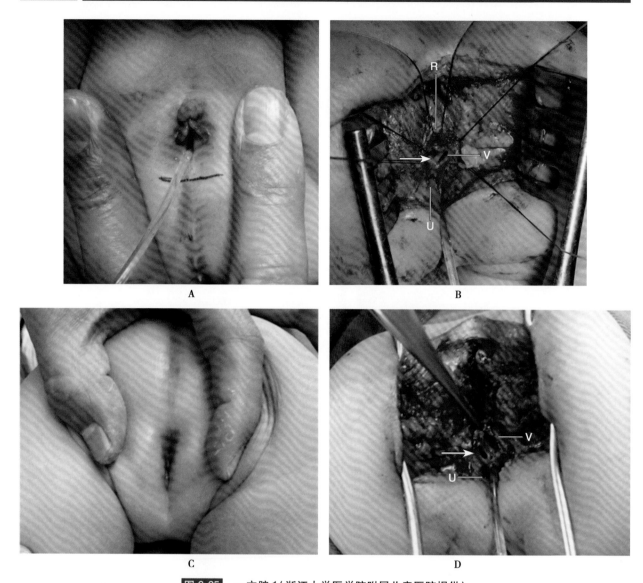

A

B

C

D

**图 6-25**　一穴腔 1(浙江大学医学院附属儿童医院提供)

A、C. 可见尿道、阴道及直肠末端开口融合,外观上仅存在一个开口;B、D. 为一穴腔术中图,可见尿道开口(U),阴道开口(V),直肠开口(R),并伴有阴道纵隔畸形(箭头)

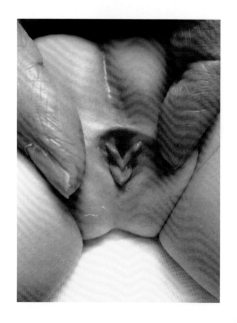

**图 6-26**　一穴肛 2(四川大学华西医院提供)

臀部未见肛门开口,会阴部仅可见一个开口

# 卵黄管畸形

## (omphalomesenteric duct remnants)

ICD-10 编码:Q43.0

**临床特征:**胚胎第5~6周后卵黄管逐渐萎缩、闭塞、纤维化成纤维索带。发育异常时,卵黄管部分或者全部残留,形成各种类型卵黄管畸形,根据残留的部位特点可分为6种类型:①脐茸,仅脐部表面黏膜残留;②脐窦卵黄管脐端残留较短的盲管形成窦道,长数毫米或数厘米,易反复感染;③脐肠瘘,卵黄管全部未闭,脐部通过瘘管与肠管相通,肠道内气体和粪便会从脐部排出;④卵黄管囊肿,卵黄管两端闭合,中间仍有部分内腔,其黏膜分泌集聚形成囊肿;⑤梅克尔憩室,卵黄管肠端未闭,在末端回肠壁肠系膜对侧缘形成憩室,在正常人群发生率为2%~4%,多数憩室无症状,憩室内迷生组织的存在是引起症状的主要原因,可导致出血、炎症、肠梗阻甚至肠穿孔;⑥脐肠索带,卵黄管及其血管纤维化索带的残留,一般无症状,当引起压迫、肠内疝或导致肠扭转引起肠梗阻才出现症状。

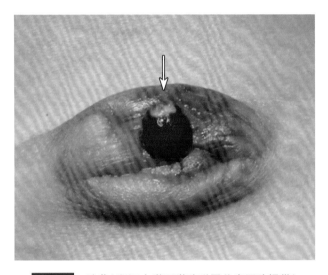

**图 6-27** 脐茸(浙江大学医学院附属儿童医院提供)

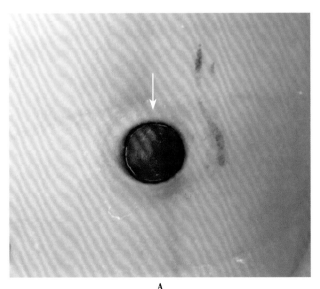

A

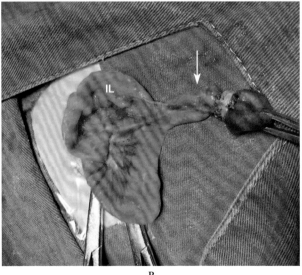

B

**图 6-28** 脐肠瘘(浙江大学医学院附属儿童医院提供)

A.脐肠瘘(箭头所示)连接于回肠(IL)与脐孔之间,脐部可见红色黏膜,中央有小孔,间歇排出黏液,肠气或粪便等肠内容物;B.箭头可见连接回肠与脐部的瘘

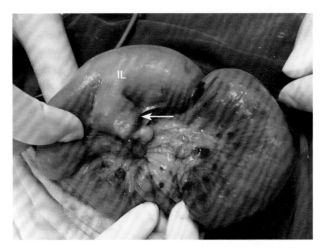

**图 6-29** 梅克尔憩室(浙江大学医学院附属儿童医院提供)
位于末端回肠(IL)肠系膜附着缘对侧的憩室样突起即为梅克尔憩室(箭头所指)

# 先天性巨结肠
(congenital megacolon)

ICD-10 编码:Q43.2

**临床特征**:又称 Hirschsprung 病。结肠远端(最常见于乙状结肠远端和直肠)肠壁内神经丛缺乏神经节细胞,该段肠管呈持续性收缩状态,丧失蠕动和排便功能,导致近段结肠因粪便淤积,逐渐扩张、变肥厚,形成巨结肠。患儿出生后发生反复性肠梗阻症状与体征,可伴发其他系统畸形。出生后钡灌肠有助诊断,直肠活检显示神经节细胞缺乏。现认为该病为多基因遗传,遗传度为 80%。

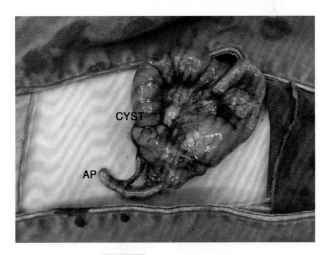

**图 6-30** 先天性巨结肠
近段结肠因胎粪淤积,扩张、变肥厚,病变段结肠色苍白
(CYST:囊性包块;AP:阑尾)

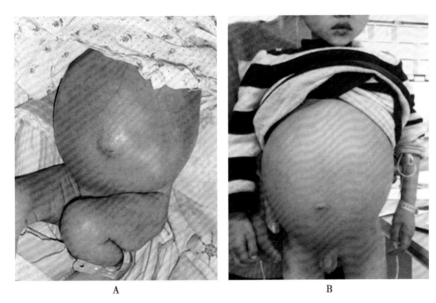

图 6-31 新生儿和年长儿巨结肠（浙江大学医学院附属儿童医院提供）

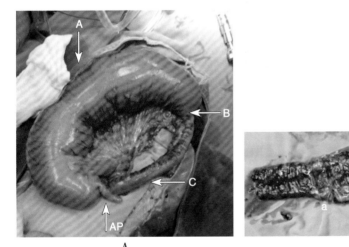

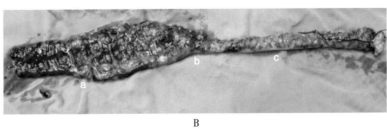

图 6-32 巨结肠术中（A）和术后（B）照片（浙江大学医学院附属儿童医院提供）

可见近端结肠肠管异常扩大，壁肥厚，色泽略苍白，称为扩张段（a），扩张段远端肠管痉挛，细小，无蠕动，称为痉挛段（c），二者之间为呈漏斗形的移行区（b）（AP：阑尾）

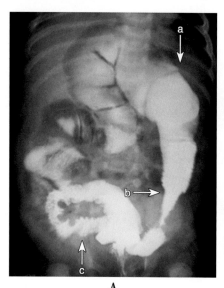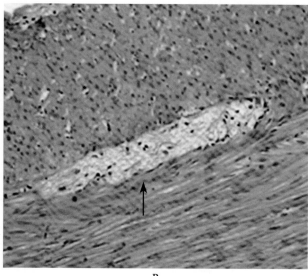

A                   B

**图 6-33　巨结肠钡剂灌肠和病理照片（浙江大学医学院附属儿童医院提供）**

A. 钡剂灌肠造影可见扩张段（a 箭头），移行区（b 箭头）及痉挛段（c 箭头）；B. 病理切片箭头所指处可见肌间神经丛增生，无神经节细胞存在

# 先天性肠旋转不良

## （congenital intestinal malrotation）

**ICD-10 编码：Q43.3**

**临床特征：**先天性肠旋转不良是胚胎期肠发育过程中以肠系膜上动脉为轴心的正常旋转运动发生障碍所造成的先天性肠道畸形。因肠道位置发生变异，肠系膜附着不全，导致十二指肠梗阻、中肠扭转、游动盲肠、空肠梗阻，亦可发生肠反向旋转。出生后引起完全或不完全性肠梗阻，多发于新生儿期。新生儿生后 3~5 天出现间歇性呕吐，呕吐物含有胆汁。十二指肠梗阻多为不完全性，发生时上腹膨隆，有时可见胃蠕动波，剧烈呕吐后即平坦萎陷。梗阻常反复发生，时轻时重。胃肠造影联合钡剂灌肠及 CT 有助于诊断。

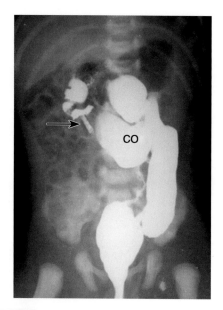

**图 6-34　肠旋转不良钡剂灌肠造影图像（浙江大学医学院附属儿童医院提供）**

回盲部、阑尾（箭头所示）位于上腹部（CO：结肠）

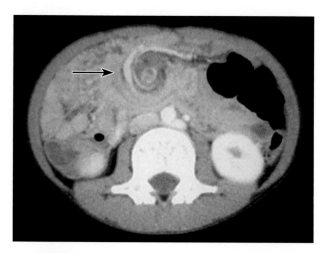

**图 6-35　中肠扭转腹部增强 CT 图像（四川大学华西医院提供）**

中肠扭转呈漩涡征（箭头所示）

# 肠重复畸形
## （intestinal duplication）

**ICD-10 编码：Q43.4**

**临床特征：**消化道重复畸形并不常见，从口腔至直肠的任何部位都可以发生，小肠重复畸形最多见，其发病率为 0.025%～1%。发病原因可能是多源性的，包括原肠腔化障碍、憩室样外袋增生膨出、脊索-原肠分离障碍、原肠缺血坏死等。肠重复畸形多数与正常肠管关系密切，贴附在其系膜侧，有共同的血液供应，组织结构相同。肠重复畸形根据其外观形态可分为以下两种类型：①囊肿型，外观呈圆形或椭圆形，囊肿大小不等，多与肠管不相通。囊肿位于肠壁肌层外者，称肠外囊肿型；位于肠壁肌间及黏膜下者，称肠内囊肿型；②管状型，外观呈管状，位于正常肠管侧缘，与主肠管平行走行，形成双腔管道，长度从数厘米到数十厘米不等。

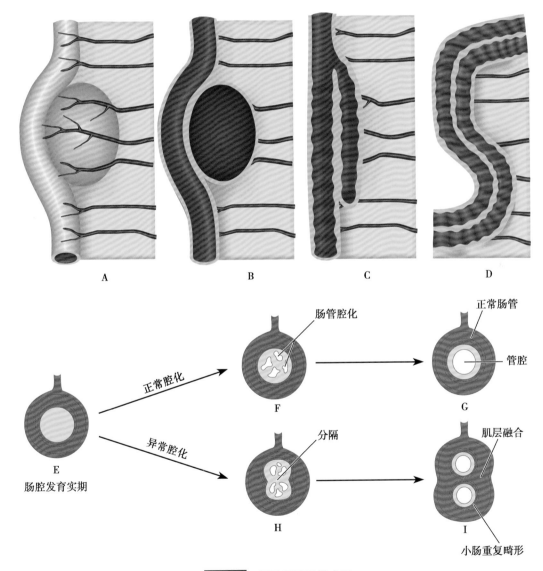

**图 6-36　肠重复畸形模式图**

A. 小肠囊状重复畸形，注意重复肠管位于主肠管的系膜侧，其血液供应来源相同；B. 图 A 的长轴切面图；C. 较短的小肠管状重复畸形；D. 较长的小肠管状重复畸形，注意其与主肠管共壁；E. 发育过程中的暂时性闭塞期肠管横切面图。F. 正常发育时肠腔内空泡形成；G. 空泡融合肠管再通形成正常肠管；H. 肠管内形成 2 组空泡；I. 2 组空泡分别融合并再通形成重复肠管

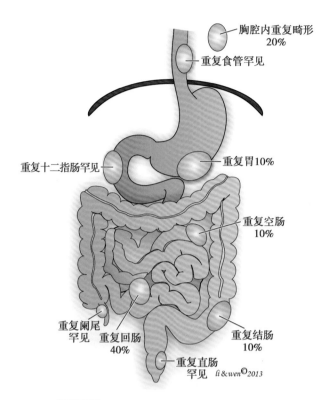

**图 6-37　消化道重复畸形发生部位示意图**

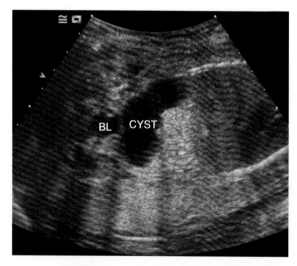

**图 6-38　肠重复畸形产前超声图像**

在膀胱(BL)上方可见一囊性包块(CYST),壁较厚。手术证实在回肠中段肠系膜侧可见囊性结构,近侧端和肠腔有一很小的通道,病理证实囊壁为肠壁结构

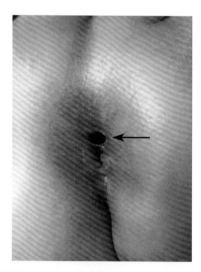

**图 6-39　肛门重复畸形(浙江大学医学院附属儿童医院提供)**

正常肛门正后方另有一肛门开口(箭头所示)

## 阑尾重复畸形
### （appendiceal duplication）

**ICD-10 编码：Q43.4**

**临床特征：**先天性阑尾重复畸形类型繁多，至今尚无完整分类。

根据 Wallbridge 分类法将阑尾重复畸形分为 3 型：A 型：阑尾均起于盲肠，从共同根部再分为两支，两分支的形态和大小呈不同程度的畸形；B 型：盲肠处有两条完全分开的阑尾；C 型：两盲肠各有一条阑尾。

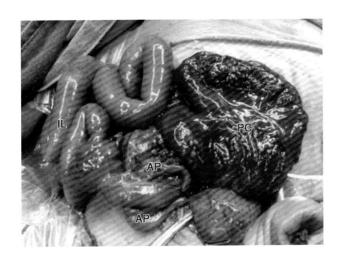

**图 6-40**　阑尾重复畸形术中照片（浙江大学医学院附属儿童医院提供）
回盲部可见两条阑尾（AP），同时伴有袋状结肠畸形（pouch colon，PC）（IL：回肠）

## 先天性胆囊缺如
### （congenital absence of gallbladder）

**ICD-10 编码：Q44.0**

**临床特征：**肝内、外均无任何胆囊结构。常伴有胆总管缺如、肝外胆道闭锁或胆总管囊肿等，单纯性胆囊缺如可无消化功能异常或其他症状。须排除异位胆囊或被粘连带遮盖的萎缩胆囊，采用胆管造影检查，如胆囊不显影，且排除胆囊管被阻塞，可考虑本病。

**图 6-41**　26 周胎儿胆囊缺如（该例合并其他严重结构畸形引产后证实）
腹部系列横切面扫查，未显示胆囊，孕妇休息 1 小时后再次超声检查，胎儿胆囊仍未显示（LIVER：肝脏；UV：脐静脉；AO：腹主动脉；IVC：下腔静脉）

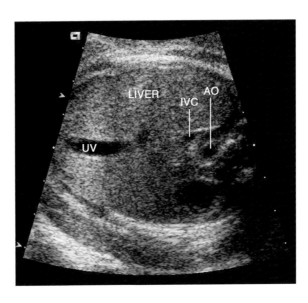

# 双胆囊畸形
## （gallbladder duplication）

**ICD-10 编码:Q44.1**

**临床特征:**双胆囊是指有两个胆囊和两个胆囊管,这两个胆囊管或联合成"V"字形,或各自单独进入肝外胆管。副胆囊管的位置不定,可以在正常胆囊的旁侧,或在其他部位,如在左肝下方或肝胃韧带旁。副胆囊的体积不定,常与正常者相等。在诊断双胆囊时,注意与其他囊性包块相鉴别,包括胆总管囊肿、胆囊折叠、胆囊憩室、肝囊肿、肠系膜囊肿、十二直肠重复畸形、永久性右脐静脉鉴别。该病除合并肝脏血管和肠系膜血管异常外,很少合并其他结构畸形。

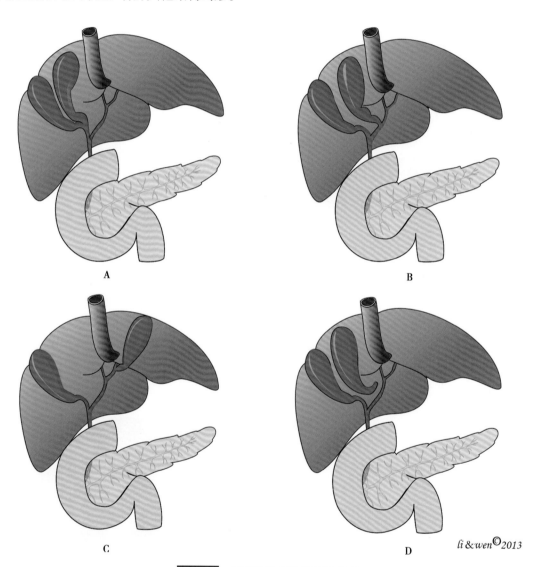

**图 6-42** 双胆囊的各种类型示意图

A. 在正常的肝下方位置,2 个胆囊管呈"Y"形连接;B. 在正常的肝下方位置,有 2 个分离的胆囊管与肝总管相连;C. 副胆囊在肝左叶下面,副胆囊管与左侧肝管相连;D. 在正常的肝下方位置,副胆囊管不与肝外胆管相连,而直接进入肝脏

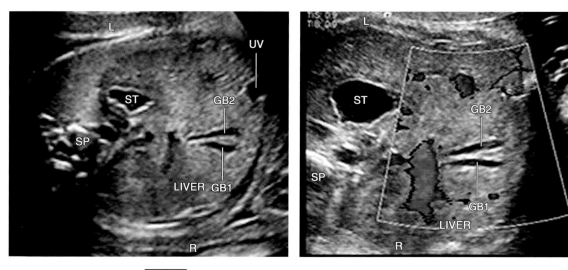

**图 6-43** 26 周胎儿双胆囊、复杂先天性心脏畸形超声图像

上腹部横切面二维(图 A)及彩色多普勒(图 B)显示脐静脉右侧两个胆囊回声,其内未见明显血流信号(GB1:胆囊1;GB2:胆囊 2;LIVER:肝脏;UV:脐静脉;R:右侧;L:左侧;ST:胃;SP:脊柱)

# 胆道闭锁

## (biliary atresia,BA)

**ICD-10 编码:Q44.2**

**临床特征:**先天性胆道闭锁并非罕见。亚洲地区的发病率较高。女婴多于男婴,约为 2:1。由于胆道闭锁而出现阻塞性黄疸、白色大便及早期肝硬化等临床表现。若不及时治疗,病死率很高。胆道闭锁又分为三型:胆总管闭锁,占 5%~10%,肝管未闭锁,胆总管部分或全部缺如;Ⅱ型为肝管闭锁,此型少数病例闭锁部位在肝管,而胆囊及胆总管存在,并连接十二指肠,称为胆总管未闭锁型胆道闭锁;Ⅲ型为肝门部闭锁,此型和Ⅱ型占 85%以上。

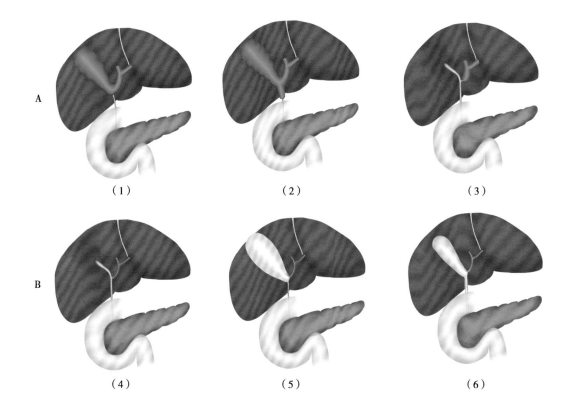

（1）　　　　　　　　　（2）　　　　　　　　　（3）

（4）　　　　　　　　　（5）　　　　　　　　　（6）

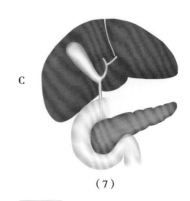

（7）

**图 6-44**　胆道闭锁分型示意图
A.胆总管闭锁;B.胆管闭锁;C.肝门部闭锁

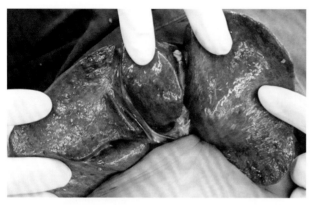

**图 6-45**　胆道闭锁Ⅲ型术中照片(浙江大学医学院附属儿童医院提供)

胆囊呈纤维条索状,肝呈黑褐色,质地硬

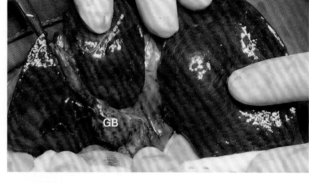

**图 6-46**　胆道闭锁Ⅱ型术中照片(浙江大学医学院附属儿童医院提供)

胆囊(GB)呈条索状,胆总管处囊肿样改变,囊内为白色黏液,肝内胆管闭锁

# 先天性胆管扩张症
（congenital biliary dilatation,CBD）

**ICD-10 编码:Q44.5**

**临床特征:**又被称为先天性胆总管囊肿,多以胆总管扩张为其特点。胆管扩张可发生于肝内、外胆管的任何部位,常见的是胆总管囊状或梭状扩张。其发病率在 1/5 000~1/4 000。根据扩张位置不同,胆管扩张症可分为五型,详见图。

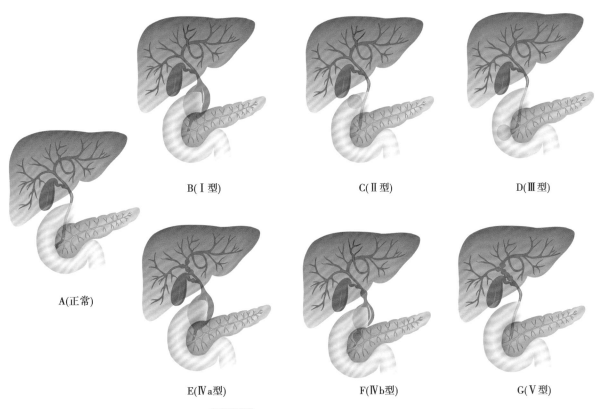

图 6-47 先天性胆管扩张症模式图

A. 正常胆管系统；B~G. 先天性胆管扩张症 Ⅰ~Ⅴ型：B. Ⅰ型：肝外胆总管囊状扩张，肝内胆管系统正常；C. Ⅱ型：肝外胆总管憩室，肝内胆管系统正常；D. Ⅲ型：胆总管末端憩室，肝内胆管系统正常；E. Ⅳ型：肝外及肝内胆管均呈囊状扩张；E. Ⅳa 型：肝外胆总管扩张同时合并肝内胆管扩张；F. Ⅳb 型：肝外胆管的多发性扩张；G. Ⅴ型：肝内胆管呈囊状扩张，而肝外胆管正常

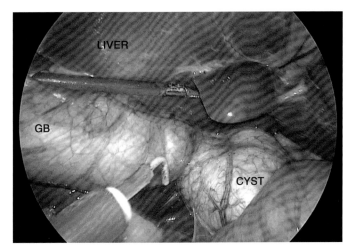

图 6-48 先天性胆管扩张症Ⅰ型术中照片（浙江大学医学院附属儿童医院提供）

胆总管腹侧观，清楚地显示胆总管呈囊状扩张（CYST）（LIVER：肝脏，GB：胆囊）

# 多囊肝
## (cystic disease of liver)

**ICD-10 编码**:Q44.6

**临床特征**:肝脏有多个大小不等的囊肿,囊肿缓慢长大并压迫周围器官,还可发生感染。50%病例合并多囊肾和其他囊肿。可出现上腹部不适、疼痛、恶心、呕吐、黄疸等。囊肿可发生感染。超声检查可发现肝区多个大小不等的液性暗区或伴有双侧肾脏多个囊肿,必要时可行 CT 和 MRI 等检查。本病为常染色体隐性遗传病。

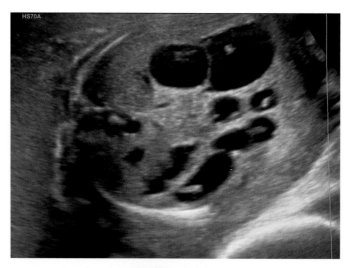

图 6-49　多囊肝

上腹部横切面可见肝内多发大小不等、散在分布的囊性回声,互不相通

# 环状胰腺
## (annular pancreas)

**ICD-10 编码**:Q45.1

**临床特征**:胚胎时期胰腺的腹侧始基与背侧始基在融合形成胰头过程中,由于腹胰芽分为 2 支,环绕十二指肠造成腔外压迫形成完全性或不完全性梗阻,发病率占十二指肠梗阻的 10%~30%。环状胰腺可分为新生儿型和成人型,其临床表现与十二指肠的受压程度和伴随的其他病理改变密切相关。新生儿型多在出生后 1 周内发病,主要表现为急性完全性十二指肠梗阻。患儿出现顽固性呕吐,呕吐物中含有胆汁。成人型多见于 20~40 岁,多表现为十二指肠慢性不全性梗阻的症状,主要表现有反复上腹痛和呕吐,呈阵发性发作,进食后腹痛加重,呕吐后可缓解,呕吐物为胃十二指肠液,含有胆汁。此外,环状胰腺还常伴有其他先天性疾病,如伸舌样痴呆、食管闭锁、食管气管瘘、梅克尔憩室、先天性心脏病、畸形足等。产前超声可表现为羊水过多或腹腔上部多个扩张液性暗区,腹部平片可出现高位肠梗阻、"双泡征"或"三泡征"。

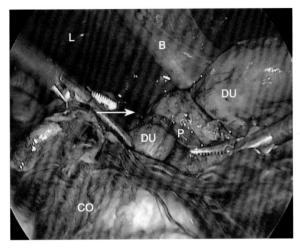

**图 6-50**　环状胰腺术中照片（江西省儿童医院提供）
胰腺头部呈环状（箭头所示），包绕十二指肠降部
（DU：十二指肠；CO：结肠；P：胰腺；L：肝脏；B：胆囊）

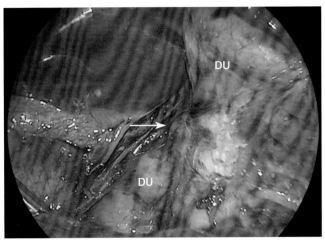

**图 6-51**　环状胰腺术中照片（江西省儿童医院提供）
胰腺头部呈环状（箭头所示），包绕十二指肠降部
（DU：十二指肠）

# 无脾症
## （asplenia）

**ICD-10 编码**：Q89.0 脾先天性畸形
　　　　　　　Q20.6 心耳异构伴有无脾或多脾

**临床特征**：主要表现有：①脾脏缺如；②双侧肺均分为三叶（体现右侧器官结构重复）；③肝左右叶反位，胆囊在肝左叶（体现右侧器官结构重复）；④常合并心血管畸形（心房异构、肺静脉回流异常、大动脉转位等）；⑤部分病例有消化道转位或其他内脏异位或畸形。通常将合并内脏转位、严重心脏畸形、三叶肺畸形、中立胃称为无脾综合征。

　　见先天性心耳畸形。

# 多脾
## （polysplenia）

**ICD-10 编码**：Q89.0 脾先天性畸形

**临床特征**：脾脏可多达 9 叶。常伴先天性心脏发育畸形（心房左侧异构）、双肺左侧异构（均为 2 叶）、内脏转位、下腔静脉离断等畸形，称为多脾综合征。

　　见先天性心耳畸形。

# 第七章

# 泌尿生殖系统先天性畸形

## 先天性子宫囊肿
### (congenital cyst of the uterus)

ICQ-10 编码:Q51.9

**临床特征**:合并先天性无阴道,子宫分泌物淤积于宫腔造成罕见的子宫囊肿,可见巨大子宫囊肿及输卵管,子宫内有白色透明黏液,位于膀胱与直肠之间。

## 处女膜闭锁
### (imperforate hymen)

ICD-10 编码:Q52.3

**临床特征**:又称无孔处女膜,是女性生殖器官较常见的先天性畸形。阴道口为无孔处女膜,可引起阴道分泌物聚积而导致子宫阴道积液。在尿道口下方、小阴唇之间有膜向外膨出,有时呈淡青紫色,哭闹时或按压下腹时更见隆起;严重者积水扩展到子宫,导致子宫阴道积液,腹部膨隆。在新生儿期常漏诊,多在月经初潮后才发现。妇科检查可见阴道口有一层呈紫蓝色的膜样组织,被阴道内积聚的经血所鼓胀,肛诊时可扪到积血而扩大的阴道。

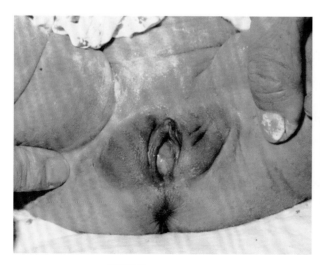

**图 7-1　处女膜闭锁 1**
在尿道口下方、小阴唇之间,阴道口有无孔处女膜覆盖,向外膨出

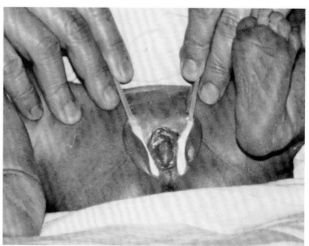

**图 7-2　处女膜闭锁 2**
在尿道口下方、小阴唇之间有一膜覆盖,呈囊状向外膨出

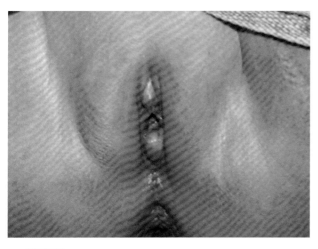

图 7-3　处女膜闭锁 3(浙江大学医学院附属儿童医院唐达星供图)

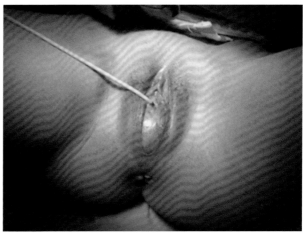

图 7-4　处女膜闭锁 4(浙江大学医学院附属儿童医院唐达星供图)
在尿道口下方、小阴唇之间有一膜覆盖,呈囊状向外膨出,月经不能排出

# 小阴唇粘连
## (adhesion of the labia minora)

ICD-10 编码:Q52.501

**临床特征:**小阴唇粘连在小女孩较为常见,为两侧小阴唇在中线粘连,多在粘连前方和阴蒂下方有一小孔,一般表现为排尿困难。与小女孩雌激素水平偏低有关。

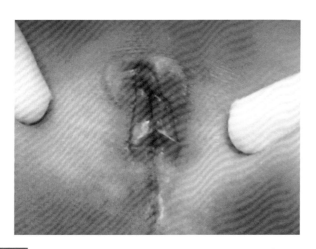

图 7-5　小阴唇粘连(浙江大学医学院附属儿童医院孙莉颖供图)

# 睾丸未降
## (undescended testicle)

ICD-10 编码:Q53

**临床特征:**又称隐睾。睾丸未能按照正常发育过程,从腰部腹膜后下降至阴囊内。单侧发病多于双侧,右侧发病多于左侧。阴囊明显发育不良,表现为阴囊萎瘪、扁平,单侧者则为阴囊发育不对称;触诊阴囊空虚无睾丸。未下降的睾丸约 80% 可在腹股沟管被发现。可经超声检查或手术探查明确诊断。部分睾丸未降可以在出生后继续下降,生后 6 个月自行下降的机会明显减少,应进行手术治疗。

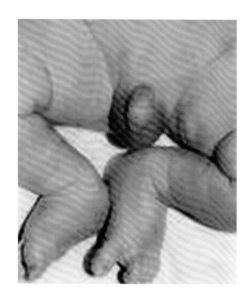

**图 7-6 右侧睾丸未降**

阴囊两侧不对称,右侧阴囊萎瘪、空虚,未扪及睾丸,阴茎阴囊正中缝偏向右侧。左侧阴囊内可扪及睾丸

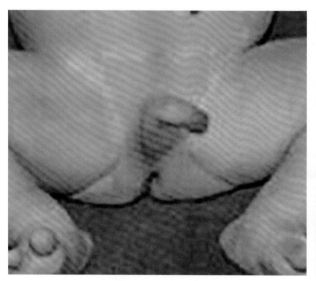

**图 7-7 双侧睾丸未降**

阴囊双侧明显发育不良,萎瘪,空虚,阴囊内未扪及睾丸

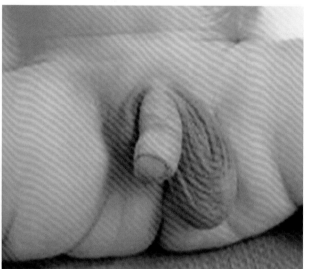

**图 7-8 右侧隐睾(杭州美中宜和妇儿医院徐珊供图)**

阴囊右侧明显发育不良,萎瘪,空虚,右侧阴囊内未扪及睾丸

# 尿道下裂

( hypospadias )

ICD-10 编码:Q54

**临床特征:**因前尿道发育不全,导致尿道外口达不到正常位置的外生殖器畸形。表现为尿道外口异位,可异位于从正常尿道口近端至会阴部的任何部位;阴茎下弯且短小,向腹侧弯曲,系带缺如,包皮呈帽状堆积于阴茎头背侧。部分患者不能站立排尿、尿流向后、痛性勃起及成年后不能生育。最常伴发腹股沟斜疝和睾丸下降不全。

根据尿道口位置可以分为四型:①冠状沟型(包括阴茎头型),尿道开口在阴茎头或冠状沟腹侧中央。②阴茎体型,尿道口位于阴茎体腹侧面。③阴茎阴囊型,尿道开口于阴茎阴囊交界处。④会阴型,尿道口位于会阴,外生殖器发育极差,阴茎短小而严重下曲,阴囊对裂,形如女性外阴,有时误为女孩。

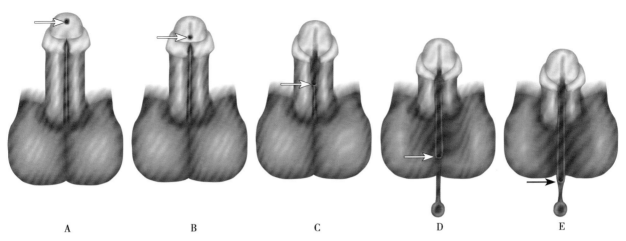

A    B    C    D    E

**图 7-9** 尿道下裂分类示意图

A. 正常;B. 阴茎头型;C. 阴茎型;D. 阴囊型;E. 会阴型(箭头所示为尿道口)

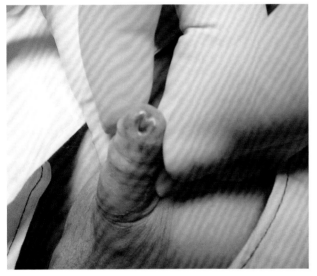

**图 7-10** 尿道下裂,阴茎头型

尿道口位于阴茎头端,阴茎和阴囊正中缝正常

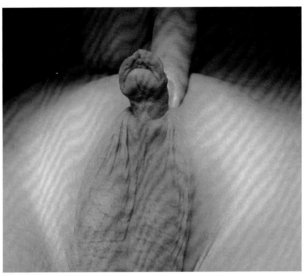

**图 7-11** 尿道下裂,冠状沟型

阴茎弯曲,尿道口位于阴茎龟头正常尿道口下方,包皮在阴茎腹侧未能在中线融合,在背侧堆积,呈"头巾状"或"帽状"

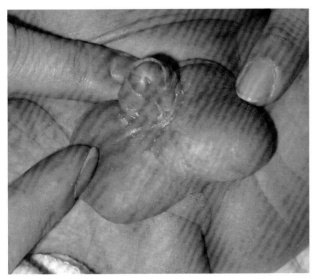

**图 7-12** 尿道下裂,阴茎体型

尿道口位于阴茎体,阴茎发育不良,短小

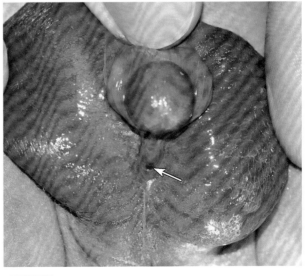

**图 7-13** 尿道下裂,阴茎阴囊型并部分性阴茎阴囊转位

阴囊对裂,尿道口位于阴茎阴囊交界处,阴茎发育不良,短小

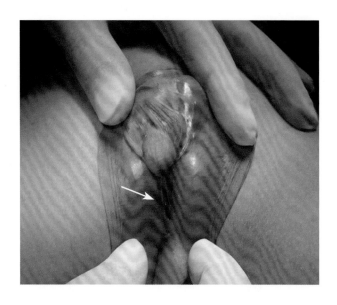

**图 7-14**　尿道下裂,会阴型

尿道口位于会阴,阴茎发育不良,阴
囊对裂,伴睾丸未降

## 阴茎缺如和不发育
### (penis agenesis)

ICD-10 编码:Q55.5

**临床特征**:又称先天性无阴茎、先天性阴茎缺如,被认为是胚胎发育至第 4 周时,生殖结发育不良所造成的结果。发生率为 1/300 000。超过 50%的阴茎发育不全患者有相关的泌尿生殖系统异常,其中最常见的是隐睾,肾发育不全也时有发生。尿道常开口于会阴部、肛门或直肠内,多伴发泌尿、生殖或胃肠道其他畸形。

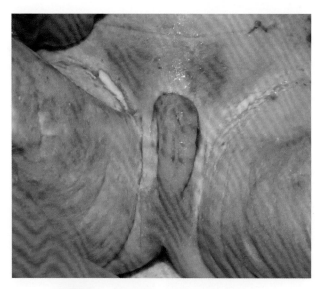

**图 7-15**　阴茎发育不全合并其他严重畸形

外生殖器腹侧观,阴茎缺如,隐睾

## 重复阴茎
### (diphallia)

ICD-10 编码:Q55.6

**临床特征**:阴茎头或整个阴茎体呈分叉形,成为分叉形阴茎,或完全重复,甚至另有一个异位阴茎,大小可从一个小的附属体到大如正常的阴茎。分叉形阴茎是有一纵隙将阴茎分为两半,其内各有一个海绵体,尿道口则位于裂隙深部。完全重复性阴茎常合并其他重复畸形,如重复膀胱、重复结肠等。两个重复阴茎的位置可并列。

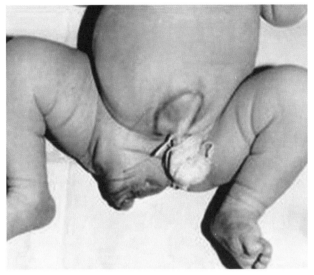

图 7-16　分叉形重复阴茎

有一纵隙将阴茎分为两半,阴茎呈分叉形

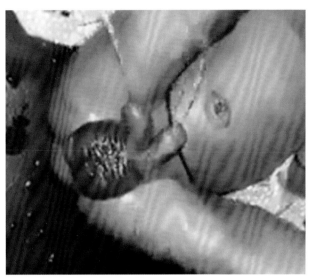

图 7-17　完全重复阴茎畸形

# 阴茎阴囊转位
（penoscrotal transposition）

**ICD-10 编码:Q55.8**

**临床特征:**阴茎阴囊转位又称阴囊分裂、阴茎前阴囊,主要畸形特征是阴囊部分或全部位于阴茎上方,分为完全性及部分性 2 类。完全性阴茎阴囊转位指阴茎与阴囊位置上下颠倒,阴茎位于阴囊下方。部分性阴茎阴囊转位则只有一部分阴囊延伸至阴茎两侧及背侧,呈半环状,常并发会阴型、阴囊型尿道下裂,也有报道并发性染色体及骶尾部发育异常者。

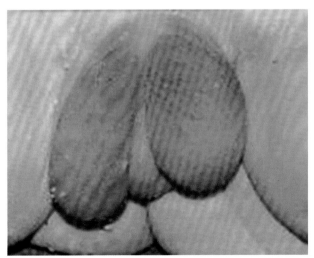

图 7-18　完全性阴茎阴囊转位

阴囊对裂,位于阴茎前,阴囊内有睾丸

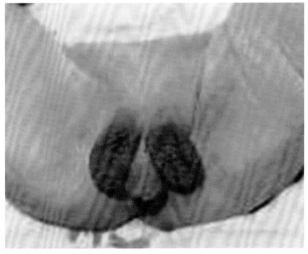

图 7-19　部分性阴茎阴囊转位 1

阴囊对裂,阴茎位于对裂的阴囊中部

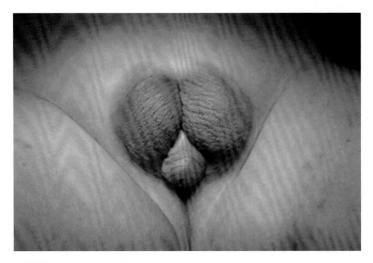

**图 7-20** 部分性阴茎阴囊转位 2（杭州美中宜和妇儿医院徐珊供图）
阴囊对裂，阴茎位于对裂的阴囊中部

# 假两性畸形
（pseudohermaphroditism）

ICD-10 编码：Q56

**临床特征：**外生殖器官的形态表现为非男非女，经性染色体检查和性腺探查后可确认其性别。分为：①男性假两性畸形：染色体核型为 46,XY，性腺为睾丸，外生殖器显示不同程度的女性表型，可伴睾丸未降和尿道下裂；②女性假两性畸形：占小儿性别畸形的 60%～70%，以先天性肾上腺皮质增生症为主（详见 Q89），染色体核型为 46,XX，性腺为卵巢，外生殖器呈不同程度的男性化改变，从阴蒂轻度增大到完全男性化，阴唇阴囊褶融合，形成阴茎尿道。自 2006 年起，假两性畸形、性腺发育不全及真两性畸形统称为性别发育异常（disorders of sex development，DSD）。

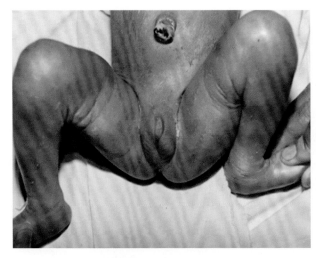

**图 7-21** 男性假两性畸形
阴茎短小似肥大阴蒂，阴囊阴唇褶融合，阴囊发育不良，睾丸未降，染色体核型为 46,XY

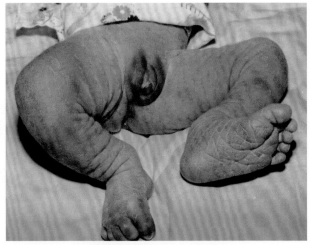

**图 7-22** 女性假两性畸形
阴蒂肥大似短小阴茎，阴唇肥大似分裂阴囊，染色体核型为 46,XX

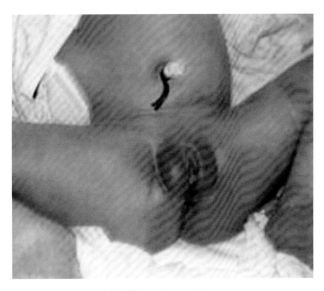

**图 7-23　女性假两性畸形**

阴蒂、阴唇肥大,外生殖器男性化,染色体核型为 46,XX

# 肾不发育
## (renal agenesis)

**ICD-10 编码:** Q60.0 单侧肾不发育

Q60.1 双侧肾不发育

Q60.2 肾不发育,未特指

**临床特征:** 又称肾缺如。表现为无肾实质,有时可见肾盂和肾蒂残迹,患侧输尿管亦常不发育,肾动脉缺如,对侧发育正常的肾脏呈代偿性增大。单侧肾不发育由于有对侧发育正常的肾脏而不出现羊水过少,可无临床症状,预后较好。单侧肾不发育可单独存在,也可以是 VACTEL 联合征的一个表现。

双侧肾不发育常导致严重羊水过少。由于羊水过少,胎儿受压及活动受限,进一步导致典型的 Potter 面容,表现为耳低位且异常、眼距宽、小下颌、扁平鼻、内眦赘皮、皮肤皱褶;常伴有肺发育不良、四肢挛缩、足内翻、膝反屈、短头、心血管畸形;桡骨缺失、并腿畸形、膈疝、气管食管瘘、十二指肠闭锁、肛门闭锁、脐膨出、面裂等。为致死性,患儿严重肺发育不良,多胎死宫内或生后不久死亡。

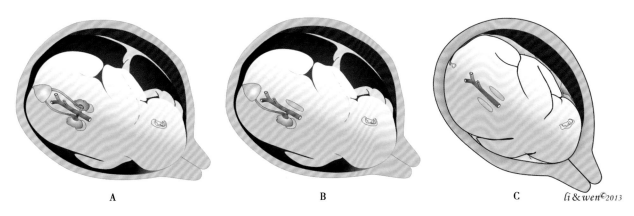

**图 7-24　胎儿肾脏缺如模式图**

A. 正常肾脏模式图,羊水量正常;B. 一侧肾缺如模式图,羊水量正常;C. 双侧肾缺如模式图,无羊水

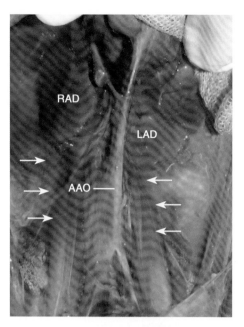

**图 7-25 双肾不发育**

双肾区空虚(箭头所指),未见肾脏轮廓,双肾、双肾动脉缺如,仅见双侧肾上腺较大(RAD 和 LAD),长轴与脊柱平行。产前超声检查羊水严重过少(AAO:升主动脉)

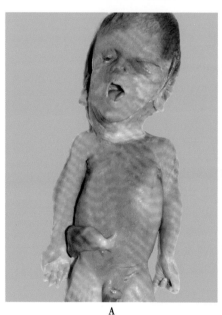

A

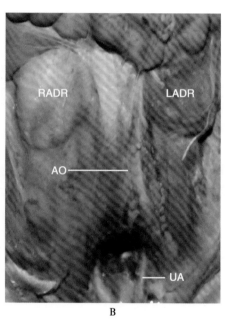

B

**图 7-26 双侧肾不发育综合征**

A. 正面观,Potter 面容:眼距稍增宽,下眼睑下方有明显的皮肤皱褶,鼻尖扁平,双耳向后下方移位,轻度小下颌,皮肤干燥无光泽;B. 双肾、双肾动脉缺如,双侧肾上腺明显增大(RADR 和 LADR),长轴与脊柱平行,位于脊柱两侧(AO:主动脉;UA:脐动脉)

# 肾发育不全
## (renal hypoplasia)

**ICD-10 编码:**Q60.3 单侧肾发育不全

　　　　　　　Q60.4 双侧肾发育不全

　　　　　　　Q60.5 肾发育不全,未特指

　　**临床特征:**肾小球及肾小管发育分化正常,仅肾单位数目减少,肾脏体积小,又称小肾脏。单侧肾发育不全,对侧肾脏代偿性肥大,患侧肾脏可位于正常肾窝内或位于自盆腔至肾窝经路的任何部位,如盆腔肾等,如不伴发其他畸形则预后良好。

　　双侧肾发育不全多为常染色体显性遗传,男女发病比例为3:2。双肾发育不良预后差,严重肾功能不全者需透析或肾移植。

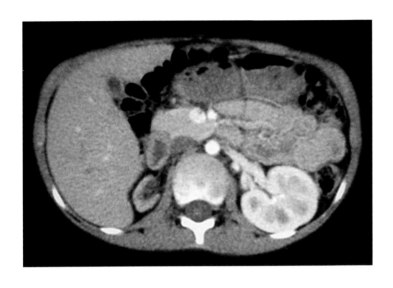

图 7-27 右肾发育不全,体积明显变小,左肾代偿性增大 CT 图像(杭州美中宜和妇儿医院徐珊供图)

# 双侧肾不发育综合征
## (bilateral renal agenesis syndrome)

**ICD-10 编码:Q60.6**

**临床特征:**又称 Potter 综合征(Potter's syndrome)。面部扁平,眼距宽,眼下明显皮褶,或呈沟状,鼻扁平,耳向后下方异位且异常,小下颌,皮肤干而松弛;铲形手、弓形腿、内翻足、膝反屈、先天性髋脱位等;羊水过少,肺发育不良等。本综合征是由于双肾不发育、双肾发育不全、严重的多囊肾或泌尿道闭锁或狭窄造成梗阻时,羊水过少或无羊水所产生的一系列表征。预后不良。

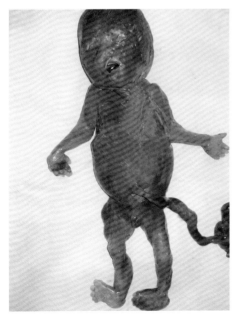

图 7-28 双侧肾不发育综合征,婴儿型多囊肾
眼距宽,鼻扁平,眼下皮褶明显,下颌发育不良,铲形手,内翻足,皮肤干燥松弛

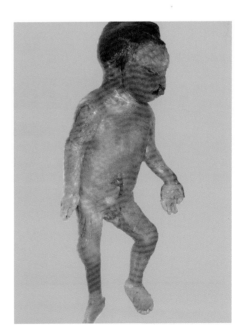

图 7-29 双侧肾不发育综合征,双肾不发育
胎儿双肾缺如,双侧唇腭裂,眼距宽,耳低位,铲形手,内翻足,皮肤松弛干燥

# 多囊肾
（polycystic kidney）

**ICD-10 编码**：Q61.1 多囊肾，婴儿型

Q61.2 多囊肾，成年型

**临床特征**：多囊肾主要包括 2 大类型：Ⅰ型：常染色体隐性遗传性多囊肾（婴儿型），多为双侧发病，表现为巨腹。双侧肾脏呈一致性增大，包膜光滑完整。肾脏切面呈蜂窝状，肾实质内远端肾小管和集合管囊状扩张呈放射状排列，类似海绵断面。Ⅱ型：常染色体显性遗传性多囊肾（成人型），多表现为双侧肾脏肿大，皮质、髓质形成多个不断增大的液性囊肿，造成继发性肾功能损害。

本病除肾脏受累外，常累及肝脏，表现为不同程度的门脉周围纤维化和胆管发育不良，且肾与肝受累程度呈典型反比关系。可单独发生，也可是梅克尔-格鲁贝尔综合征等的症状之一。

预后与肾脏病变的严重程度有关，围生期即表现有严重肾脏病变者，预后最差，多数患儿在新生儿期死亡。超声检查和静脉尿路造影检查是主要检查方法，CT、MRI 有助确诊。

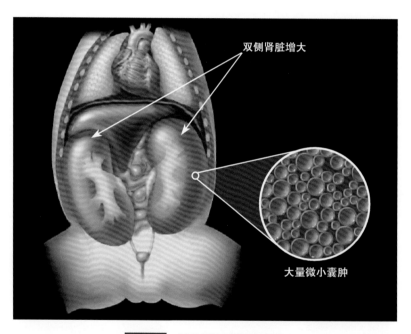

**图 7-30　婴儿型多囊肾模式图**

双侧肾脏显著增大，包膜完整，有肾脏的形态与轮廓，肾内大量细小囊肿（主要为集合管囊状扩张），一般为 1~2mm 大小，输尿管细小，膀胱不充盈。切面上大量细小囊肿位于肾髓质内，为集合管囊状扩张，呈放射状分布排列，类似海绵断面，而皮质不受累，但受压变薄

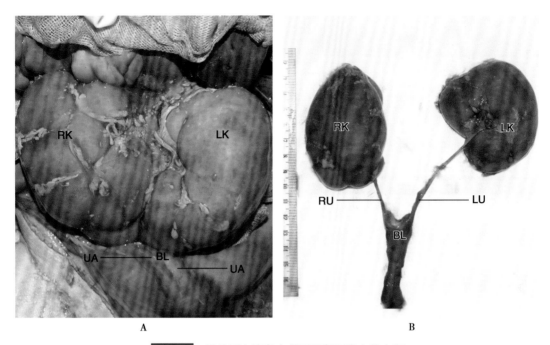

**图 7-31**　婴儿型多囊肾合并双侧肾不发育综合征

A. 腹膜后及盆腔腹侧观,双肾明显增大占据整个腹腔,有肾脏外形,轮廓清楚,有包膜;B. 肾脏、输尿管及膀胱腹侧观显示双肾体积明显增大,双侧输尿管内径细小、膀胱(BL)细小不充盈(RK:右肾;LK:左肾;RU:右输尿管;LU:左输尿管;UA:脐动脉)

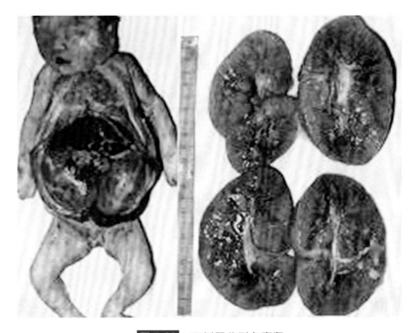

**图 7-32**　双侧婴儿型多囊肾

双肾体积明显对称性增大,包膜完整,腹部膨隆;肾脏切面呈蜂窝状,肾实质充满大小不等的透明小泡,肾盂肾盏被膨胀的肾实质压迫而变形

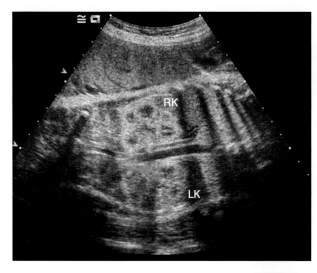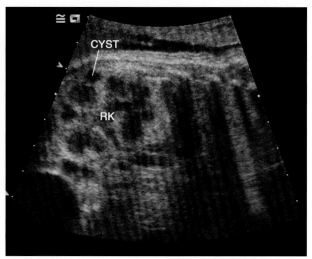

图 7-33 成人型多囊肾

双肾冠状切面(图 A)显示双侧肾脏稍增大,肾皮质回声明显增强增厚,而髓质呈低回声;右肾(RK)冠状切面(图 B)显示强回声的肾皮质内可见一小的囊肿回声显示肾脏增大,回声不均匀,肾脏皮质内可见多个大小不等囊肿回声(CYST),囊肿周边实质回声增强(LK:左肾;RK:右肾;CYST:囊肿)

# 肾发育不良

(renal dysplasia)

**ICD-10 编码:**Q61.4

**临床特征:**指组织学上具有胚胎结构的分化不良,如囊肿、异常的肾小管、未分化的间充质等。肾发育不良可以是弥漫性的,也可以是节段性或局部的。可以有囊肿发生也可以没有,囊肿可大可小。如果整个肾发育不良,以囊肿占优势,则称为多发性囊性发育不良肾,是较常见的一种肾脏囊性疾病。

本症男性多见,常为单侧发病,但双侧发病可达 23%,是常见新生儿期腹部肿块之一。受累肾脏形态明显异常,无肾脏基本形态,由大小不等多个囊腔构成,外观像一堆葡萄。看不到正常肾组织。囊壁薄而透明,彼此互不相通,囊肿间的组织内可含软骨灶。肾盂和输尿管可发育不良、闭锁、缺如等,亦可有盲端、扩张、中段闭锁等异常。双侧病变者,可有 Potter 面容、肺发育不良或羊水过少,且死亡率高。

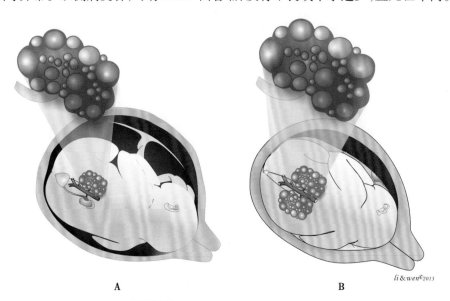

图 7-34 多囊性发育不良肾模式图

A.单侧多发囊性发育不良肾模式图,羊水量正常;B.双侧多发囊性发育不良肾模式图,无羊水

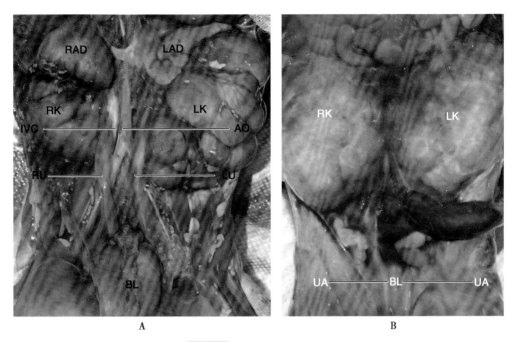

**图 7-35** 多囊性发育不良肾

A.腹膜后及盆腔腹侧观,左肾(LK)明显增大,形态异常,表面可见多个大小不等的囊性包块凸起,恰似一串葡萄,右肾正常(RK);B.腹膜后及盆腔腹侧观,双肾明显增大,形态异常,其表面可见大量大小不等的囊性包块凸起,似葡萄串,膀胱(BL)不充盈(BL:膀胱;RU:右输尿管;LU:左输尿管;RAD:右肾上腺;LAD:左肾上腺;IVC:下腔静脉;AO:腹主动脉;UA:脐动脉)

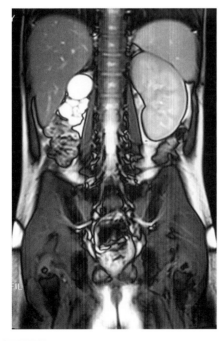

**图 7-36** 右侧多囊性肾发育不良 MRI 冠状面图(杭州美中宜和妇儿医院徐珊供图)

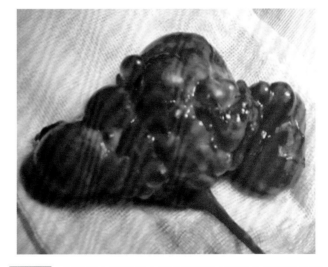

**图 7-37** 切除的多囊性发育不良肾照片(浙江大学医学院附属儿童医院唐达星供图)

# 梅克尔-格鲁贝尔综合征
## （Meckel-Gruber syndrome）

**ICD-10 编码：Q61.9**

**临床特征：** 以脑膨出、多指和多囊性肾脏疾病为主要特征。颅脑表现为小头，枕部或顶部脑膨出，前额倾斜，大、小脑发育不全。肾发育不全或多囊肾，输尿管、膀胱及性腺发育不良，可伴有肺发育不良、多指/趾、足内翻、小下颌、唇腭裂、小眼等。

　　Meckel-Gruber 综合征主要特征是脑膜脑膨出，头颅明显变小；腹部明显膨隆；双肾多囊肾，明显增大；双手、双足轴后 6 指/趾畸形。

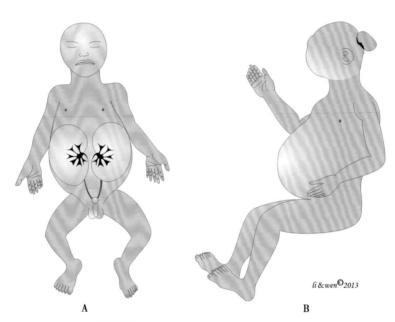

**图 7-38**　梅克尔-格鲁贝尔综合征模式图
*A. 腹侧面观；B. 左侧面观*

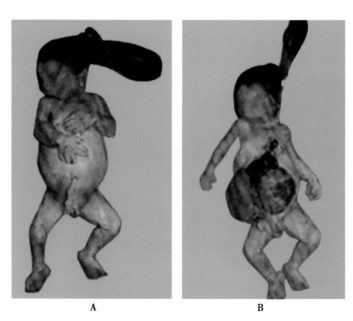

**图 7-39**　梅克尔-格鲁贝尔综合征 1
*A. 枕部脑膜脑膨出，双手轴后多指，腹部膨隆；B. 双侧多囊肾*

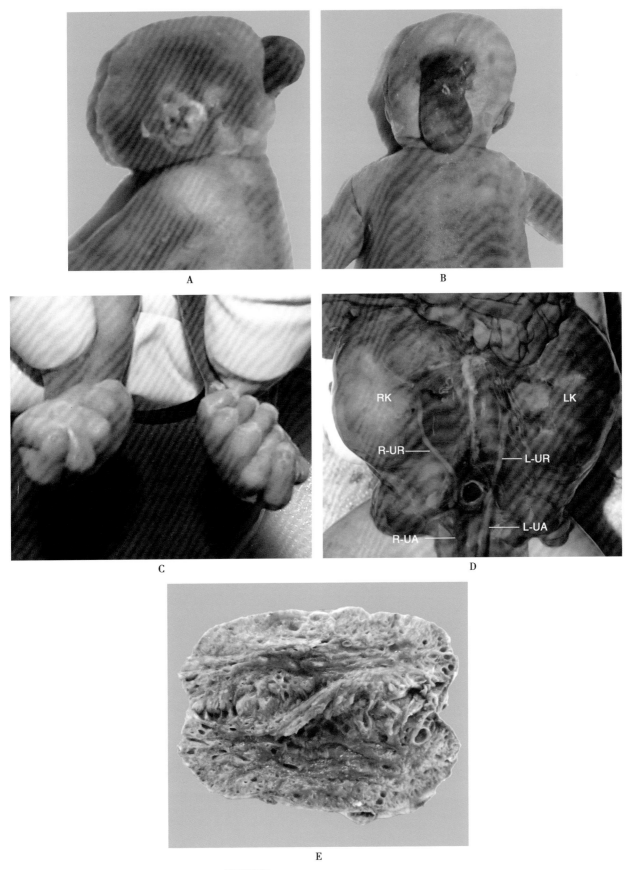

图 7-40　梅克尔-格鲁贝尔综合征 2

A. 侧面观及 B. 背面观，显示枕部脑膜脑膨出，低位耳；C. 双手轴后多指畸形；D. 双肾（RK 和 LK）明显增大，多囊肾，双输尿管（R-UR. 右输尿管；L-UR. 左输尿管）变细，膀胱干瘪；E. 肾脏矢状剖面观，内可见多个大小不等的细小囊腔，呈蜂窝状改变（R-UA：右侧脐动脉；L-UA：左侧脐动脉）

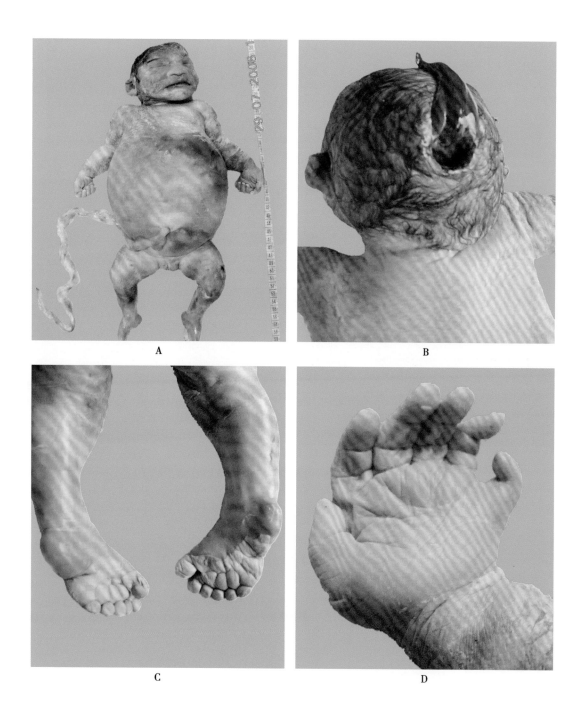

A

B

C

D

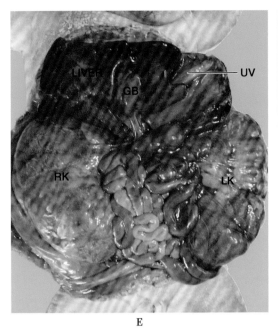
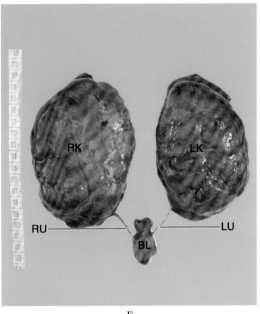

E　　　　　　　　　　　　　　　　　　F

**图 7-41**　梅克尔-格鲁贝尔综合征 3

A. 正面照片,腹部明显膨隆;B. 头部背面观显示枕部脑膨出;C. 双足轴后 6 趾畸形;D. 双手轴后 6 指畸形;
E. 腹腔腹侧观,双肾明显增大,几乎占据整个腹腔;F. 肾脏、输尿管及膀胱腹侧观,双肾体积明显增大,双
侧输尿管内径细小,膀胱(BL)小,不充盈(图 F)(RK:右肾;LK:左肾;RU:右输尿管;LU:左输尿管;UV:脐
静脉;LIVER:肝脏;GB:胆囊)

# 先天性肾积水
## （congenital hydronephrasis）

**ICD-10 编码:Q62.0**

**临床特征:** 可由泌尿道梗阻性病变和非梗阻性病变(如膀胱输尿管反流)引起。正常情况下,肾盂最低处逐渐移行输尿管上段,连接处呈一漏斗状。正常时由于肾盂内的尿液压力刺激促使输尿管由上往下蠕动。如果肾盂输尿管连接处发生梗阻,则引起肾积水。最常见的原因是肾盂输尿管连接处梗阻、膀胱输尿管反流、膀胱输尿管连接处梗阻、后尿道瓣膜以及重复肾中的梗阻。

先天性肾积水按梗阻部位不同,主要的以下 3 种类型:①先天性肾盂输尿管连接处梗阻(Congenital ureteropelvic junction obstruction):为胎儿和新生儿肾积水的最常见原因,男性多于女性,左侧多于右侧,常为单侧发病;②膀胱输尿管连接处梗阻(非反流性输尿管扩张)[vesico-ureteric junction obstruction(non-refluxing megaureter)]:膀胱输尿管连接处梗阻约占胎儿肾积水的 10% 左右,发生率在活产儿中约为1/6 500,男女之比为 2:1;③先天性巨输尿管(congenital megaloureter):又称原发性巨输尿管症,是因输尿管本身功能性梗阻,致使输尿管、肾盂扩张,而病变部位(输尿管远端)没有发现任何器质性梗阻,无膀胱输尿管反流,也无神经源性膀胱所致的输尿管病理改变。典型者表现为输尿管下段、中下段或全程梭形扩张。

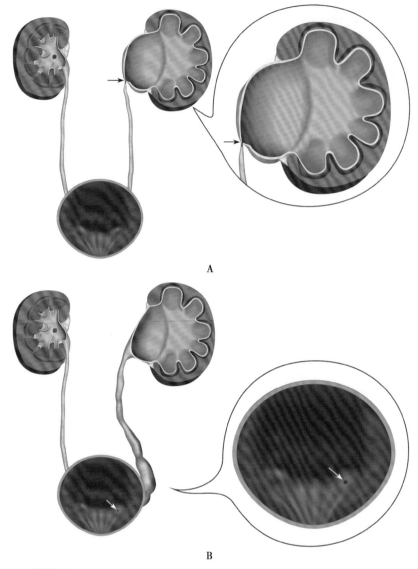

A

B

**图 7-42** 先天性肾盂输尿管连接处梗阻、膀胱输尿管连接处梗阻模式图
A.肾盂输尿管连接处梗阻模式图;B.膀胱输尿管连接处梗阻模式图

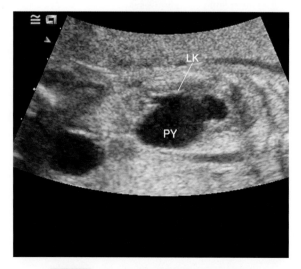

**图 7-43** 先天性肾盂输尿管连接处梗阻
左肾冠状切面显示肾盂(PY)明显扩张,肾盂尾端圆钝,呈"子弹头状"(PY:肾盂;LK:左肾)

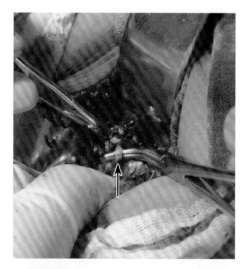

**图 7-44** 先天性肾盂输尿管连接处梗阻
婴儿 2 个月时手术见左肾盂输尿管连接处狭窄(箭头所示),狭窄段长约 3cm

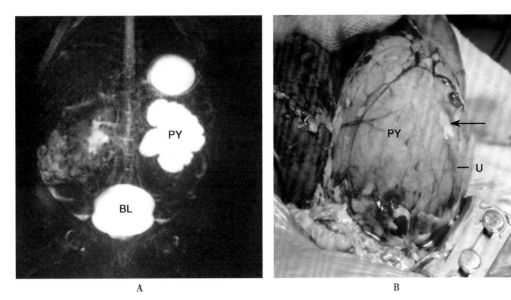

**图 7-45** 肾盂积水，肾盂输尿管连接处狭窄（浙江大学医学院附属儿童医院唐达星供图）

肾盂明显扩张（PY），肾盂输尿管连接处梗阻（箭头所示）（PY：肾盂；BL：膀胱；U：输尿管）

# 重复肾
## （duplication of kidney）

**ICD-10 编码：Q63.0**

**临床特征：**正常人体肾器官有两个肾脏和两套集合系统。重复肾病理形态有三型：A 型为发育型，重复肾发育较好，实质厚，除肾体积小外，其他与正常肾非常相似；B 型为积水型，重复肾外形变大，肾盂扩张、积水，肾实质变薄，泌尿道多有梗阻，可合并输尿管囊肿、重复输尿管异位开口；C 型为发育不良型，肾体积明显缩小，外观为发育不良肾，部分呈囊泡状。

重复肾的两条输尿管走行在一个鞘膜内，紧密相连，支配血管为一条，其血运共享，血管来源同正常者，偶见两输尿管下行不远汇成一条，称 Y 形输尿管。双输尿管分为完全性和不完全性（Y 形），前者的另一输尿管开口于膀胱、尿道或其他部位。单侧多于双侧，末端常见两种特殊改变，即输尿管囊肿和输尿管开口异位。

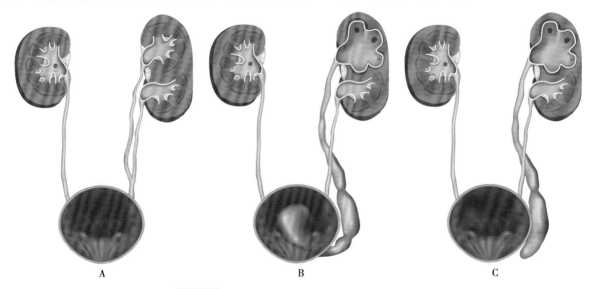

**图 7-46** 重复肾、重复输尿管的不同类型模式图

A. 重复肾、重复输尿管不合并肾盂积水和输尿管扩张（左侧 Y 形输尿管）；B. 重复输尿管末端有囊肿，重复输尿管及集合系统扩张、积水；C. 重复输尿管异位开口，重复输尿管及集合系统扩张、积水

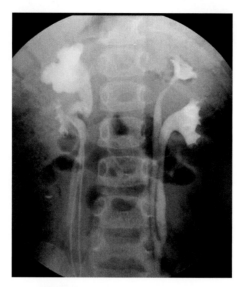

**图 7-47　重复肾静脉尿路造影图**

右侧重复肾,上肾段积水,重复输尿管全程
扩张;左肾双肾盂,双输尿管,伴输尿管扩张

# 先天性巨输尿管
（congenital megaloureter）

**ICD-10 编码:**Q62.2

**临床特征:**又称原发性巨输尿管症,是因输尿管本身功能性梗阻,致使输尿管、肾盂扩张,而病变部位
(输尿管远端)没有发现任何器质性梗阻,无膀胱输尿管反流,也无神经源性膀胱所致的输尿管病理改变。
典型者表现为输尿管下段、中下段或全程梭形扩张。

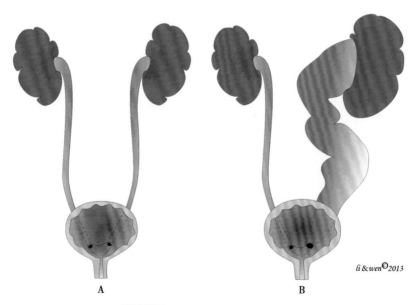

**图 7-48　先天性巨输尿管模式图**

A.正常肾、输尿管及膀胱连接模式图;B.左侧先天性巨输尿管模式图

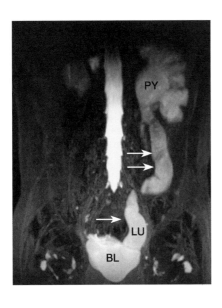

**图 7-49**　先天性巨输尿管

左肾明显增大,左侧肾盂及输尿管明显扩张,箭头所指出为扩张的输尿管(LU:左输尿管;PY:肾盂,BL:膀胱)

# 马蹄形肾

## (horseshoe kidney)

**ICD-10 编码:Q63.1**

**临床特征:**两侧肾脏的上极或下极在脊柱之前或腹部大血管之前互相融合形成蹄铁形肾,约 90%病例是在肾脏下极融合,融合部分称为峡部,为肾实质或结缔组织所构成。但也可以发生在上极或同时发生在两极。输尿管常不会越过中线交叉向下走行。

马蹄形肾由于常伴肾旋转不良,肾盂位于前面,输尿管较正常短且越过峡部前面,向下走行,常致尿液引流不畅而出现肾积水,并发结石易感染,肾炎发病率可达 80%。至少 1/3 病例合并其他系统畸形,包括骨骼、心血管、胃肠道和生殖系统畸形,也可见于 18 三体综合征和特纳综合征。

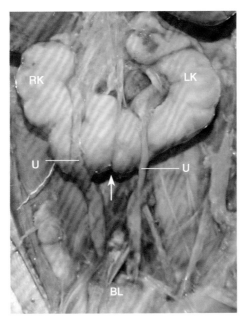

**图 7-50**　马蹄形肾,18 三体综合征

两肾(RK 和 LK)下极在中线融合,箭头所指为峡部,双侧输尿管(U)从融合的峡部上方向下走行,染色体核型为 18 三体(BL:膀胱)

# 异位肾

## （ectopic kidney）

ICD-10 编码：Q63.2

**临床特征**：表现为成熟的肾脏未能上升达到正常的位置即肾窝内。异位肾通常较正常肾小，旋转不良，肾盂常偏前方。异位肾可分盆腔异位肾、交叉异位肾和胸腔异位肾。

1. **盆腔异位肾**　约占55%，肾脏位于盆腔，多数比正常肾脏小，且往往有旋转不良。肾血管可来源于主动脉，亦可来源于髂总或髂外动脉，少数可合并1根或多根迷走动脉。输尿管较短，在同侧进入膀胱。异位肾可合并肾积水、肾发育不良、多囊性肾发育不良等。

2. **交叉异位肾**　约占44%。一侧肾越过脊柱到对侧，使一侧有两个肾脏，而另一侧肾缺如。两根输尿管开始在同侧，接近盆腔时则异位肾的输尿管回到原侧进入膀胱。交叉异位肾可出现肾下极融合，少数可合并肾积水。左侧肾脏异位到右侧明显多于右侧肾异位到左侧者。

3. **胸腔异位肾**　极少见，肾的全部或部分通过横膈进入后纵隔。肾蒂和输尿管常正常。因肾和肾蒂血管均进入胸腔，故输尿管往往被拉长，但多能正常进入膀胱。

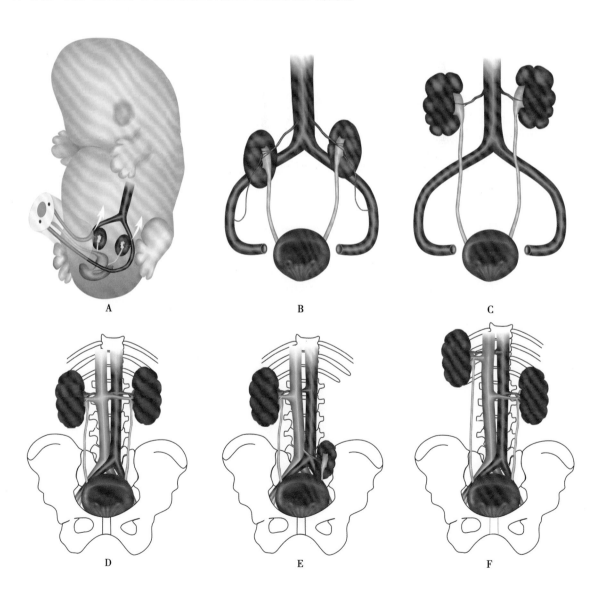

A　　　　　　　　　　B　　　　　　　　　　C

D　　　　　　　　　　E　　　　　　　　　　F

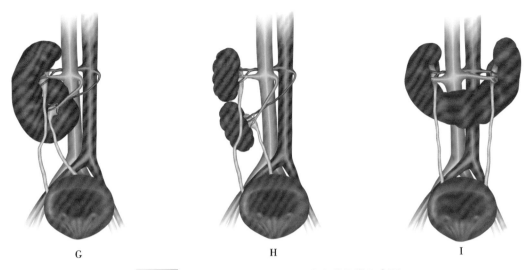

图 7-51　肾正常上升与上升受限或上升异常示意图

A~C：在第 6~9 周，后肾从盆腔上升到正常的腰部；D. 正常上升；E. 上升受阻形成盆腔异位肾；F. 异常上升形成胸腔异位肾；G. 异常上升形成交叉异位肾并左右肾融合；H. 异常上升形成交叉异位肾（不融合）；I. 肾脏尾端相互连接融合而形成马蹄肾

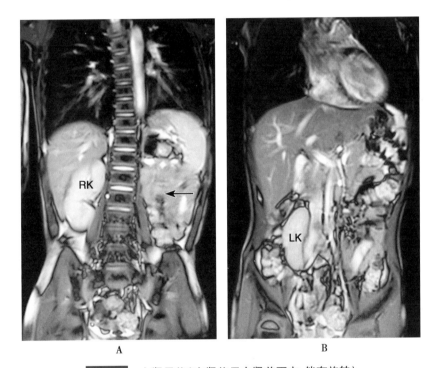

图 7-52　左肾异位（左肾位于右肾前下方，伴有旋转）

A. 可见左肾窝内肾缺如（箭头所指），B. 可见左肾（LK）旋转，位于右肾（RK）前下方

# 尿道上裂
（epispadias）

ICD-10 编码：Q64.0

**临床特征**：大多数尿道上裂与膀胱外翻同时存在，单纯尿道上裂少见。绝大多数为男性，女性罕见。根据尿道开口部位，可分为三型：①阴茎头型，尿道开口于冠状沟或阴茎头的背侧；包皮悬垂于阴茎腹侧，

无尿失禁。②阴茎体型,此型较多见,尿道开口位于阴茎体背侧。沿整个阴茎体和龟头的背侧裂开,形成一条黏膜覆盖的槽沟,包皮堆积于阴茎腹侧,可有不同程度尿失禁。③完全型,尿道完全裂开,尿道开口膀胱颈部,常伴有膀胱外翻,尿失禁。

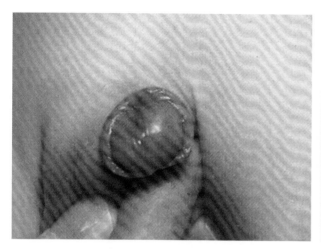

图 7-53　阴茎体型尿道上裂

尿道开口位于阴茎体背侧,尿道暴露在外,为黏膜覆盖的槽沟,包皮集中于阴茎腹侧

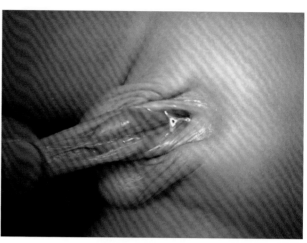

图 7-54　尿道上裂 1

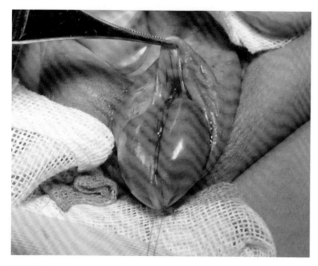

图 7-55　尿道上裂 2(浙江大学医学院附属儿童医院唐达星供图)

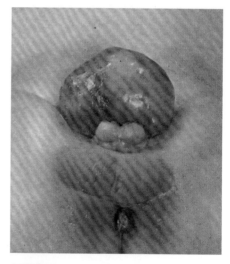

图 7-56　完全型尿道上裂合并膀胱外翻

尿道完全裂开,包皮堆积于阴茎腹侧,膀胱黏膜暴露在外,阴茎短小,睾丸未降

# 膀胱外翻
## (exstrophy of bladder)

**ICD-10 编码:Q64.1**

**临床特征:**以膀胱黏膜裸露为主要特征的综合畸形。表现为下腹壁部分缺损,耻骨联合分离,脐与肛门距离缩短;膀胱前壁缺如或裂开,膀胱后壁、膀胱黏膜裸露在外,在分离的耻骨联合上方呈一粉红色肿块,并可见喷尿的两侧输尿管口。膀胱后壁膨出其边缘与腹壁皮肤融合。长期暴露黏膜肥厚、水肿,有时可见黏膜呈鳞状上皮化改变。黏膜粗糙,或炎性息肉样改变。输尿管口裸露,尿液间断流出。可合并小阴茎,阴茎背侧弯曲,女性则阴蒂对裂,阴唇、阴阜分开等。

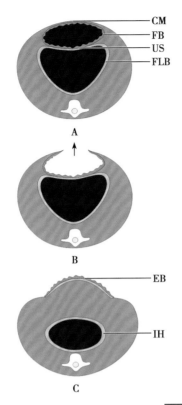
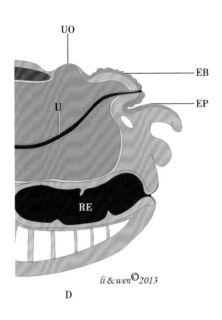

**图 7-57 膀胱外翻模式图**

泄殖腔膜(CM)过大使发育成为腹部肌及膀胱前壁肌层及浆膜层的间充质细胞移行障碍(图 A),而导致前腹壁及膀胱前壁缺损,但尿直肠隔完整(图 B),膀胱后壁暴露在外,并向前膨起,形成下腹部的前腹壁,但后肠(IH)完整(图 C)。图 D 为典型男性膀胱外翻的模式图(UO:脐膨出;EB:外翻的膀胱壁;EP:尿道上裂;U:输尿管;RE:直肠)

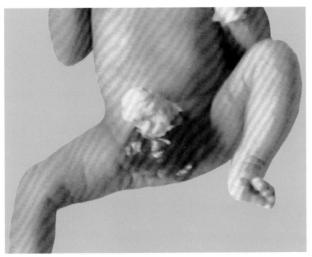

**图 7-58 膀胱外翻 1**

耻骨分离,暴露在外的膀胱黏膜鲜红色

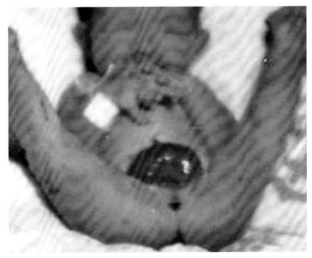

**图 7-59 膀胱外翻 2**

暴露在外的膀胱黏膜呈鲜红色,会阴短平,肛门前移,紧靠尿生殖膈

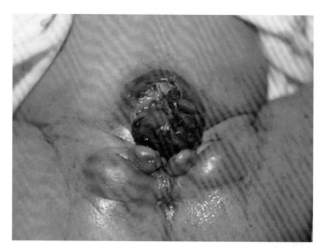

图 7-60    膀胱外翻 3(浙江大学医学院附属儿童医院唐达星供图)

# 先天性后尿道瓣膜
(congenital posterior urethral valves)

**ICD-10 编码:Q64.2**

**临床特征:**表现为后尿道内一软组织瓣膜导致尿道梗阻,瓣膜可呈双叶状,环状隔膜状或仅为黏膜皱襞,瓣膜中央仅见一孔隙,瓣膜主要成分为黏膜。后尿道瓣膜只发生于男性,是男性患儿先天性下尿路梗阻的最常见原因。Young 于将此病分 3 型:Ⅰ型:最多见,呈双叶状瓣膜,位于尿道后壁,即起于精阜,远端至前外侧膜部尿道的近侧缘,于中线汇合,中央有一孔隙。Ⅱ型:极少见,是黏膜皱襞从精阜走向后外侧膀胱颈,多不造成梗阻。Ⅲ型:为隔状,即瓣膜呈环形,中间有孔隙。

由于后尿道瓣膜梗阻,胎儿尿液不能排入羊膜腔而导致羊水过少,产生一系列严重改变,包括肺发育不良(新生儿期死亡的最常见原因)、Potter 面容、四肢挛缩等。梗阻导致膀胱极度扩张及膀胱壁增厚、纤维化,膀胱输尿管反流,输尿管扩张、壁增厚及纤维化,最终导致肾积水。集合系统受损,肾小管浓缩功能障碍,肾脏尿液生成增加,又加剧输尿管及膀胱的扩张,呈恶性循环状态,最终可导致肾功能不全。43%的胎儿合并有其他畸形,包括心脏畸形、肠旋转不良、肛门闭锁和膀胱直肠瘘,8%以上的病例可有染色体异常。

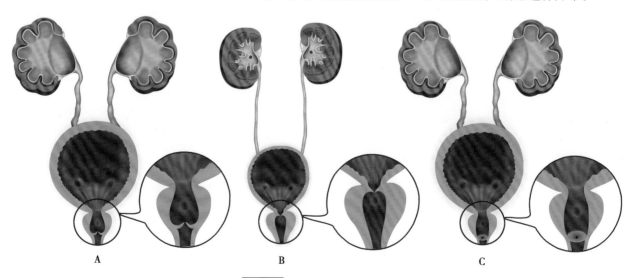

A    B    C

图 7-61    后尿道瓣膜模式图
A.后尿道瓣膜Ⅰ型;B.后尿道瓣膜Ⅱ型;C.后尿道瓣膜Ⅲ型

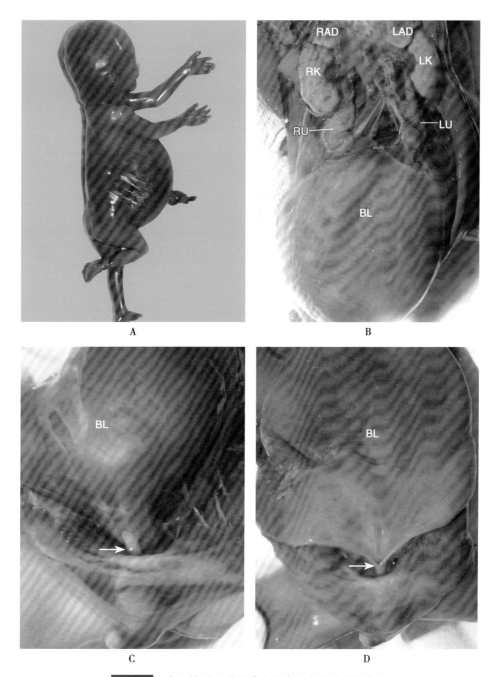

**图 7-62**　先天性后尿道瓣膜合并腹肌发育缺陷综合征

A.腹部明显膨隆,与四肢比例不协调;B.膀胱(BL)明显增大,壁增厚,双侧输尿管(RU 和 LU)增粗并扩张积水;C.暴露膀胱出口,呈腱索样变细(箭头所指);D.暴露膀胱壁,膀胱壁明显增厚,出口处闭锁(箭头所指)(RAD:右肾上腺;LAD:左肾上腺;RK:右肾;LK:左肾)

# 尿道闭锁
## (urethral atresia)

**ICD-10 编码:Q64.3**

　　**临床特征:**尿道闭锁引起尿道完全梗阻,可发生于女性,也可发生于男性。其表现与严重后尿道瓣膜梗阻相似,膀胱极度扩张,可充满整个腹腔。羊水过少在 17 周后即可发生,由于严重羊水过少或无羊水,胎儿在宫内严重受压。当发生在男性胎儿时,本病很难和后尿道瓣膜区分。

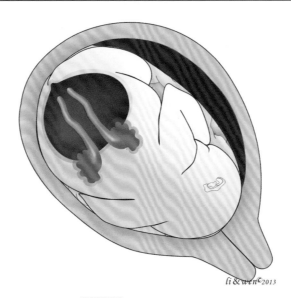

图 7-63　尿道闭锁模式图

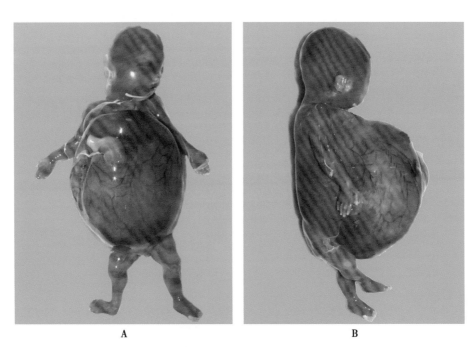

A　　　　　　　　　　　　　　B

图 7-64　尿道闭锁正侧位照片

正面(图 A)及侧面观(图 B)显示腹部明显膨隆

# 尿直肠隔序列征

（urorectal septum malformation sequence,URSMS）

ICD-10 编码:Q64.7

**临床特征:**该畸形的声像表现复杂、多变。根据有无会阴-肛门开口分为完全型尿 URSMS 与部分型 URSMS,前者表现为没有会阴区,未见尿道及肛门开口,外生殖器不能辨认性别。后者表现为共同泄殖腔在会阴部仅有一个开口,肛门闭锁。

部分型 URSMS 常见畸形特征以下:

1. **外生殖器异常**　女性最常见表现为女性男性化,阴蒂增大和/或阴唇融合。男性外生殖器异常可表现为尿道下裂,阴囊分裂、阴茎发育不良、阴茎阴囊转位等。

2. **内生殖器异常**　女性多为阴道纵隔或双阴道、双角子宫或双子宫或单子宫、部分患者卵巢可以正常。男性内生殖器异常较少见,主要是睾丸盆腔异位。

3. **肾异常**　有单侧肾发育不良、多囊性肾发育不良、肾积;发育不全的膀胱、直肠、尿道、子宫,形成尿道-直肠-阴道交通,缺乏尿道和阴道各自的开口。

4. **消化系统异常**　主要有食管闭锁、肛门闭锁、梅克尔憩室等。其他合并畸形有脊柱骶骨异常、脊髓异常等。

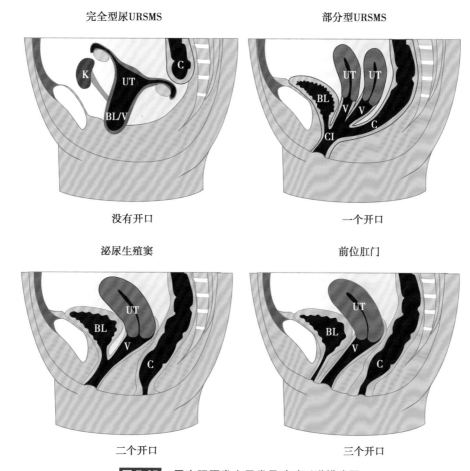

图 7-65　尿直肠隔发育异常导致畸形谱模式图

（UT:子宫;BL:膀胱;K:肾;CI:泄殖腔;C:直肠;V:阴道）

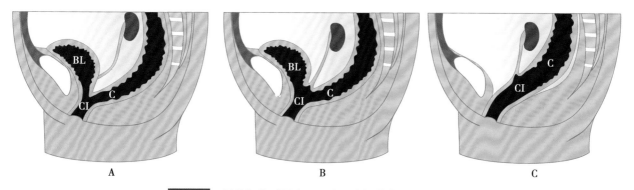

图 7-66　男性部分型尿直肠隔序列病例的内生殖器模式图

A. 低位型:尿直肠隔下降至膀胱三角下方,形成膀胱和直肠开口于泄殖腔;B. 中位型:尿直肠隔下降至中肾管汇入泄殖腔水平,形成膀胱、双侧输尿管及直肠开口于泄殖腔;C. 高位型:尿直肠隔未发育,膀胱未形成,双侧输尿管及肠道开口于泄殖腔

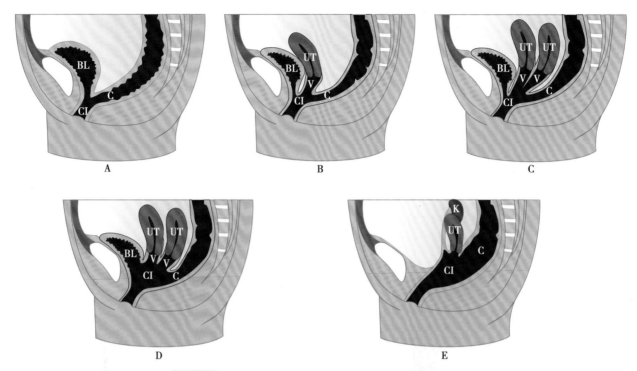

**图7-67** 女性部分型尿直肠隔序列病例的内生殖器模式图

A.尿直肠隔下降至膀胱三角下方,米勒管未发育(子宫及阴道缺如),形成膀胱和直肠开口于泄殖腔;B.尿直肠隔下降至膀胱三角下方,双侧米勒管融合,并发育单子宫及单阴道,形成膀胱、阴道、直肠开口于泄殖腔;C.尿直肠隔下降至膀胱三角下方,双侧米勒管下部融合,发育双阴道(阴道纵隔)、双子宫,形成膀胱、阴道、直肠开口于泄殖腔;D.尿直肠隔下降至膀胱三角上方,双侧米勒管及中肾管均直接开口泄殖腔,形成膀胱、双侧阴道、双侧输尿管及直肠开口于泄殖腔;E.尿直肠隔未发育,膀胱缺如,双侧米勒管及中肾管均直接开口泄殖腔,形成双侧阴道、双侧输尿管及直肠开口于泄殖腔

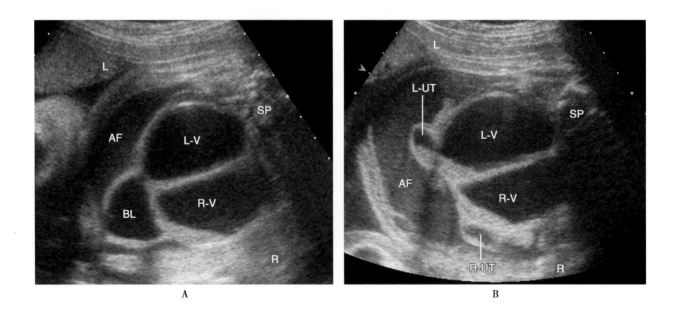

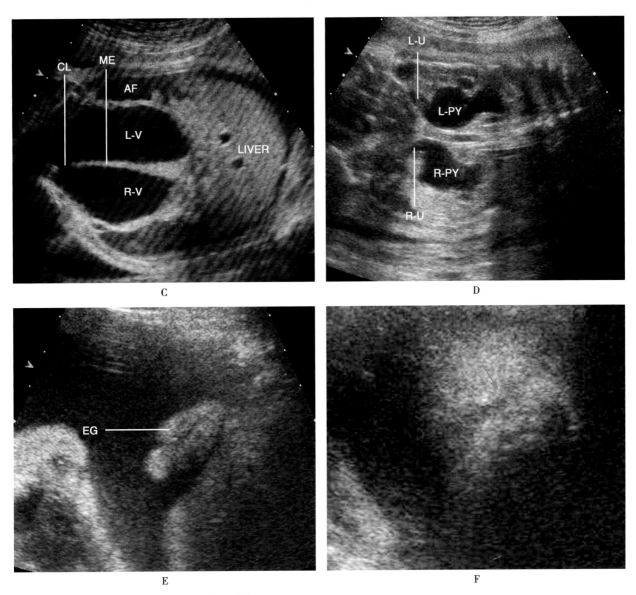

图 7-68　女胎部分型 URSMS 产前超声图像

A. 膀胱水平横切面显示膀胱(BL)后方有双叶形无回声区,为阴道积水和阴道纵隔,共同形成三叶状囊性包块,腹水(AF);B. 在图 A 基础上声束平面向胎儿头侧稍偏斜显示双子宫,双宫腔积水且分别与积水的阴道相通,腹水;C. 胎儿腹部斜冠状切面显示阴道纵隔(ME)和阴道积水,阴道下部的相通部分为残存泄殖腔(CL);D. 双肾冠状切面显示双肾盂(PY)积水及双侧输尿管(U)扩张;E. 外生殖器冠状切面显示外生殖器(EG)形态异常,大阴唇下端融合,阴蒂肥大而呈现性别不明;F. 臀部横切面显示臀部无明显靶环征声像(蓝色箭头所示),两侧臀部之间呈线状回声

# 先天性肾上腺皮质增生症
## (congenital adrenal cortical hyperplasia,CAH)

**ICD-10 编码:Q89**

**临床特征:**是由于肾上腺皮质激素生物合成酶系中某种或数种酶的先天性缺陷,使皮质醇等激素水平改变所致的一组疾病。常呈常染色体隐性遗传,由于皮质醇水平降低,负反馈抑制垂体释放促肾上腺皮质激素(ACTH)的作用减弱,致 ACTH 分泌过多,引起肾上腺皮质增生(肾上腺增生)和分泌过多的该酶作用前合成的激素和前体物。其临床表现和生化改变取决于缺陷酶的种类和程度。多数病例表现为肾上腺分泌糖皮质激素、盐皮质激素不足而雄性激素过多,女孩表现为男性化,而男孩则表现性早熟,此外,尚可有低血钠或高血压等多种综合征。典型的 CAH 发病率约为 10/10 万,而非典型的发病率约为典型的 10 倍。

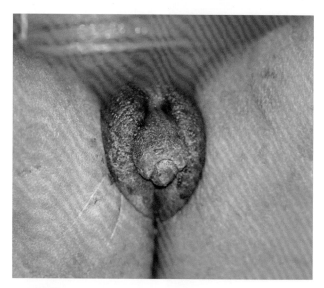

**图 7-69**　先天性肾上腺皮质增生症产后外生殖器照片

外生殖器男性化,阴蒂类似阴茎样明显增大,大阴唇类似阴囊,但其内无睾丸

## 先天性膀胱憩室
### (congenital diverticulum of bladder)

**ICD-10 编码:Q64.6**

**临床特征:**膀胱逼尿肌纤维间的黏膜向外突出,多见于男性,单发多见。膀胱憩室多见于输尿管口外上方或膀胱顶部。顶部憩室一般是脐尿管残留,常继发下尿路梗阻或 Prone-Belly 综合征,通常是下尿路梗阻膀胱压力增高所引起的。输尿管口附近处憩室是膀胱壁肌层薄弱所致,随憩室增大,输尿管口移位憩室内,发生膀胱输尿管反流。

## 脐尿管异常
### (urachal anomalies)

**ICD-10 编码:Q64.401 先天性脐尿管瘘(patent urachus)**
　　　　　　**Q64.402 先天性脐尿管囊肿(urachal cyst)**

**临床特征:**胚胎发育过程中,脐尿管闭锁出现障碍,全程性闭锁障碍形成脐尿管瘘,膀胱段不闭锁形成膀胱顶部憩室,脐端闭锁不全形成脐尿管窦,经残留中间部分未闭锁则形成脐尿管囊肿。临床比较少见。

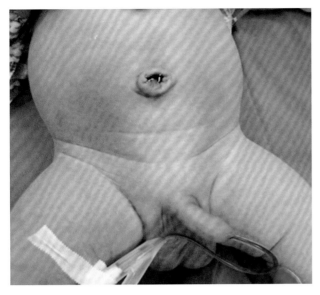

**图7-70**　先天性脐尿管瘘（杭州美中宜和妇儿医院徐珊供图）
可见从导尿管注入膀胱亚甲蓝,蓝色尿液从脐部流出

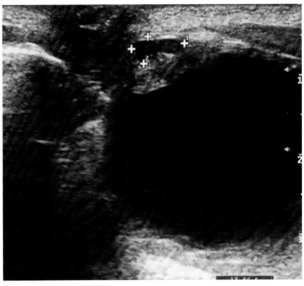

**图7-71**　脐尿管囊肿
新生下腹部高频超声可见膀胱顶部与脐根部之间管状无回声("+"之间)

# 隐匿阴茎
### （concealed penis）

ICD-10 编码:Q55.604

**临床特征:** 由于阴茎皮肤少,海绵体白膜与阴茎筋膜异常附着所致。表现为阴茎外观小,阴茎皮肤少,背侧短,腹侧长,内板多,外板少。多数海绵体发育尚可。

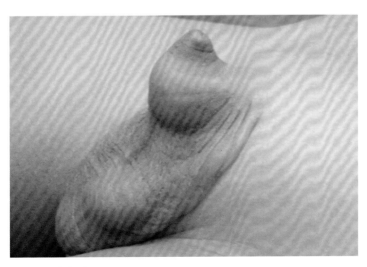

**图7-72**　隐匿阴茎（杭州美中宜和妇儿医院徐珊供图）

# 尿道口囊肿

（parameatal urethral cyst）

ICD-10 编码：Q55.603

**临床特征：**尿道口囊肿，又称尿道外口囊肿，是位于尿道外口的水泡样囊性物，壁薄，囊内容物一般为黏液，胶冻状或水样。囊肿小一般无需治疗，囊肿较大影响排尿或囊肿并发症（出血、感染）则需要手术治疗。

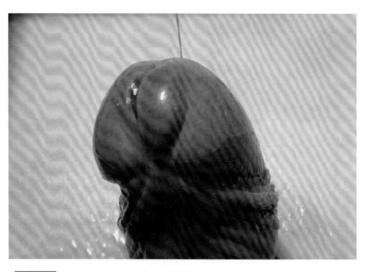

**图 7-73** 尿道口囊肿（浙江大学医学院附属儿童医院唐达星供图）

# 第八章

# 肌肉骨骼系统先天性畸形

## 发育性髋关节发育不良
### （developmental dysplasia of the hip，DDH）

**ICD-10 编码：**Q65.0 发育性髋关节脱位，单侧

　　　　　　　Q65.1 发育性髋关节脱位，双侧

　　　　　　　Q65.2 发育性髋关节脱位，未特指

**临床特征：**目前又称为发育性髋关节脱位。是由多因素（如遗传因素、胎位、产后环境因素等）引起股骨头部分或完全脱出髋臼。左右侧比为 1∶10，男女比为 1∶5。新生儿期查体可发现：双大腿和臀的皮纹不对称；屈髋屈膝位，双髋外展不对称；Allis 征表现为双髋屈曲 90°，双足跟并齐，患侧膝关节低于健侧；Ortolani 试验是一手握住患儿一侧膝关节，另一手握住另一侧下肢，拇指放于大腿内侧，其他四指放于大转子处，向下肢加压外展时，脱位的股骨头滑入髋臼可感弹跳；Barlow 试验是一手固定患儿骨盆，另一手握住患儿另一侧下肢，拇指放于大腿内侧小转子处，其他手指放于大转子位置。拇指向外后加压，同时沿大腿纵轴向近端适当加压，若股骨头自臼内脱出，可感弹跳，解除加压后股骨头又滑回髋臼，出现弹跳感为 Barlow 试验阳性，阳性结果意味"不稳定性髋"。新生儿期超声检查可以辅助诊断，早期诊断与治疗至关重要。

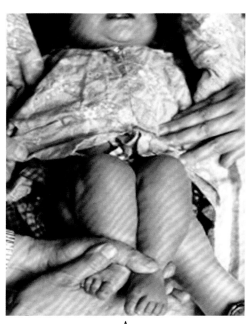 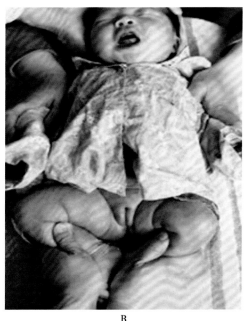

A　　　　　　　　　　　　　　　　　　　　B

**图 8-1　发育性髋关节脱位 1**

A. 屈髋屈膝双膝并齐时，两足跟高度不等（Galeazzi 征）；B. 两大腿皮纹不对称，两侧屈髋屈膝位时双髋外展不等

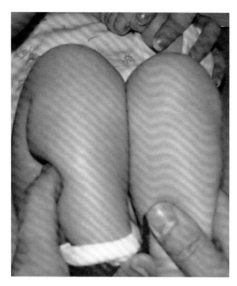

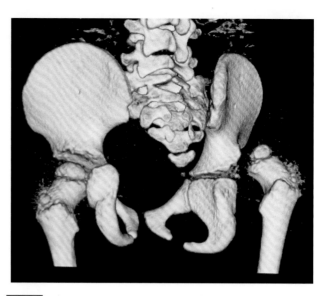

图 8-2    发育性髋关节脱位 2
两足跟并齐时,双膝不等高(膝高低征)

图 8-3    三维 CT 显示一侧髋关节脱位(首都儿科研究所骨科邓京城提供)

# 马蹄内翻足

## (talipes equinovarus)

ICD-10 编码:Q66.0

**临床特征:**是最常见的足部先天性畸形。单侧稍多于双侧,男性是女性的 2 倍。临床表现为前足内翻内收,中足高弓,后足呈马蹄内翻,严重者足跟变小,其上方有皮褶。可合并胫骨内旋及小腿三头肌萎缩。常合并脊柱裂,也可伴有其他畸形如多指、并指、髋或膝关节脱位等。可为某种综合征的一种表现。

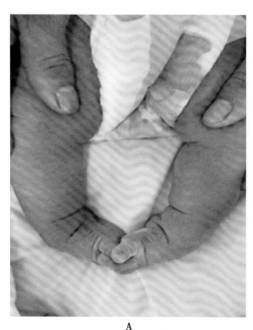

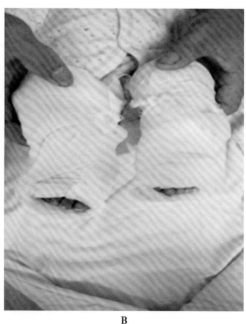

A                                                    B

图 8-4    双侧马蹄内翻足 1

图 A 可见双足内侧皮肤软组织挛缩,前足内收内翻,后足呈马蹄内翻,足外缘呈弧形图 B 为手术矫正石膏固定术后

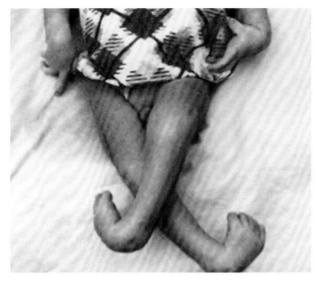

图 8-5　双侧马蹄内翻足 2

双足严重内翻和内收,交叉呈"剪刀状"

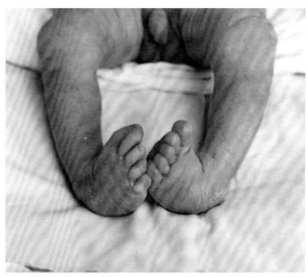

图 8-6　双侧马蹄内翻足 3

双足内翻和内收,内侧皮肤皱褶

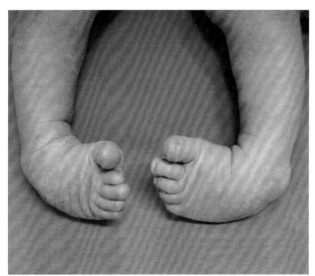

图 8-7　双侧马蹄内翻足 4

双足内侧皮肤软组织挛缩,前足内收内翻,中足高弓,
后足呈马蹄内翻,足外缘呈弧形

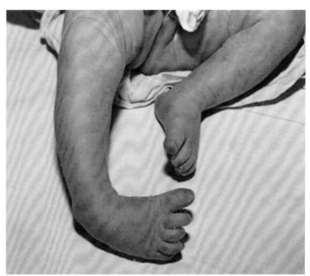

图 8-8　右侧马蹄内翻足

右侧足内翻和内收,可从足背侧皮下摸到突出的距
骨头

# 仰趾外翻足

## （talipes calcaneovalgus）

**ICD-10 编码**:Q66.4

**临床特征**:全足向前外侧背屈和外翻。足背侧和外侧(踝的腓侧)软组织轻度紧张致足跖屈内翻受限。足跟处于外翻位。在足前外侧异常位置常有较深的皮肤皱褶,皮下组织减少。可伴发扁平足、膝关节伸直性挛缩、斜颈等,严重者胫骨、腓骨出现弯曲。

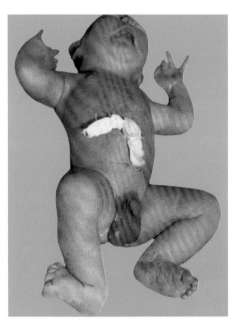

**图 8-9** 右侧仰趾外翻足
右足背屈达小腿前外缘,足底翻向前外侧,跟骨外翻

# 先天性脊柱侧弯
## (congenital scoliosis)

**ICD-10 编码:Q67.5**

**临床特征:**是椎体的先天性发育异常而导致脊柱在冠状面侧向弯曲的畸形。有些畸形较为复杂和严重,可伴有神经缺陷。分为椎体形成不良和椎体分节不良两种类型,部分患者为此二型的混合型。椎体形成不良包括半椎体和楔形椎,椎体分节不良包括单侧骨桥和大块椎体。单个或多节椎体偏离正常脊柱轴线,向侧方弯曲或旋转,侧弯处凸起。X线检查有助于明确诊断。

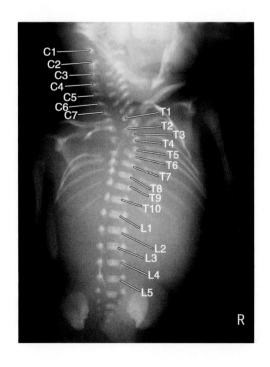

**图 8-10** 先天性脊柱侧弯
X 线片显示右侧肩胛骨高于左侧,第1~5胸椎($T_1$~$T_5$)左侧为半椎体畸形,无骨化影,脊柱凸向右侧(R)

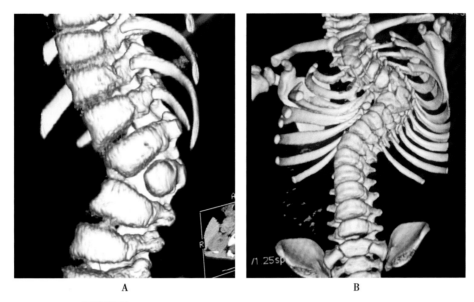

**图 8-11** 先天性脊柱侧弯(首都儿科研究所骨科邓京城提供)
A.三维 CT 图像显示半椎体和脊柱侧弯;B.三维 CT 图像显示脊柱 S 形侧弯、多发
半椎体等

# 漏斗胸
## (congenital pectus excavatum)

**ICD-10 编码:Q67.6**

**临床特征:**胸骨体连同其相应肋软骨肋骨凹陷致前胸中下部呈漏斗状。常见两种类型:①胸廓中央显著凹陷。②胸廓两侧扁平,中央凹陷浅平。可无症状,严重者吸气时胸骨凹陷明显,心脏左侧移位或喘鸣。病因不明,可能因局部肌肉与胸、肋骨和脊柱发育不平衡造成。部分有家族史,亦可为某多发畸形中的一个体征。该病绝大多数是先天性的,但是也有部分为后天获得性的。

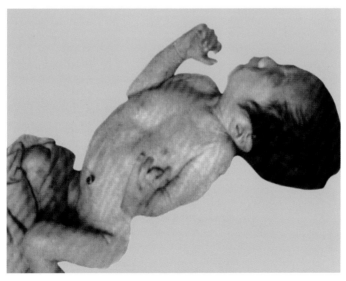

**图 8-12** 先天性漏斗胸 1
胸廓中央显著凹陷

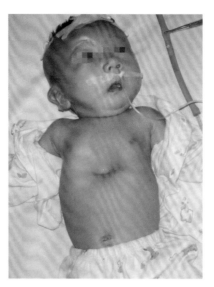

**图 8-13**　先天性漏斗胸 2

*胸骨体自胸骨角开始向后陷入,至剑突上缘达最深,两侧肋软骨连同胸骨后弯,使前胸下部呈漏斗凹陷*

# 鸡胸

(pectus carinatum or pigeon chest)

**ICD-10 编码:Q67.7**

　　**临床特征:**胸骨外凸致胸廓变形,可分为:①胸骨柄与体连接处外凸,胸骨体中部呈现凹陷,胸骨下部又突向前方,使胸骨纵断面呈 Z 形。②胸骨体明显前凸,两侧肋软骨和肋骨凹陷。临床观察可诊断。多无其他症状。可为某多发畸形的一个体征。该病绝大多数是继发的,但也有少部分是先天性的。

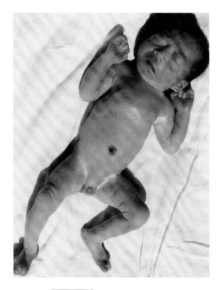

**图 8-14**　先天性鸡胸 1

*胸骨体明显前凸,两侧肋软骨和肋骨凹陷*

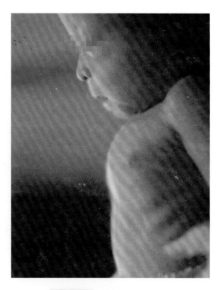

**图 8-15**　先天性鸡胸 2

*胸骨体前凸,两侧肋软骨和肋骨凹陷不明显*

# 先天性肌性斜颈
## （congenital muscular torticollis）

**ICD-10 编码：**Q68.0

**临床特征：**由一侧胸锁乳突肌挛缩导致。可在一侧胸锁乳突肌中或下部扪及枣核大小、界清、质硬的包块。头向患侧下倾，下颌转向健侧并上抬；颈向前伸，向患侧转动受限。患侧眼的外眦与同侧口角距离可小于健侧。临床诊断须注意除外骨性斜颈（如半椎体、短颈）、眼性斜视、颈淋巴结炎等。

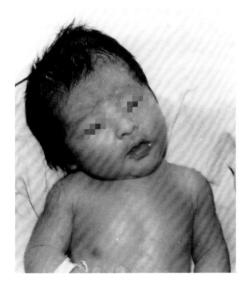

**图 8-16　先天性肌性斜颈 1**
右侧胸锁乳突肌挛缩紧张，头向患侧下倾，下颌则转向健侧并上抬

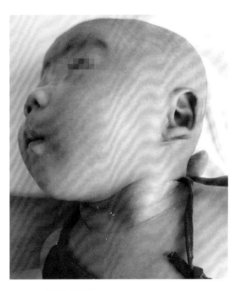

**图 8-17　先天性肌性斜颈 2**
右侧胸锁乳突肌挛缩紧张，头向患侧下倾，下颌则转向健侧并上抬

# 指/趾弯曲
## （clinodactyly）

**ICD-10 编码：**Q68.1

**临床特征：**大多数发生在小指，其他指少见。如发生在小指，则小指常向环指方向倾斜，并稍弯曲。X线片显示畸形发生在中节和末节指骨。如有三角形的指骨可造成严重畸形，可同时合并并指畸形。轻者无需治疗。多有遗传性。

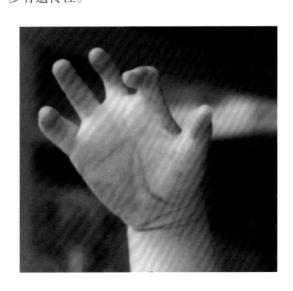

**图 8-18　指弯曲**
右手示指弯曲，不能恢复到正常位置，通贯掌纹，其余指纹减少

## 先天性膝反屈
### (congenital genu recurvatum)

**ICD-10 编码:Q68.2**

**临床特征:** 多为双侧,发生可与胎儿臀位有关,女性多见。临床表现为单侧或双侧膝关节过度伸展,不伴膝关节脱位。重者足趾触及下颌或面颊。侧位观察时膝关节后凸,下肢呈后凸弓形。有时合并多指/趾。X线检查有助于与先天性膝关节脱位鉴别。也可以是 Larsen 综合征、神经管缺陷等表现之一。

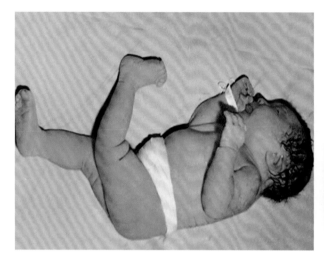

**图 8-19　左侧膝反屈**
侧位观膝关节后凸,下肢呈后凸弓形

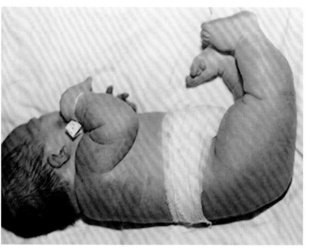

**图 8-20　双侧膝反屈**
双侧膝关节反曲,合并左足多趾

## 多指/趾
### (polydactyly)

**ICD-10 编码:Q69.0 多指**
　　　　　　Q69.1 多拇指
　　　　　　Q69.2 多趾,大足趾
　　　　　　Q69.9 多指(趾),未特指

**临床特征:** 手或足有一或多个额外的指/趾或指/趾样赘生物。可单侧或双侧。按部位分为轴前型(桡侧或胫侧)和轴后型(尺侧或腓侧),轴后型多见。可同时合并并指/趾或短指/趾等畸形。亦可是许多综合征如 13 三体综合征等的症状之一。

多指(趾)可表现为:①单纯软组织、有或无环形凹陷组织与周围组织相连。②外形较完整的指(趾),常仅有一或两节指骨,可与掌/跖骨构成关节或呈分支状骨性连接。③多余指/趾,外观近乎正常,有指/趾甲,且有一发育差的掌(跖)骨。多指/趾与正常指/趾有时大小相同,从外表难以区分,多余指/趾亦可较小,亦可形成分支指/趾。临床易于诊断,但应靠 X 线检查明确骨与关节异常。

单发的多指/趾畸形多为常染色体显性遗传疾病。

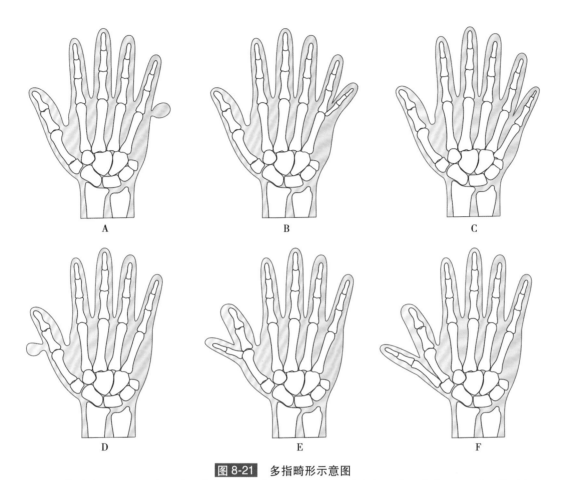

图 8-21 多指畸形示意图

A.轴后肉赘样多指;B.轴后多指并与掌骨构成关节;C.轴后多指并有完整指骨和掌骨;D.轴前肉赘样多指;
E.轴前多指并与掌骨构成关节;F.轴前多指并有完整指骨和掌骨

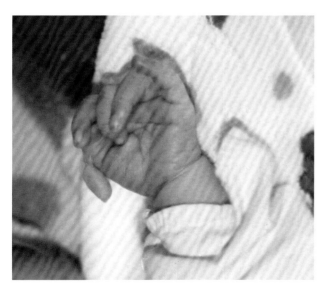

图 8-22 左手轴前多指

多余指通过一束状带与拇指相连,为软组织,无骨和关节

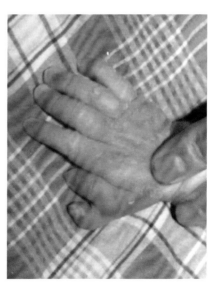

图 8-23 右手轴前多指 1

右手有一重复拇指,有指骨和指甲

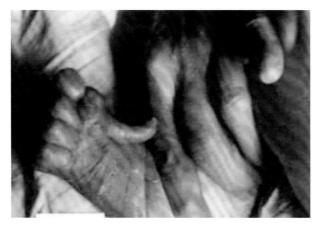

**图 8-24　右手轴前多指 2**

多余指与手掌桡侧相连,有指骨和指甲,多余指与拇指垂直

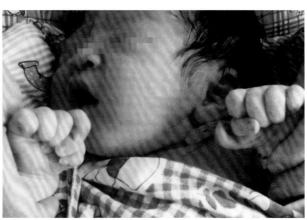

**图 8-25　双手轴前多指 1**

双手均有一重复拇指,有指骨和指甲

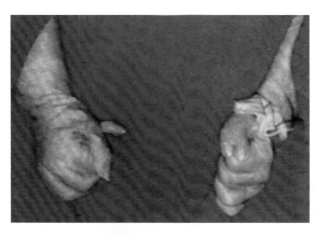

**图 8-26　双手轴前多指 2**

重复拇指左右手表现不一致。右手多余拇指与正常拇指分开,有指甲;左手重复拇指与正常拇指融合,有指骨和指甲

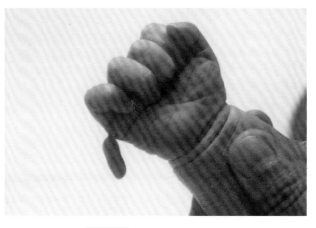

**图 8-27　右手轴后多指 1**

多余指位于右手尺侧,为单纯软组织,无骨与关节

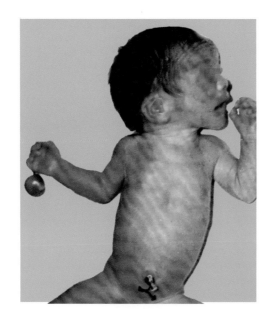

**图 8-28　右手轴后多指 2**

多余指位于右手尺侧,表现为圆形软组织赘生物,无骨和关节

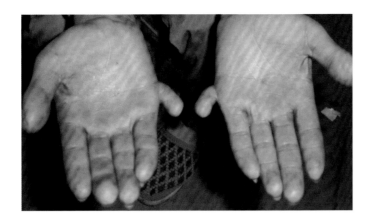

**图8-29　双手轴后多指**
多余指位于双手尺侧,与第5掌骨相连,有两节指骨,不能活动

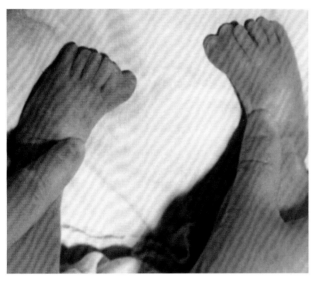

**图8-30　双足轴前多趾1**
多余趾位于胫侧,与大足趾尚未分开,成为分叉的大足趾

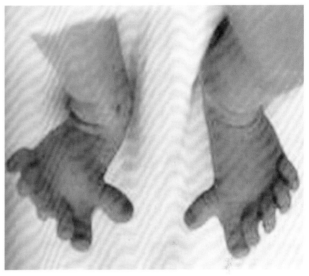

**图8-31　双足轴前多趾2**
多余趾位于胫侧,外观近似正常,有趾骨和趾甲,与大拇趾分开

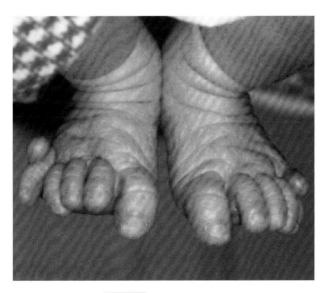

**图8-32　双足轴后多趾**
多余趾位于腓侧,为肉赘样组织,无骨和关节

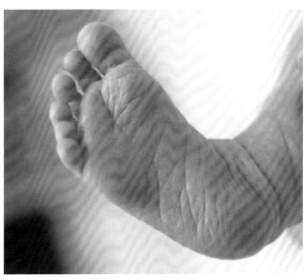

**图8-33　轴后多趾**
多余趾位于腓侧,有趾骨和趾甲,与第5趾大小相仿

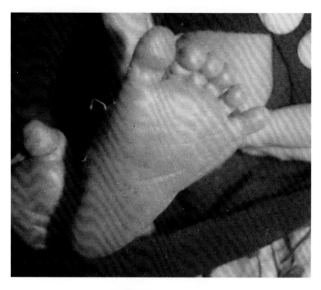

**图 8-34**　**轴后多趾**
多余趾位于腓侧,有趾骨和趾甲,比第 5 趾大

# 并指/趾
（syndactyly）

**ICD-10 编码:**Q70.0 指融合
　　　　　　Q70.1 蹼状指
　　　　　　Q70.2 趾融合
　　　　　　Q70.3 蹼状趾
　　　　　　Q70.4 多指/趾和并指/趾
　　　　　　Q70.9 多指/趾,未特指

　　**临床特征:**指/趾与指/趾间由多余皮肤相连,皮下软组织或骨组织相连多见。常见于第 2、3 指间。软组织并指/趾时,轻者仅有薄层皮蹼;较重时多个指/趾皮肤或皮下软组织相连,而指/趾甲分开;严重者各指/趾合并,有的骨分节不全且关节畸形,或末节指/趾骨和甲融合。X 线检查可发现骨畸形。本症常有家族史,属常染色体显性遗传。

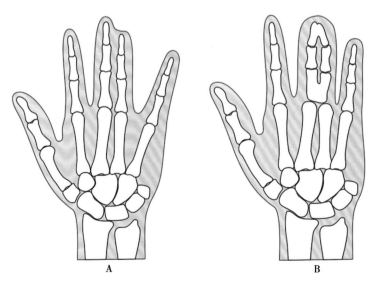

**图 8-35**　**并指畸形示意图**
A. 软组织性并指;B. 骨性并指

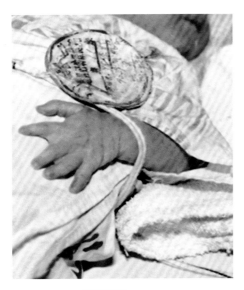

**图 8-36　并指**
在第 2、第 3 指间及第 3、第 4 指间皮蹼相连

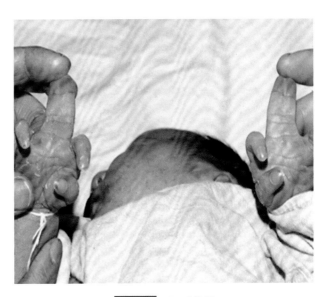

**图 8-37　双手并指**
双手对称性第 2、第 3 指并指，皮肤或皮下软组织相连，
指甲分开

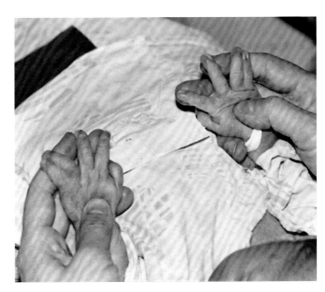

**图 8-38　双手并指**
双手第 4、第 5 指并指，皮肤或皮下软组织相连，指甲分开

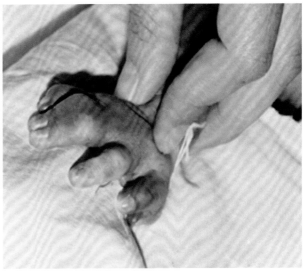

**图 8-39　多指、并指畸形**
第 3、第 4 指并指，皮肤或皮下软组织相连，指甲分开，
合并轴前多指，有指骨和指甲

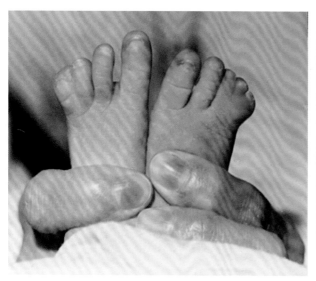

**图 8-40　双足并趾**

第 3~5 趾相连,分节不全关节畸形

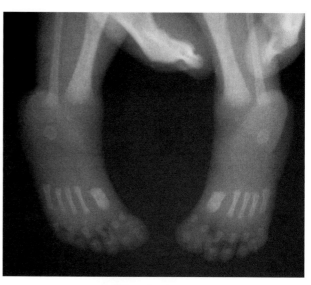

**图 8-41　并趾和多趾**

X 线片显示双足胫侧重复蹞趾,有趾骨,第 1 跖骨增粗

# 缺指/趾

## (ectrodactyly)

**ICD-10 编码:**Q71.3 手和手指的先天性缺如

Q72.3 足和趾先天性缺如

**临床特征:**主要发生在肢芽形成期,肢芽形成发育中遭受抑制,以致手指形成失败。主要分两型:中央型缺指为示指、中指和环指缺如,边缘型缺指为拇指或小指缺如,足趾分类亦同。纵裂缺如常见于拇指和第 1 掌骨,常合并有桡骨缺如或发育不全;中央型的纵裂缺如可以是中间几个手指的指掌骨缺如而成为裂手。

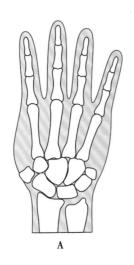

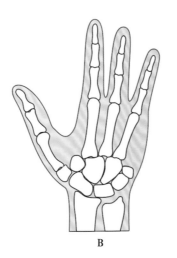

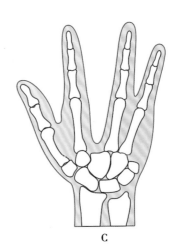

A　　　　　　　　　　B　　　　　　　　　　C

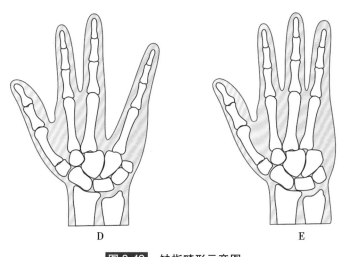

**图 8-42**　缺指畸形示意图

A.缺拇指;B.缺示指;C.缺中指;D.缺无名指;E.缺小指

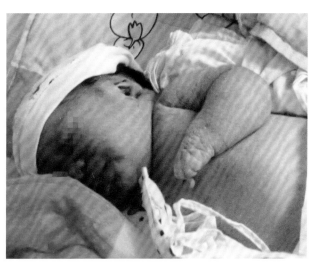

**图 8-43**　左手缺指 1

左手第 2~5 指缺如,仅残留拇指

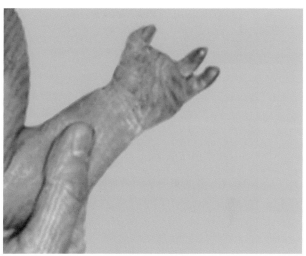

**图 8-44**　左手缺指 2

左手第 2、第 3 指完全缺如,其他手指短小

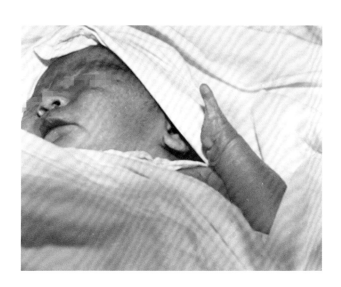

**图 8-45**　左手缺指 3

左手 1~4 指缺如,残留小指,掌骨发育不全

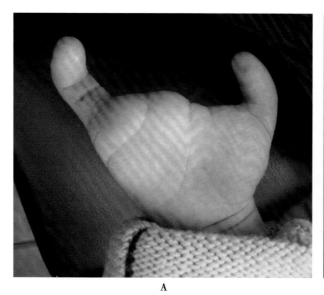

A

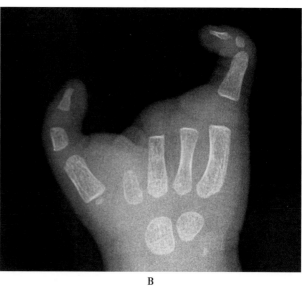

B

**图 8-46** 左手缺指 4（首都儿科研究所骨科邓京城提供）

左手照片（图 A）及 X 线照片（图 B）显示 2、3、4 指缺如

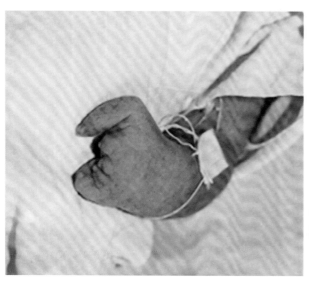

**图 8-47** 左手缺指 5

左手第 2~5 指部分缺如，末节指骨发育不全，残留指甲发育不全，拇指正常，掌骨发育不全

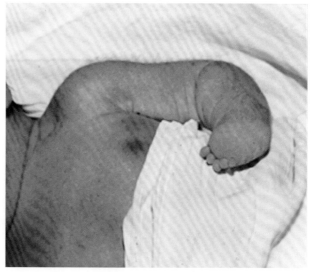

**图 8-48** 左手缺指 6

左手掌缺如，左手指发育不全，部分缺如，残留部分直接附着于前臂

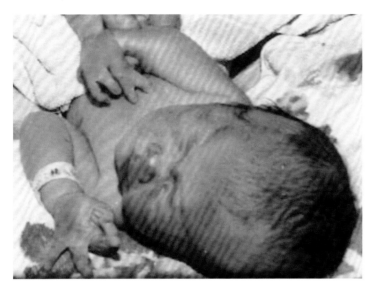

**图 8-49　右手缺指 1**

右手大拇指缺如,示指有指骨分叉畸形,桡骨发育不全

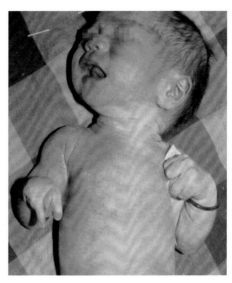

**图 8-50　右手缺指 2**

右手大拇指、第 3、第 4 指缺如,左手正常

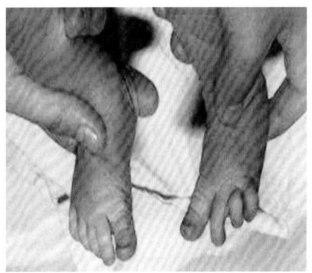

**图 8-51　左足缺趾 1**

左足第 3 趾缺如,其他足趾正常,右足正常

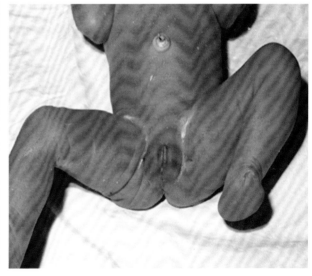

**图 8-52　左足缺趾 2**

左足 5 趾均缺如

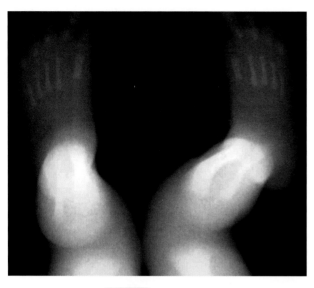

**图 8-53**　右足缺趾 1

X 线片显示双足姆趾趾骨缺如,除第 2 趾骨外,其余趾骨发育不良

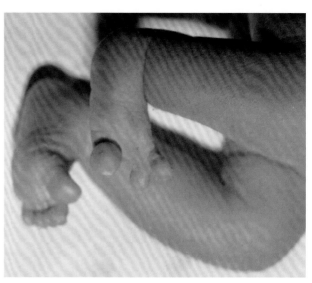

**图 8-54**　右足缺趾 2

右足第 2、第 3 趾缺如伴第 5 趾巨趾

# 横形肢体缺陷

## (transverse limb defect)

**ICD-10 编码:**Q71 上肢肢体缺陷

　　　　　　　Q72 下肢肢体缺陷

**临床特征:**又称截肢畸形。肢体远端全部或部分缺如,近端基本正常。按截断部位的不同可分为上肢缺失、上臂水平截肢、肘关节水平截肢、前臂水平截肢、腕水平截肢、掌水平截肢、指水平截肢、下肢缺失、大腿水平截肢、膝关节水平截肢、小腿水平截肢、跗骨水平截肢、跖骨水平截肢、趾水平截肢。

　　胎儿单纯先天性截肢(横形缺陷)的原因主要有:羊膜带、血管损伤、孕妇服用镇静剂等。也可以是一些综合征的表现形式之一,如无舌无指(趾)畸形、口下颌肢体发育不全综合征。

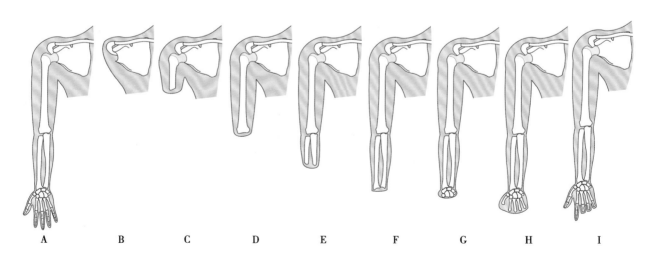

A　　　B　　　C　　　D　　　E　　　F　　　G　　　H　　　I

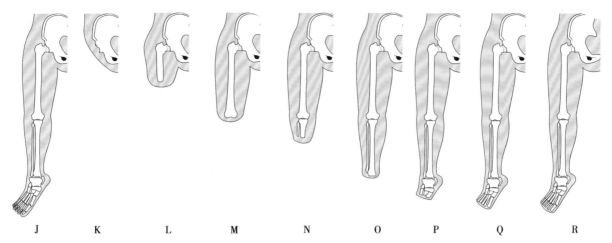

**图 8-55** 横形肢体缺陷示意图

A. 正常上肢；B~I. 上肢不同程度的横形肢体缺陷示意图；J. 正常下肢；K~R. 下肢不同程度的横形肢体缺陷示意图

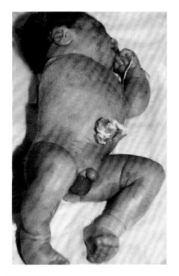

**图 8-56** 右上肢横形肢体缺陷 1
右上肢完全缺如，其他肢体正常

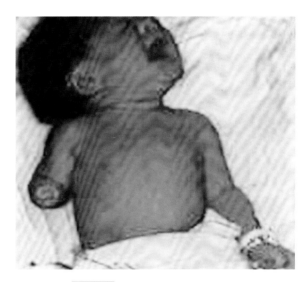

**图 8-57** 右上肢横形肢体缺陷 2
右前臂中部以远完全缺如

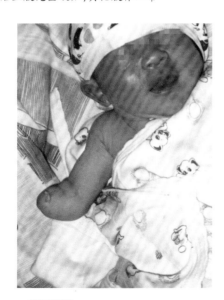

**图 8-58** 右上肢横形肢体缺陷 3
右前臂中部以远完全缺如，断端整齐

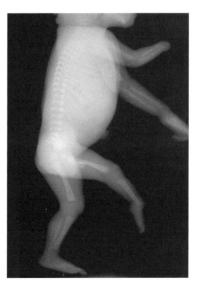

**图 8-59** 右上肢横形肢体缺陷，右下肢纵形肢体缺陷
侧位 X 线片，右上臂及前臂骨骼完整，腕以远骨骼及
软组织完全缺如，右侧腓骨缺如，右足严重畸形

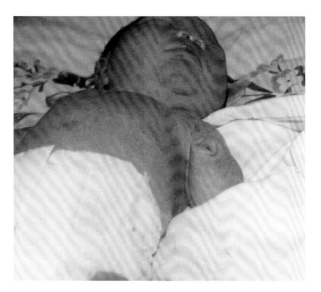

**图 8-60　左上肢横形肢体缺陷 1**
左前臂远端以远完全缺如,断端有皮肤覆盖,皮肤凹陷

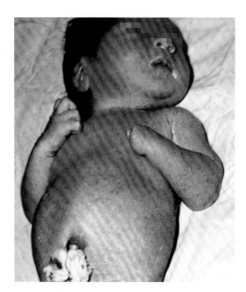

**图 8-61　左上肢横形肢体缺陷 2**
左手掌以远完全缺如

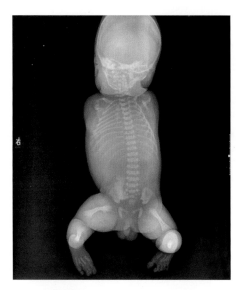

**图 8-62　双上肢横形肢体缺陷**
X 线片显示,双上肢骨骼完全缺如

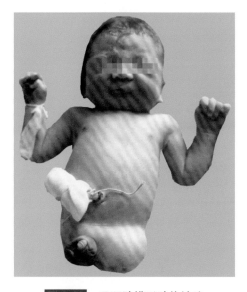

**图 8-63　双下肢横形肢体缺陷**
双下肢完全缺如,骨盆发育不良,双上股发育正常

# 先天性桡骨发育不全或缺如
## ( congenital hypoplasia or aplasia of the radius )

**ICD-10 编码:Q71.4**

**临床特征:**又称轴旁性桡侧半肢畸形( paraxial radial hemimelia ),由于桡骨先天发育不全或不发育所致,属于纵形肢体缺陷。围生儿发生率约 1/30 000,可单侧或双侧发病。先天性桡骨发育不全或缺如可分为三型:Ⅰ型:桡骨完全缺如,此型最常见,占 50% 以上,桡骨完全未发育,腕部由于缺乏桡骨的支持而导致严重的桡偏畸形,手可成直角或接近前臂桡侧表面。同时手舟骨、大多角骨、第 1 掌骨、拇指指骨均缺如而导致严重手畸形及拇指缺如,如果拇指存在,多发育不全而呈悬浮状。Ⅱ型:桡骨部分缺如,常是桡骨的远侧部未发育而缺如,近侧部发育不全,并与尺骨融合,成为桡尺骨骨性连接。尺骨缩短、增粗、弯曲,其凹侧

指向桡侧。桡侧的腕骨、第1掌骨、拇指指骨也常缺如,严重手畸形及拇指缺如,如果拇指存在,多发育不良。Ⅲ型:桡骨发育不全,轻者仅桡骨轻度缩短,腕关节向桡侧轻度偏斜,手舟骨发育不良,拇指有时发育不良或缺如。重者桡骨中度缩短,尺骨变粗弯曲,凹面向桡侧,腕关节向桡侧偏斜明显。拇指发育不全,呈悬浮状或缺如。

本病常出现在许多综合征中,如心手综合征、血小板减少-桡骨缺失综合征(thrombocytopenia-absent radius syndrome,TAR)、VATER 联合征、18 三体综合征、Roberts-SC 海豹肢畸形(Roberts-SC phocomelia)等。

肢体桡/胫侧或尺/腓侧长骨纵列部分或完全缺如或严重发育不良,或手/足中央纵列缺如,形成裂手/足。以桡骨发育不全或缺如最为常见,常伴拇指缺如。

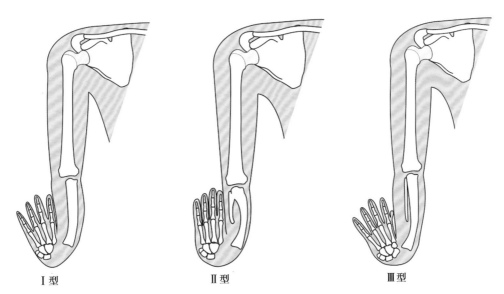

Ⅰ型　　　　Ⅱ型　　　　Ⅲ型

图 8-64　先天性桡骨发育不全或缺如分型模式图
Ⅰ型:桡骨完全缺如;Ⅱ型:桡骨部分缺如,Ⅲ型:桡骨发育不全

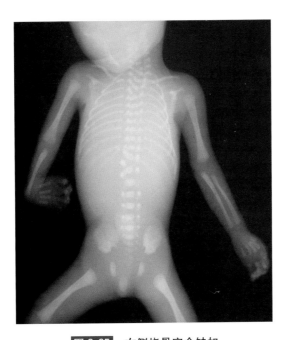

图 8-65　右侧桡骨完全缺如
X 线片:右前臂仅见一根骨性结构(位于外侧),手姿势异常,腕关节偏向桡侧,手掌面向桡侧,右侧桡骨缺如。右手姿势异常,仅见 4 个手指,右拇指缺如

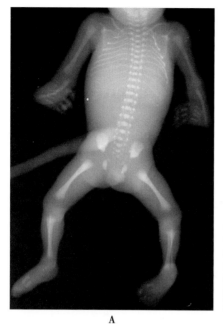
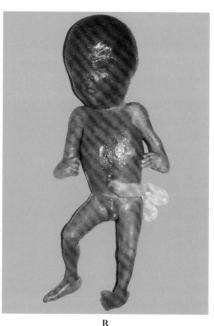

A　　　　　　　　　　　B

**图 8-66**　双侧桡骨缺如(合并拇指缺如,伴有小耳畸形、小下颌畸形、膈肌不发育、足内翻等多发畸形,染色体核型为 18 三体综合征)

标本 X 线片(图 A)及正面照片(图 B),双前臂分别见 1 根骨性结构,双手呈钩状弯向前臂桡侧,双侧桡骨缺如;左侧足内翻和内收,提示足内翻畸形

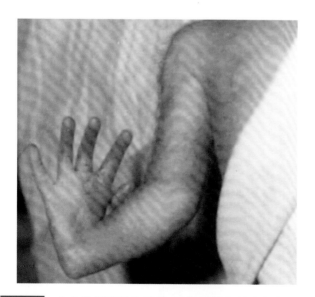
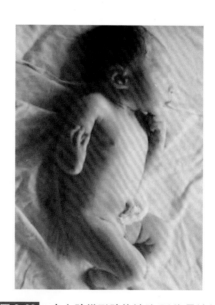

**图 8-67**　右上肢纵形肢体缺陷 1(桡骨缺如伴大拇指发育不良)

右侧桡骨缺如,腕关节偏向桡侧,手接近前臂桡侧;大拇指发育不全,与手掌仅有少许皮肤相连,无关节,呈悬浮状

**图 8-68**　右上肢纵形肢体缺陷 2(桡骨缺如伴大拇指缺如)

右桡骨缺如,大拇指缺如,腕关节偏向桡侧,手掌面向桡侧

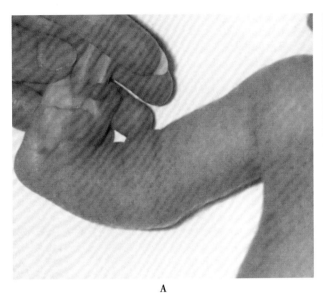
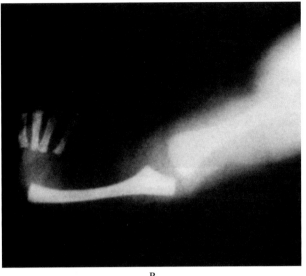

A　　　　　　　　　　　　　　　　　　　　　　B

图 8-69　右上肢纵形肢体缺陷 3（桡骨缺如伴大拇指缺如）

A. 右侧桡骨缺如，拇指缺如，腕关节偏向桡侧；B. 右上肢 X 线片，右侧桡骨缺如，桡侧腕骨、掌骨和拇指指骨均缺如，腕关节偏向桡侧

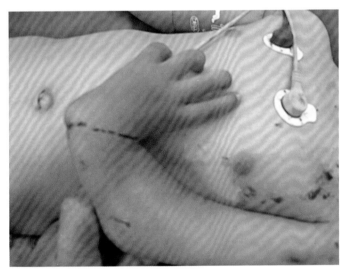

图 8-70　左桡骨缺如伴大拇指缺如（首都儿科研究所骨科邓京城提供）

左桡骨缺如，拇指缺如，腕关节偏向桡侧

# 尺骨发育不全或缺如
（hypoplasia or absence of ulna）

**ICD-10 编码：Q71.5**

**临床特征：**属于纵形肢体缺陷，发生率远低于桡骨发育不全或缺如，男性多于女性。多为单侧发病，以右侧居多。患侧前臂细小、短缩并向尺侧倾斜，伴桡骨头脱位时前臂旋转功能受限。患者可同时有腕骨缺如，常见是豌豆骨、钩状骨、大多角骨和头状骨，有时第 4 及第 5 掌骨、指骨有缺如。桡骨向桡侧弓状凸出。

尺骨发育不全或缺如合并的畸形几乎仅限于肌肉骨骼系统,如畸形足、腓骨缺如、脊柱裂、股骨发育不全、下颌骨缺如和髌骨缺如。

根据前臂及肘关节畸形的程度将尺骨发育不全或缺如分成4型:Ⅰ型,尺骨发育不全,远端及近端骨骺存在,桡骨轻度弯曲,肘关节稳定,腕关节轻度尺侧偏斜,尺侧指发育不全或缺如。Ⅱ型,尺骨部分缺如,近端存在,桡骨弯曲,肘关节性可变,桡骨头向后侧移位伴脱位,腕关节向尺侧偏斜。Ⅲ型,尺骨完全缺如,尺骨原基缺如,桡骨平直,肘关节不稳定,桡骨头后外侧脱位,可能合并肘关节屈曲畸形。腕关节向尺侧偏斜,腕骨及指缺如。Ⅳ型,尺骨完全缺如,尺骨原基缺如,桡骨严重弯曲,肱骨内旋,前臂内转,腕关节向尺侧偏斜。

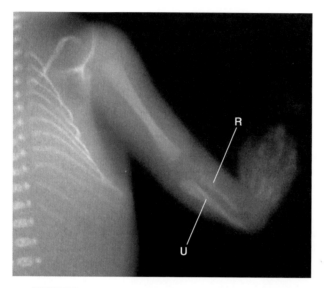

**图 8-71** 左上肢纵肢体缺陷 1(尺、桡骨发育不全)

左上肢 X 线照片,左侧尺(U)、桡骨(R)发育不全,桡骨短缩更为明显,腕关节偏向桡侧,大拇指发育不良

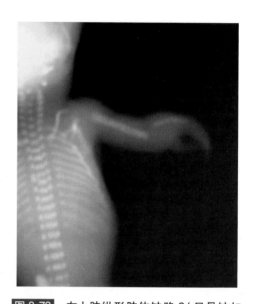

**图 8-72** 左上肢纵形肢体缺陷 2(尺骨缺如合并桡骨发育不全)

左上肢 X 线片,左前臂尺骨缺如,桡骨缩短,手严重畸形,尺侧 2 个手指缺如,掌骨及指骨不显影

# 腓骨发育不全或缺如
## (hypoplasia or absence of fibula)

**ICD-10 编码**:Q72.6

**临床特征**:也称腓侧半肢畸形,是常见的先天性长骨发育不良或缺如,表现为腓骨部分缺失或完全缺失,小腿短缩,踝关节不稳,可伴有胫骨弓形弯曲,足下垂,足外翻,第4、第5趾列缺如等。约2/3的病例为单侧发病,其中又以右侧多发,无明显性别差异。单侧腓骨发育不良,小腿可中度短缩,一般无足部异常。腓骨完全缺失者肢体极短,胫骨在中1/3和下1/3处弓形弯曲畸形。可伴足下垂和外翻;约半数患儿同时合并同侧股骨近端缺如。合并骨骼系统以外的其他系统畸形少见,仅约0.8%。

可将腓骨发育不全或缺如分为3型:Ⅰ型:单侧部分缺失,小腿可中度短缩,很少有胫骨前弓或足畸形,一般无功能障碍;Ⅱ型:腓骨几乎完全缺失,肢体极短,胫骨在中、下1/3处呈弓形弯曲畸形,局部皮肤出现皮皱,但皮下无粘连、足下垂和外翻,有足畸形,同侧股骨也短缩。即使治疗,功能也较差;Ⅲ型:双侧Ⅰ型或Ⅱ型,或者Ⅰ或Ⅱ型合并其他严重畸形,预后最差。

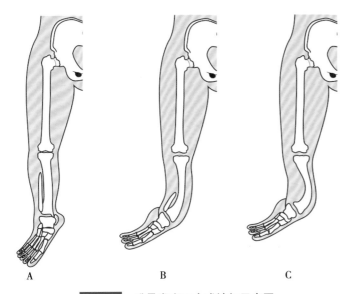

**图 8-73　腓骨发育不全或缺如示意图**

A. Ⅰ型;B. Ⅱ型:腓骨极短;C. Ⅲ型:腓骨完全缺失

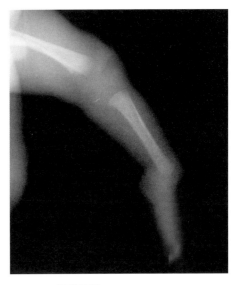

**图 8-74　右侧腓骨缺如**

右下肢 X 线片,右侧腓骨缺如,右足畸形,缺趾

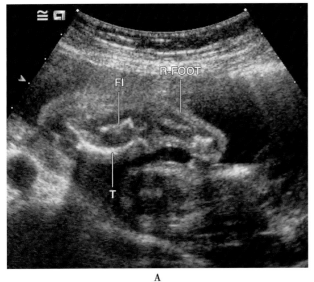

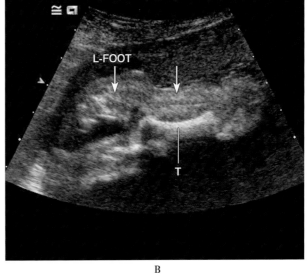

**图 8-75　左侧腓骨缺如,右侧腓骨发育不全产前超声图像,出生后证实**

A. 右小腿超声矢状切面显示腓骨(FI)明显短小,胫骨(T)向前弯曲;B. 左小腿超声冠状切面只显示胫骨,位于外侧腓骨缺如(箭头所示)

# 胫骨发育不全或缺如

(hypoplasia or absence of tibia,tibia deficience)

**ICD-10 编码:Q72.5**

**临床特征:**又称为胫侧半肢畸形,是一种罕见的畸形,发生率约为 1/1 000 000,往往伴有同侧股骨近端发育不良、股骨重复畸形和足跗骨骨桥等多种畸形,也可以见于一些综合征,如胫骨发育不全-缺指/趾综合征。主要表现为患侧小腿缩短、弯曲变形,常伴足内翻。胫骨发育不全的残存胫骨明显短于腓骨,可以

是近端残存或远端残存。胫骨缺如时整条胫骨缺失，小腿仅存一条腓骨。

　　Kalamchi 等将胫骨发育不全或缺如分为 3 型：Ⅰ 型为胫骨完全缺如；Ⅱ 型为胫骨远端 1/2 缺如，胫骨近端和股骨远端发育较好；Ⅲ 型只有胫骨远端发育不良，以下胫腓关节分离、足内翻和外踝突出为特征。Jones 等将胫骨发育不全或缺如分为 4 型：Ⅰa 型胫骨缺如伴股骨远端骨骺发育不良；Ⅰb 型胫骨缺如不伴股骨远端骨骺发育不良；Ⅱ 型胫骨远端缺如；Ⅲ 型胫骨近端缺如；Ⅳ 型远端胫腓骨分离。

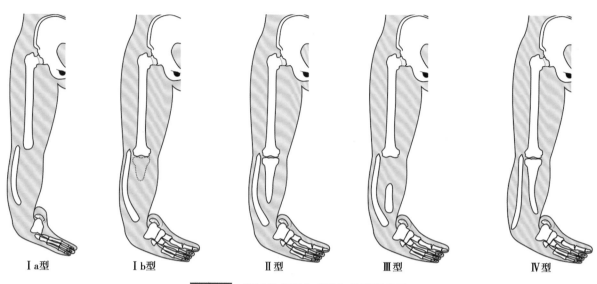

Ⅰa型　　　　　Ⅰb型　　　　　Ⅱ型　　　　　Ⅲ型　　　　　Ⅳ型

图 8-76　胫骨发育不全或缺如分型示意图

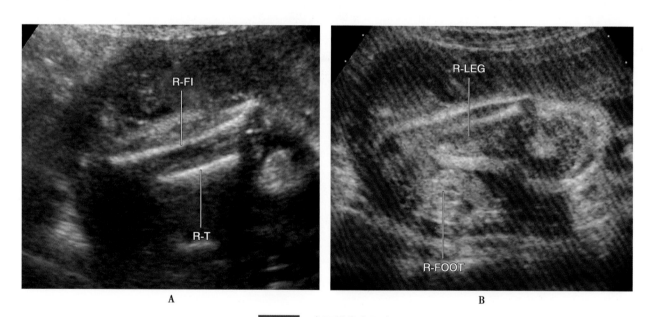

A　　　　　　　　　　　　　　　　　　B

图 8-77　右胫骨发育不全

A. 右小腿超声冠状切面显示小腿内有两根骨性强回声，分别为胫骨（R-T）及腓骨（R-FI），胫骨明显较腓骨短；B. 右小腿超声矢状切面仅见腓骨条状强回声，与股骨构成关节的胫骨条状强回声未显示，右足（R-FOOT）姿势异常，呈内翻姿势

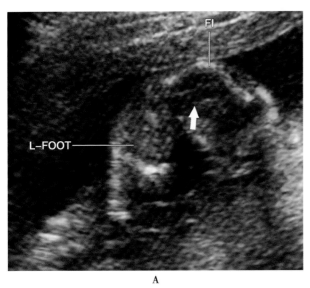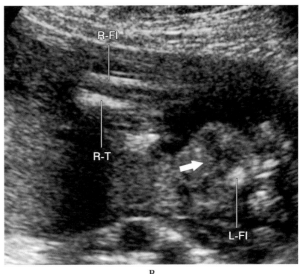

A                                          B

图 8-78　左胫骨缺如、脊椎畸形、心脏畸形、肾脏畸形等多发畸形（Vacterl 综合征）

左侧小腿矢状切面显示小腿仅有一根腓骨（FI）回声，胫骨缺如（粗箭头所示），且腓骨中段明显向前外侧弯曲；B. 左侧小腿横切面仅显示腓骨回声，胫骨未显示

# 海豹肢畸形
## （phocomelia）

ICD-10 编码：Q73.1

**临床特征：**患儿肢体呈鳍状，表现为一个或多个肢体近中段部分或完全缺失，手或足直接连于躯干或通过不规则状骨连于躯干。完全型海豹肢畸形臂和/或腿缺如，手/足直接连于躯干。近侧海豹肢畸形表现为近段肢体（上臂或大腿）缺如，前臂及手或小腿及足直接连于躯干；远侧海豹肢畸形表现为中段肢体（前臂或小腿）缺如，手或足直接连于上臂或大腿，手或足常可伴有畸形。本病可合并其他结构畸形，如唇腭裂、眼距增宽、小下颌、耳畸形、膈疝、心脏结构异常等。

本病较罕见，发生率为 1/5 000 000。已证明孕妇在怀孕初期服用酞胺哌啶酮可导致胎儿海豹肢畸形，此外，孕期接触药物、X 线辐射、装修污染、化学用品如染发剂、苯、汞、铅等重金属也可导致畸形发生，也可以是常染色体隐性遗传。

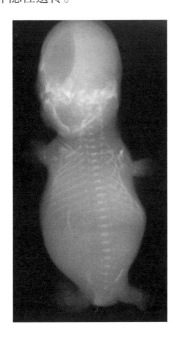

图 8-79　四肢完全性海豹畸形，缺指/趾（孕 16 周）

X 线片，双侧前臂及上臂缺如，双侧大腿及小腿缺如，双手和双足直接连接于躯干，双手缺指，仅 3 指，足趾缺趾，仅 4 趾。为四肢严重纵形缺陷

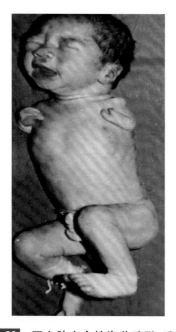

**图 8-80**　双上肢完全性海豹畸形,手发育
不全,缺指
双侧肱骨、尺桡骨完全缺如,发育不全的手直
接连接于躯干,双手缺指,掌骨发育不全。下
肢发育正常

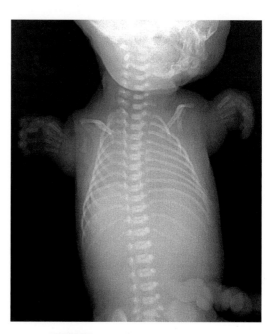

**图 8-81**　双上肢完全性海豹畸形
X 线片,双侧肱骨、尺桡骨完全缺如,手直接连于躯干,双侧唇
腭裂

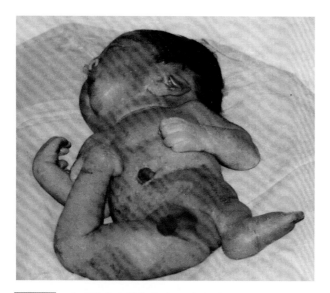

**图 8-82**　左下肢完全性海豹畸形,右侧膝反屈和足内翻畸形
左侧大腿及小腿完全缺如,左足直接与骨盆连接;右膝反屈,足
接触到腹壁,右足马蹄内翻,并合并有副耳、睾丸未降

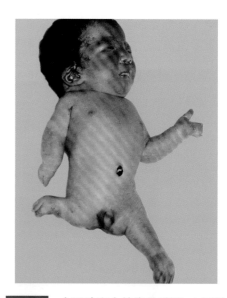

**图 8-83**　右下肢完全性海豹畸形,左下肢
近端海豹畸形,右桡骨发育不全
右侧大腿、小腿完全缺如,足直接附着于骨
盆,左侧大腿缺如,小腿直接连接于骨盆,双
足发育不全,缺趾,右侧桡骨发育不全,右手
畸形

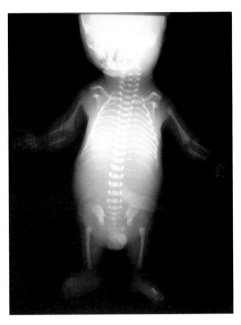

**图 8-84**　双下肢远端海豹畸形,双侧唇腭裂

X 线片显示双侧尺、桡骨明显缩短,双下肢仅见股骨,胫腓骨完全缺失,足直接连于股骨远端

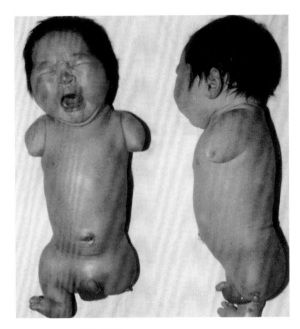

**图 8-85**　四肢混合肢体缺陷

双上臂近端以下完全缺如,仅残余部分上臂;左下肢完全缺如,右下肢明显短缩

# 人体鱼序列征
## (sirenomelia seguence)

**ICD-10 编码:Q73**

**临床特征:**又称并腿畸胎序列征、美人鱼综合征,表现为双下肢融合,足缺如或发育不良,形似鱼尾,双下肢可完全融合、部分融合、仅有软组织融合,也可有下肢骨性融合,骨盆骨发育不全。腰骶-尾椎骨发育不全或缺如。常合并其他畸形:单脐动脉、肛门闭锁,直肠不发育,双肾不发育或双肾多囊性发育不良,膀胱、输尿管、子宫缺如,内外生殖器官异常等。偶可伴有先天性心脏病、肺发育不全、桡骨和拇指缺如等。

Stocker 和 Heifetz 在 Forster 的基础上,根据融合下肢残存的骨性结构将人体鱼序列征分成 7 型(图 8-99):Ⅰ 型大腿及小腿的骨性构均存在;Ⅱ 型较 Ⅰ 型不同之处在于双侧胫骨之间仅有一根腓骨,双足借皮肤并在一起;Ⅲ 型较 Ⅱ 型不同之处在于两腓骨均缺如;Ⅳ 型股骨上段融合,下段一分为二,有发育不良的单足,有跗骨、跖骨;Ⅴ 型较 Ⅳ 型不同之处在于发育不良的单足没有跗骨,只有跖骨;Ⅵ 型只有一根股骨和一根小腿骨,无足;Ⅶ 型只有一根股骨,无小腿骨和足。Ⅰ、Ⅱ、Ⅲ 型均有两根股骨和双足,小腿骨可为 4、3 或 2 根,称为双足并腿畸形;Ⅳ 和 Ⅴ 型股骨上段均融合,均为单足,小腿骨均为 2 根,称为单足并腿畸形;Ⅵ 和 Ⅶ 型均只有一根股骨,且无足,小腿骨可有 1 根或无,称为无足并腿畸形。

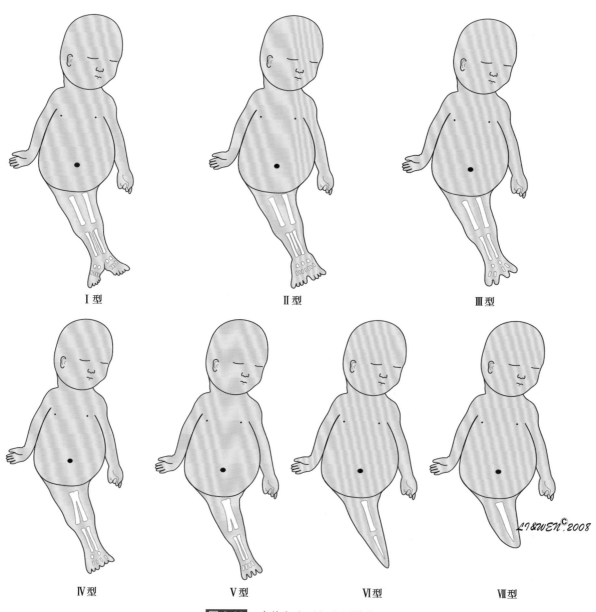

I型　　　　　　　　II型　　　　　　　　III型

IV型　　　　　　V型　　　　　　VI型　　　　　　VII型

图 8-86　人体鱼序列征分型模式图

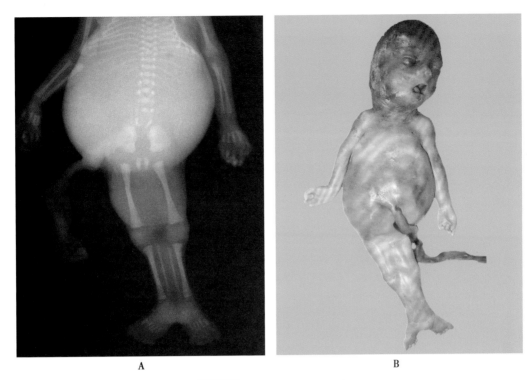

**图 8-87**　人体鱼序列征Ⅰ型

下肢 X 线检查(图 A)可见双侧股骨、胫骨、腓骨及足的骨性结构均存在,大腿双侧股骨包裹在一个皮肤线内,小腿双侧胫骨及腓骨包裹在一个皮肤线内,腓骨位于两胫骨的内侧。标本正面照(图 B)可见双下肢皮肤融合,形似鱼尾

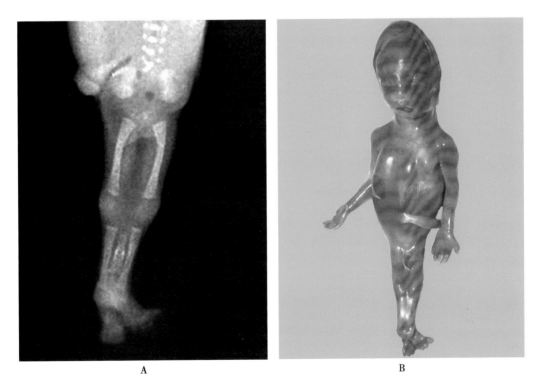

**图 8-88**　人体鱼序列征Ⅱ型

X 线照片(图 A)显示大腿双侧股骨包裹在一个皮肤线内,双侧胫骨之间可见一根腓骨,三者距离较近。标本正面照(图 B)可见双下肢皮肤融合,形似鱼尾

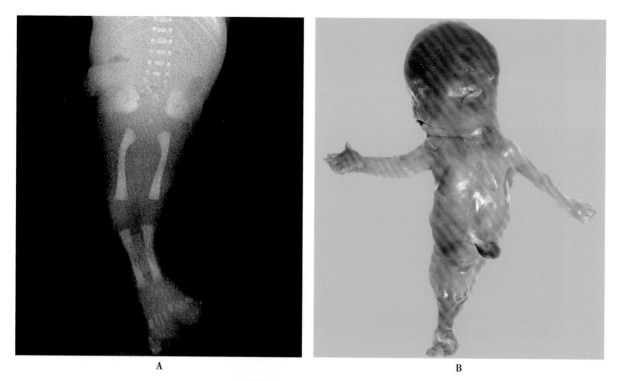

A            B

图 8-89　人体鱼序列征Ⅲ型

标本 X 线及标本正面照片显示大腿内有两股骨及小腿内两胫骨,不能显示腓骨,两胫骨之间距离较近,包裹在一个皮肤线内,双下肢皮肤融合,形似鱼尾

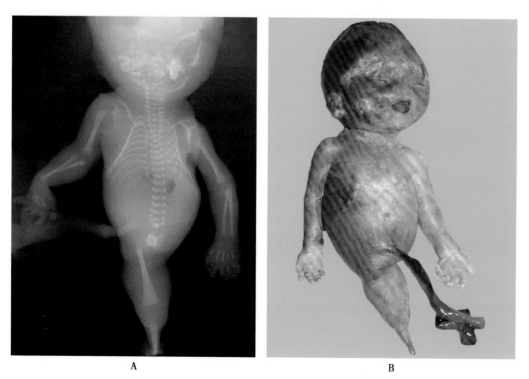

A            B

图 8-90　人体鱼序列征Ⅵ型

标本 X 线检查(图 A)及标本正面照片(图 B)显示双腿融合,大腿及小腿分别仅见 1 根骨性结构

# 裂手(足)
（split hand，split foot）

**ICD-10 编码**：Q71.6 裂手

　　　　　　　Q72.7 裂足

**临床特征**：又称龙虾手(足)，是肢体缺陷的一种类型，多数为常染色体显性遗传。有两种类型，一种为中心轴线的 V 形缺陷，出生儿发生率 1/90 000，表现为指或趾、掌骨或跖骨缺失，导致手或足的桡侧与尺侧不同形式的分离，拇指和示指、中指和无名指常分别融合，手纵裂为桡、尺侧两部分，形似虾螯，又称龙虾状畸形，俗称"龙虾手"。另一种为手中心轴线缺陷更宽，掌骨广泛中心性缺失，且明显偏向桡侧，仅在尺侧遗留一较小手指，更罕见，出生儿发生率 1/150 000。裂足表现似裂手，重者近侧分裂至跗骨，常伴跗骨异常，骨缺如或趾畸形，形成"龙虾足"。

　　双侧裂手多见，可同时有裂足，可为综合征的一个表现，如裂手/足和骨缺失综合征。其他骨骼如股骨、腓骨、锁骨亦可受累。根据临床特征可诊断。X 线检查能明确类型。

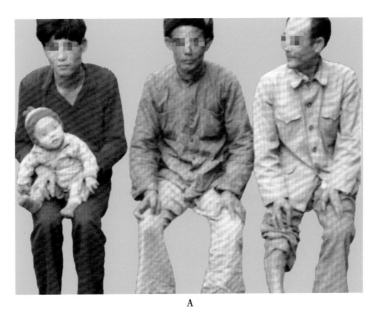

A

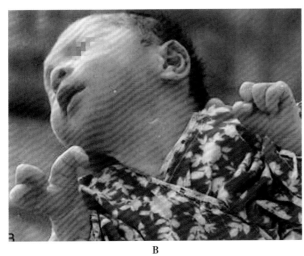

B

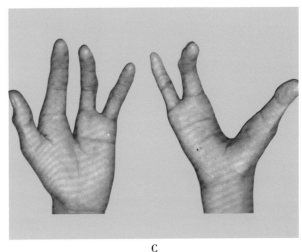

C

**图 8-91　双侧裂手**

A. 先证者为左侧婴儿，表现为双侧裂手，其父亲(左一)、伯伯(右一)和爷爷(中间右二)也均为双侧裂手；B. 与图 A 为同一婴儿，双侧裂手(1986 年拍摄)；C. 同一婴儿 17 岁双手正面观，右侧裂手畸形，第 2 和第 3 指及相应掌骨缺如，裂达手掌根部，残留 3 指；左侧裂手畸形，第 3 指和相应掌骨缺如，裂达掌心(2003 年拍摄)

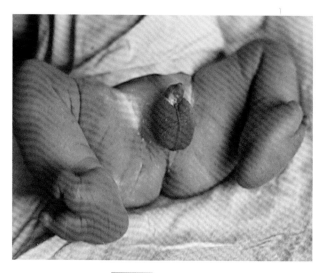

**图 8-92　双侧裂足**

双足中央有一纵裂至足底前半部分,将足底分成两部分,足
趾缺如,仅残留 2 趾,且发育不全

# 巨指/趾
## (macrodactyly)

**ICD-10 编码:Q74.0**

　　**临床特征:**一个或几个指/趾肥大,指/趾周围软组织及指/趾骨长度和周径均增大。以第 2、第 3 指/趾
常见,也有合并全手肥大者。X 线检查可助明确骨性畸形。受累指/趾生长速度比其他指/趾快,一般在青
春期停止生长。

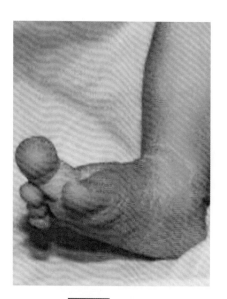

**图 8-93　巨趾 1**

右足第 2 趾长度和宽度明显大于其余
趾,远端明显巨大

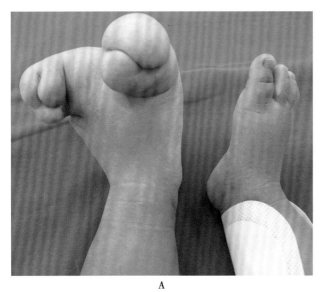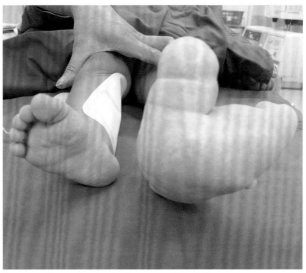

A　　　　　　　　　　　　B

图 8-94　巨趾 2(首都儿科研究所骨科邓京城提供)

左足第 1、第 2 趾长度和宽度明显大于其余趾,远端明显巨大

# 多发性关节挛缩
## (arthrogryposis multiplex congenita)

**ICD-10 编码:**Q74.3

**临床特征:**表现为肢体僵硬、关节挛缩,功能丧失。好发于男性,以多个或全身关节呈不完全性、纤维性关节僵硬为特征。常对称发生,关节多发生于屈曲位。典型畸形为肩关节内收、内旋,肘关节伸直,前臂旋前和腕关节屈曲尺偏。多合并髋关节脱位;膝关节屈曲或伸直位僵直。马蹄内翻足僵硬。

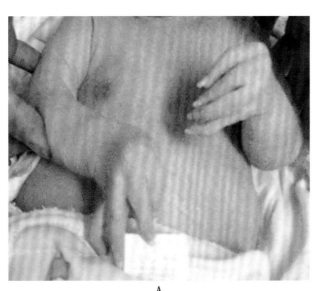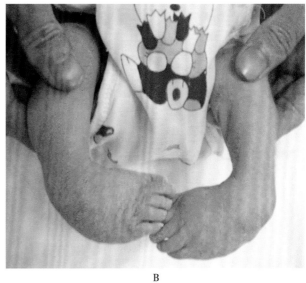

A　　　　　　　　　　　　B

图 8-95　多发性关节挛缩

A.双手掌指、指间关节僵硬,不能自主活动,手指尺偏,对称发生;B.双足马蹄内翻畸形

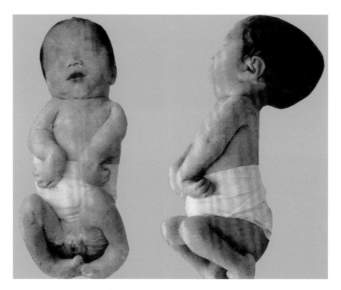

**图 8-96    多发性关节挛缩**
正面观及侧面观,肩关节内收内旋,肘关节僵直,双侧腕关节呈钩状
屈曲,双手诸指屈曲,双足马蹄内翻

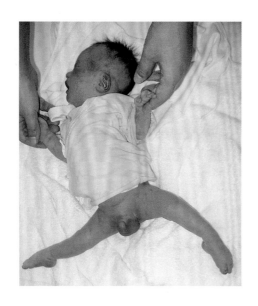

**图 8-97    多发性关节挛缩**
双膝伸直位、双踝跖屈位僵直,无皮肤
皱褶

# 肢体屈曲症

(camplomelic dysplasia)

**ICD-10 编码:Q74.9**

**临床特征:**是一种少见的骨骼发育障碍性畸形,因长骨异常弯曲而得名。主要特征是下肢长骨明显弯曲变形,以股骨和胫骨受累较明显,股骨弯曲常出现在股骨近端;而胫骨完全常出现在胫骨远端,凸面向前,凹面向后。上肢长骨受累较少。肢体长度或长骨长度可轻度或严重缩短,也可在正常范围。胸腔和肩胛骨发育不良,胸腔狭窄,呈铃状胸廓,常有喉、气管软化,胸椎椎弓根钙化差,髂骨比正常直而窄,常有先天性髋关节脱位。可分为以下 2 种类型:

Ⅰ型:轻度短肢,股骨和胫骨向前弯曲,骨宽度正常,上肢受累。

Ⅱ型:明显短肢畸形,长骨弯曲明显,且长骨明显变宽增粗,可有颅狭小畸形。

绝大多数因肺发育不良而死亡,极少数病例可存活至儿童期。

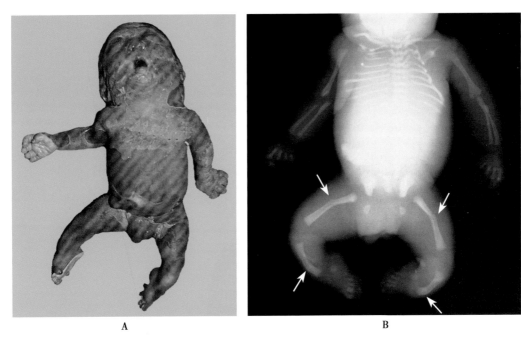

**图 8-98** 肢体屈曲症

A. 标本照片, 头过度后曲, 双足内翻; B. X 线片, 箭头示股骨近端及胫骨远端弯曲

# 短指/趾

## (brachydactyly)

**ICD-10 编码:** Q74.8

**临床特征:** 一个或数个指/趾明显变短。指/趾骨数目有时减少, 掌(跖)骨也变短。有时指/趾间关节呈连枷状固定或相互融合, 局部深肌腱可缺如。可单独发生, 也可是唐氏综合征、畸形骨发育不良、特纳综合征、心手综合征、Tabatznik 综合征和鲁宾斯坦-泰比综合征等的表现之一。应除外软骨发育不良, 黏多糖贮积症等病。本病多为常染色体显性遗传。出生后根据临床特征做诊断, X 线检查可明确骨和关节的畸形。

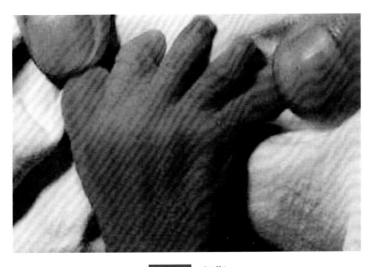

**图 8-99** 短指

所有手指均明显缩短

# 三叶草状颅骨
## （cloverleaf skull）

**ICD-10 编码:Q75.0**

**临床特征:**又称 Kleeblattschadel 畸形,由不明原因引起的颅骨冠状缝、人字缝和额缝出生前早闭,形成脑积水、颅内压增高,颅骨呈三叶草状改变。

典型表现为高额、浅眼眶、眼球突出、上睑下垂、闭眼障碍、低耳位、高腭弓、头皮血管增多;常伴有小脑发育不良、精神发育迟滞,或其他骨骼系统畸形(短肢、扁椎体、胸廓狭窄、肋骨短缩、双剑突、肘关节强硬、髋关节脱位、手指弯曲及并指等),或无眼、巨舌、动脉导管未闭等。本病可单独存在,也可常见于 Cronzon 综合征、阿佩尔综合征、尖头多趾并趾畸形、致死性侏儒等疾病。

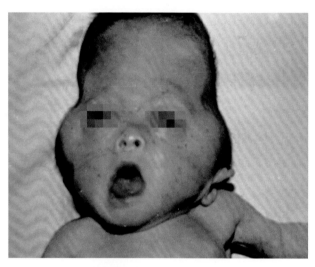

**图 8-100** 三叶草状颅骨
头颅中部有一明显的缩窄带,高额、浅眼眶、眼球突出、上睑下垂、低耳位

# 脊柱裂
## （spina bifida）

（详见第二章 神经系统先天性畸形）

# 半椎体畸形
## （hemivertebra）

**ICD-10 编码:Q76.4**

**临床特征:**半椎体系胚胎发育时一侧椎体(可以是左侧、右侧、腹侧、背侧)发育障碍而形成的椎体畸形,表现为半个椎体发育,另半个不发育、缺失。最常发生在脊柱的颈段、胸段,发生在腰段的比较少见。半椎体畸形以多发常见,常伴有其他骨骼系统畸形,是造成先天性脊柱侧弯的重要原因。

对于先天性脊柱后凸及侧凸的半椎体分为:楔形椎(后方半椎体)、侧方半椎体、后外侧 1/4 半椎体、蝴蝶椎(椎体前方和中间发育障碍,留有后外侧的椎体及后方两侧的椎弓根,两侧残留的椎体被矢状形分开)。

也有根据半椎体上下椎间盘是否存在将半椎体分为完全分节型(上下椎间盘均存在)、部分分节型(上或下椎间盘存在,一端与相邻椎体融合)、不分节型(上下椎间盘均缺失,两端均与相邻椎体融合)。

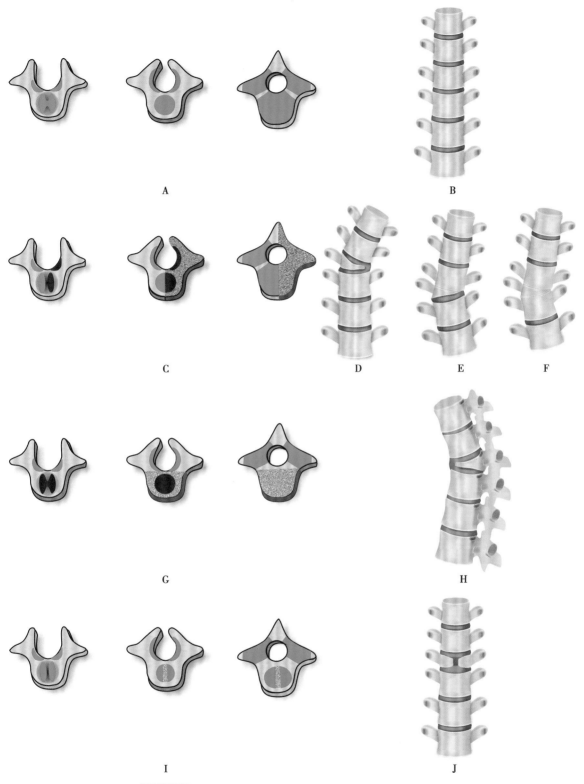

**图 8-101** 正常椎体、半椎体、椎体不分节型及蝴蝶椎模式图

A.正常椎体及椎弓发育示意图;B.正常脊柱模式图;C.一侧半椎体发育示意图,左侧椎体及椎弓的软骨化中心均不发育(红色区域),右侧椎体及椎弓的软骨化中心发育正常(绿色区域);D.右侧半椎体完全分节型脊柱模式图;E.右侧半椎体部分分节型脊柱模式图;F.右侧半椎体合并不分节型;G.后半椎体发育示意图,椎体软骨化中心不发育(红色区域),椎弓软骨化中心发育正常;H.后半椎体脊柱模式图;I.蝴蝶椎胚胎发育示意图,椎体的软骨化中心未融合;J.蝴蝶椎脊柱模式图

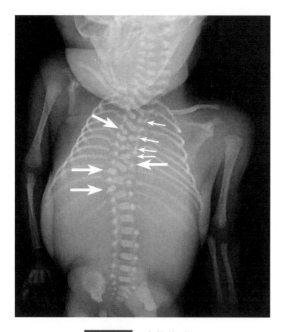
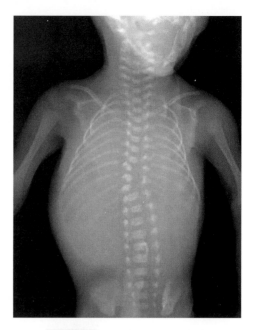

图 8-102　半椎体畸形

脊柱 X 片示多个蝴蝶椎及半椎体畸形(小箭头示蝴蝶椎,
大箭头示半椎体)

图 8-103　半椎体畸形,脊柱裂

X 线前后位片显示第 8~10 胸椎左半侧椎体缺如,
脊柱稍向左侧弯,未见明显成角畸形

# 软骨不发育

（achondrogenesis）

**ICD-10 编码:Q77.0**

　　**临床特征:**是一组累及软骨及骨发育的严重疾患。特征表现为躯干四肢严重短小及其他骨骼畸形。常死于宫内或生后早期死于呼吸衰竭。可伴发脑积水、面部裂畸形、心脏及肾脏畸形。

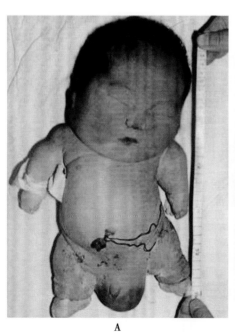
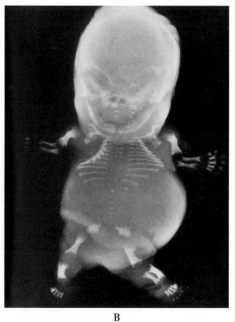

A　　　　　　　　　　　B

图 8-104　软骨不发育

A.正面观,患儿身材严重矮小,四肢短缩明显,窄胸,头大,腹部膨隆;B.X 片显示四肢长骨
严重短小,胸廓明显窄小,腹部膨隆,椎体和骨盆骨化不良

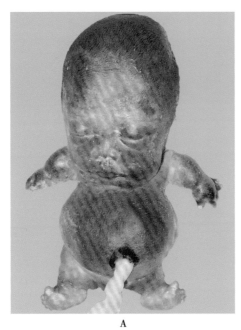 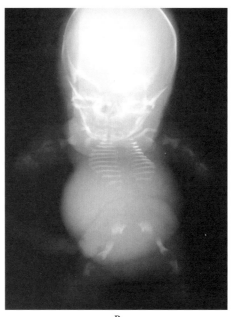

A                                           B

图 8-105　软骨不发育

A. 正面观,身体、四肢比例不协调,头大、腹大,胸廓狭小,四肢明显短小;B. X 片显示四肢长骨严重短小,肋骨短,骨性胸腔窄小。骨化差,以脊柱和骨盆为明显

# 致死性侏儒

（thanatophoric short stature）

ICD-10 编码:Q77.1

**临床特征:**表现为头大、前额突出,胸廓明显狭窄、肋骨短,腹膨隆,严重短肢、长骨弯曲等,70%伴羊水过多。根据头颅形态可将其分为 2 型:

Ⅰ型:短肢,长骨短而弯曲,椎骨严重扁平,不伴有三叶草状颅骨,占85%左右。

Ⅱ型:具有典型三叶草形头颅,长骨短而弯曲及椎骨扁平较Ⅰ型为轻,占不到20%,此型25%病例伴有胼胝体发育不全。

致死性侏儒为致死性缺陷,婴儿不能存活。

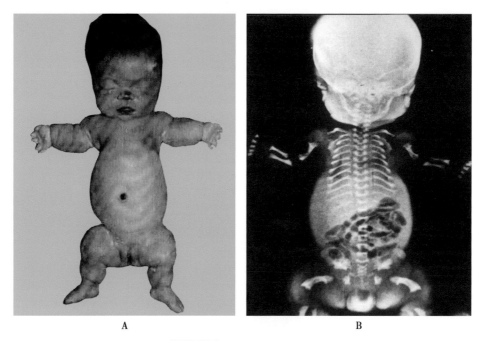

A                                    B

**图 8-106　致死性侏儒Ⅰ型**

A.头颅大,前额突出,胸廓窄,腹部膨隆,肢体严重短缩,肢体皮肤皱褶明显;B.X 线片显示骨骼骨化良好,四肢骨骼严重短小,股骨弯曲明显,干骺端杯状凹陷(股骨呈"电话"听筒样),胸廓狭小,短肋,椎体扁平,骨化减少,头颅大

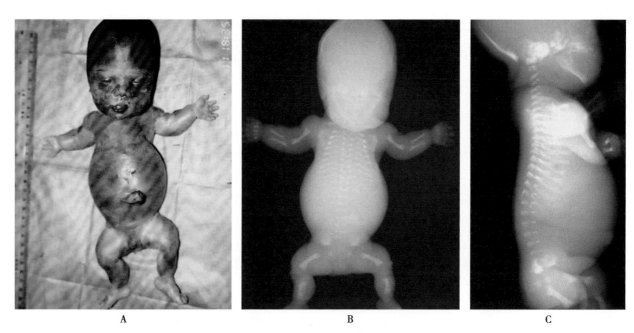

A                          B                          C

**图 8-107　致死性侏儒Ⅰ型(孕33周)**

A.四肢骨骼明显短缩,胸腔明显狭窄;B.全身 X 线片,显示四肢骨化尚可,长骨严重短小,弯曲不明显,干骺端稍粗大,第二骨化中心未出现,肋骨短,骨性胸腔狭窄;C.脊柱 X 侧位片,显示椎体严重扁平

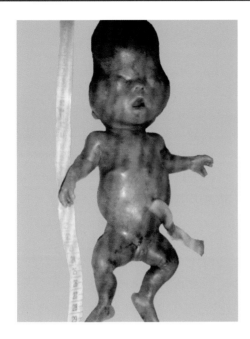

图 8-108　致死性侏儒畸形Ⅱ型产后标本照片，"三叶草"头颅（北京海淀区妇幼保健院提供）

# 软骨发育不全
（achondroplasia）

**ICD-10 编码：Q77.4**

**临床特征：**典型的表现为头大、肢体短小。出生时肢体短而臃肿，头大圆、面宽、鼻梁塌陷，胸腔钟形，腰椎前凸，骨盆小而宽，下肢短而弯曲，呈弓形。随着发育畸形加重，站立时指尖只能触及大转子，身长中心不是在脐孔，而是在剑突附近；手短而宽，手指长度基本相等，伸直时各指不能相互靠近，出现典型的车辐状畸形。软骨发育不全属常染色体显性遗传，约 80% 病例系新突变所致。患者中 99% 由于成纤维细胞生长因子受体-3（FGFR3）编码基因突变所致，导致 FGFR3 信号转导通路持续活化，影响软骨细胞增殖分化，干扰软骨内成骨。患者智力多不受影响，部分个体可达到正常人群寿命，但远期心血管事件、腰椎管狭窄、下肢骨关节炎发病风险增加。利钠肽类似物有望治愈或改善软骨发育不全症状，现已进入Ⅲ期临床试验。

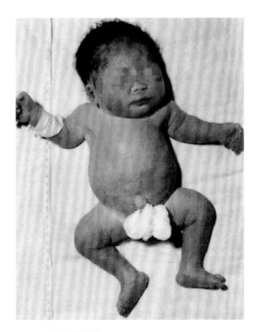

图 8-109　软骨发育不全患儿 1

患儿塌鼻梁，四肢短小，小于同龄儿的 3 个标准差以上，躯干基本正常

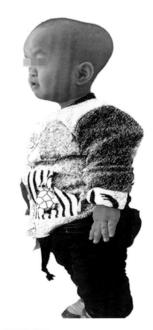

图 8-110　软骨发育不全患儿 2

软骨发育不全典型表现：身材矮小、四肢肢根型短小、巨颅、前额突出、腰椎过度前突

# 成骨不全

## （osteogenesis imperfecta）

**ICD-10 编码：Q78.0**

**临床特征：**成骨不全又称脆骨病。目前认为与Ⅰ型胶原异常有关。新生儿特征表现有头颅呈三角形、巩膜蓝染、肢体弯曲，可于产前或产时发生骨折，严重者可胎死宫内。儿童期可发现骨质脆弱易发生骨折、身材矮小、进行性肢体弯曲、脊柱侧弯、牙齿发育不良、韧带松弛、耳聋等。X线片可见骨密度低、多处骨折、椎体压缩塌陷及肢体弯曲。部分有阳性家族史。胶原及基因分析有助于诊断。

临床常采用 Sillence 分型：

Ⅰ型：轻型，常见，身高正常或轻度变矮，蓝巩膜，无牙齿发育不良，常染色体显性。

Ⅱ型：最严重，胎儿期骨折、围产期死亡，常染色体显性。

Ⅲ型：严重，身材矮小，面部三角形，严重脊柱侧弯，灰巩膜，牙齿发育不良。

Ⅳ型：中等严重，中等变矮，轻~中度脊柱侧弯，灰或白巩膜，牙齿发育不良、同胞受累。

Ⅴ型：中等畸形，桡骨头脱位、骨间膜钙化，过度生长骨痂，白巩膜，无牙齿发育不良。

Ⅵ型：中、重畸形；脊柱侧弯，骨骼中类骨质积聚，骨板层鱼鳞状排列，白巩膜，无牙齿发育不良。

Ⅶ型：中度畸形；轻度变矮，肱骨、股骨短，髋内翻，白巩膜，无牙齿发育不良。

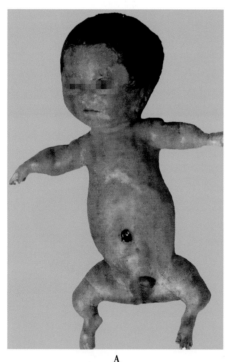
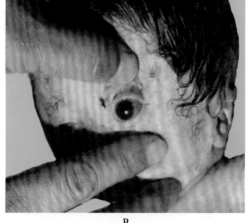

**图 8-111　成骨不全Ⅱ型**

A.正面观，四肢严重短小，股骨骨折、弯曲，胸廓窄小；B.巩膜蓝色

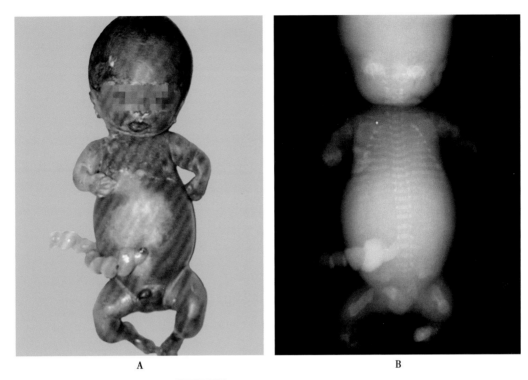

**图 8-112　成骨不全Ⅱ型(孕 29 周)**

A.四肢严重短小弯曲,蓝巩膜,小下颌,窄胸,腹膨隆;B.X 线片显示四肢严重短小并多发性骨折,窄胸,骨折后成角弯曲变形

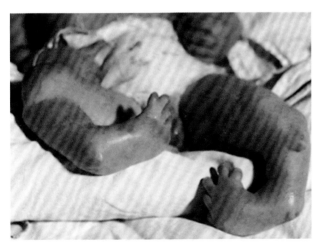

**图 8-113　成骨不全Ⅱ型**

出生时即有双下肢多发性骨折,四肢明显弯曲畸形

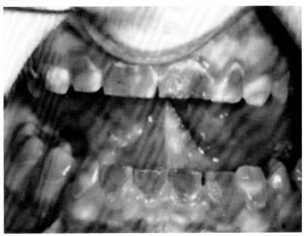

**图 8-114　成骨不全(牙齿发育不良)**

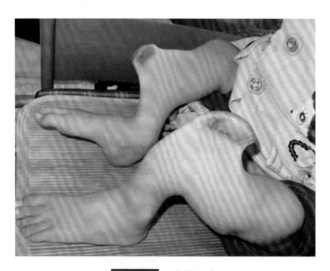

图 8-115    成骨不全

由于反复多次骨折致双下肢严重弯曲畸形,常见大腿向前外侧、小腿向前侧弓形弯曲,关节活动多无受限

# 先天性膈疝
(congenital diaphragmatic hernia)

**ICD-10 编码:Q79.0**

**临床特征:**膈肌发育缺陷,依其部位分为胸腹裂孔后外侧疝、胸骨旁疝及食管裂孔疝三种,其中左侧胸腹裂孔疝最多见。胃、肠管、脾等均可疝入胸腔,可同时伴有一侧或双侧肺发育不良,心脏被挤压至右侧胸腔。腹扁平,生后呈“舟状腹”,呼吸困难,青紫。胸腹正侧位 X 线片示左侧膈肌影消失、胸腔有肠管和胃泡影等。在右侧胸腹裂孔疝,肝脏等进入右侧胸腔,可同样引起上述症状。预后与膈疝发生的时间、疝入胸腔内的多少、肺发育不良的程度以及合并畸形有关。

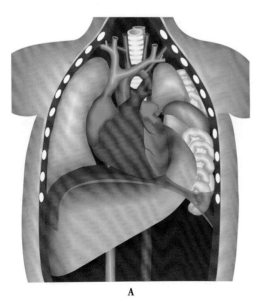
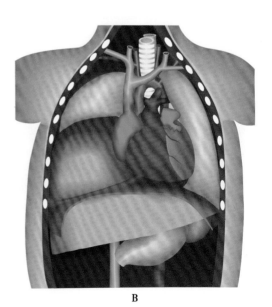

A                                    B

图 8-116    先天性膈疝模式图

A.左侧先天性膈疝模式图;B.右侧先天性膈疝模式图

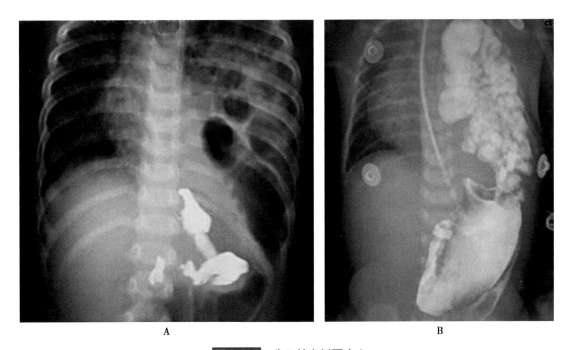

图 8-117　先天性左侧膈疝 1

图 A 胸腹 X 线片及图 B 服用造影剂后胸腹 X 线片,可见左侧胸腔内有胃肠道影像,纵隔受压向右侧移位

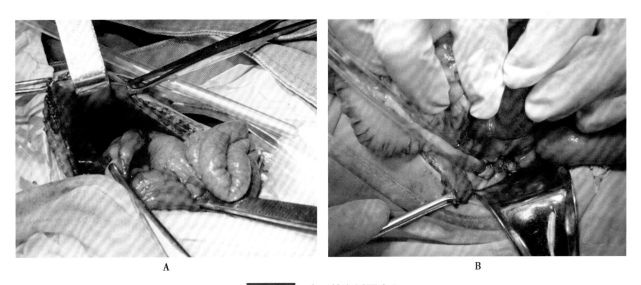

图 8-118　先天性左侧膈疝 2

A. 先天性左侧膈疝术中图,可见大量消化道被从左侧胸腔内回拖至腹腔;B. 为左侧膈肌缺口被修补完毕后

# 脐膨出

（omphalocele）

**ICD-10 编码：Q79.2**

**临床特征：**是先天性前腹壁发育不全，在正中线脐带周围肌肉和皮肤缺损，致使腹膜及腹腔脏器通过缺损膨出体外，疝出物表面由内层腹膜和外层羊膜组成的半透明囊膜覆盖，腹腔脏器（肠管及肝脏等）可以透过薄膜看见，故称"玻璃腹"。出生后薄的囊膜容易破裂，应与腹裂畸形进行鉴别诊断，后者脐带插入腹壁处正常。

根据腹壁缺损的直径<2.5cm、2.5～5.0cm 或>5.0cm 分为 Ⅰ 型、Ⅱ 型和 Ⅲ 型。脐膨出可单独发生，也可是一些综合征的表现之一，如脐膨出-巨舌-巨体综合征（exomphalos-macroglossia-gigantismsyndrome，即 EMG 综合征，又称 Beckwith-Wiededmann 综合征）、13 三体综合征等。

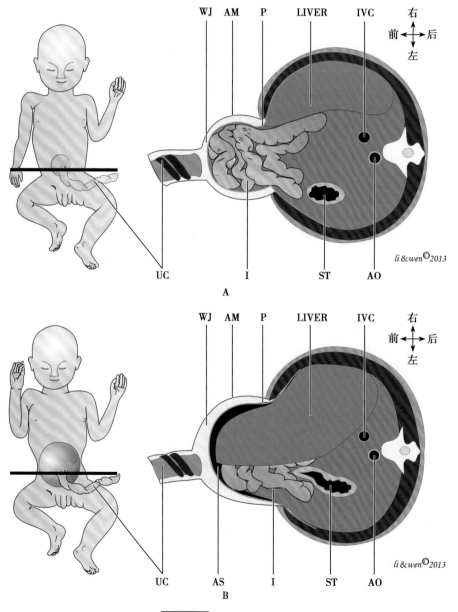

**图 8-119    脐膨出模式图**

A. 小型脐膨出（腹壁缺损小，内容物为肠管）；B. 巨型脐膨出（腹壁缺损较大，内容物为肝
脏和肠管）（UC：脐带；AM：羊膜；WJ：脐带胶质；P：腹膜；I：肠管；LIVER：肝脏；ST：胃泡；
IVC：下腔静脉；AO：腹主动脉；AS：腹水）

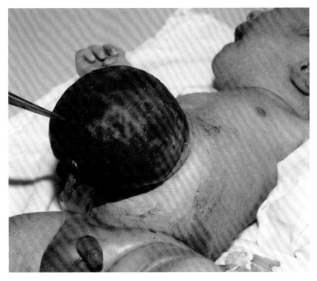

**图 8-120 脐膨出**

腹壁正中部缺损,腹腔脏器从缺损处膨出,其表面有半透明囊膜覆盖,无皮肤覆盖,脐带腹壁插入处异常,位于膨出包块表面

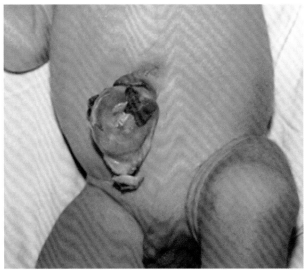

**图 8-121 Ⅱ型脐膨出**

腹壁缺损小于5cm,膨出包块内容物为小肠,有透明囊膜包裹,脐带腹壁插入处异常,位于膨出包块表面偏下方

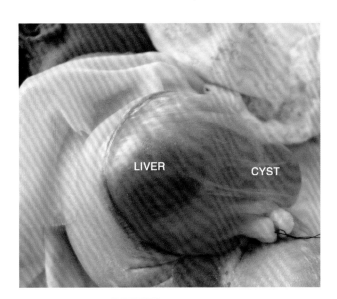

**图 8-122 Ⅲ型脐膨出**

腹壁缺损大于5cm,膨出包块内容物有肝脏(LIVER)、胃及小肠,包块表面覆盖羊膜和腹膜组成的薄膜,在两层膜之间有华通胶,膜呈半透明,透过膜可见腹腔内脏器官。脐带腹壁插入处异常,位于膨出包块表面偏下方,脐根部可见囊肿(CYST)

# 腹裂
## (gastroschisis)

ICD-10 编码:Q79.3

**临床特征:** 在正常脐带的一侧腹壁有约 2~3cm 的纵向缺损,胃、大小肠、偶见膀胱或子宫经此缺损膨出体外,无疝囊覆盖,无肝脏膨出。膨出的肠壁肥厚、水肿、粘连,肠管色泽发紫,无肠蠕动,少数病例肠管已坏死。常合并肠旋转不良、闭锁等畸形。腹部缺损和脐带间有狭窄正常皮肤,该侧腹直肌发育不全,脐和脐带正常。右侧腹裂比左侧多见,单发腹裂畸形多见。腹裂患儿早产发生率为 40%~67%。

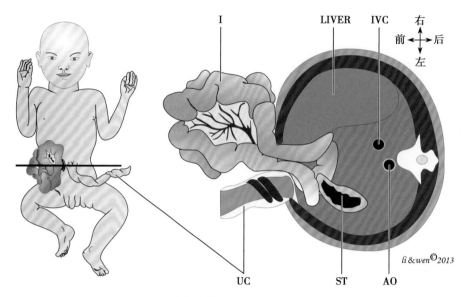

**图 8-123 腹裂模式图**

脐带插入部右侧腹壁全层缺损,内脏外翻到腹腔外(I:肠管;LIVER:肝脏;ST:胃;AO:腹主动脉;UC:脐带;IVC:下腔静脉)

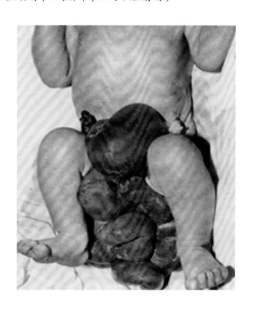

**图 8-124 右侧腹裂**

腹裂位于脐带插入部位右侧,肠管暴露在体外,无囊膜覆盖

# 腹肌发育缺陷综合征
## (prune-belly syndrome)

**ICD-10 编码:Q79.4**

**临床特征:**又称梅干腹综合征,多见于男性,主要特征是腹壁肌肉完全缺如或由一层薄而无功能的纤维组织代替,也可有单个肌肉缺如或一侧肌肉缺如者。最常见的原因可能与尿道狭窄、尿道发育不全、后尿道瓣膜、泄殖腔持久存在、多囊肾等导致早期胎儿膀胱过度扩张有关,其次为肝大、大量腹水等对腹壁的过度拉伸。

腹部异常膨隆,新生儿可见皮肤皱褶,外形像"梅脯",故有"梅干腹"之称。膀胱、输尿管及扩张肥大,肠管扩张,新生儿腹部可扪及肠管和膀胱等脏器,睾丸未降,腹壁完好,常伴有羊水过少,因羊水过少而继发 Potter 面容、足内翻、髋关节脱位等。预后不良,持续的、早期即发生羊水过少者常因肺发育不良而死亡,60%在出生后 1 周内死亡。

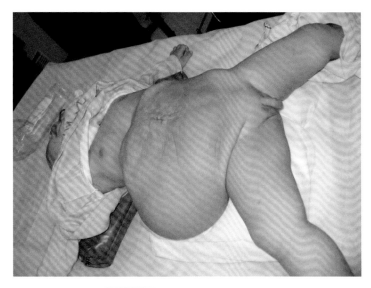

**图 8-125**　腹肌发育缺陷综合征

腹部明显膨隆,皮肤皱褶,外形像"梅脯",睾丸未降

# 腹直肌分离
## (diastasis recti)

**ICD-10 编码:**Q79.8

**临床特征:**脐上腹壁正中呈条形隆起,为腹内压增加如哭、用力时腹壁发育薄弱而增宽的白线,故又称白线疝(hernia of the lina alba)。局部可触及分离的腹直肌裂隙,宽约 1~2.5cm,多见于低出生体重儿,也可见于唐氏综合征、黏多糖沉积症等。

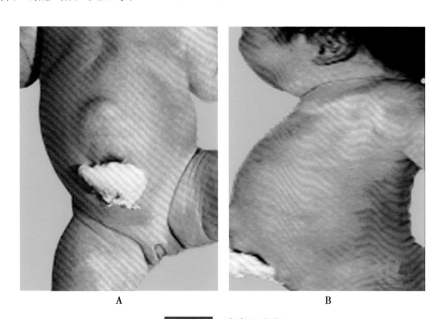

| A | B |

**图 8-126**　腹直肌分离

A.正面观,脐上腹壁正中呈条形隆起,位于脐部与剑突之间;B.侧面观,条形隆起明显

# 第九章

# 皮肤和毛发先天性畸形

## 先天性鱼鳞病
### （congenital ichthyosis）

**ICD-10 编码：Q80**

**临床特征：** 根据临床特征及基因型，本病主要可分为：①寻常型鱼鳞病（ICD-10 编号为 Q80.0）；②X 连锁鱼鳞病（ICD-10 编号为 Q80.1）；③板层状鱼鳞病（ICD-10 编号为 Q80.2）；④先天性大疱性鱼鳞病样红皮病（ICD-10 编号为 Q80.3）。

## 表皮松解角化过度型鱼鳞病
### （epidemolytic-hyperkeratatic ichthyosis）

**临床特征：** 又称为先天性大疱性鱼鳞病样红皮病。出生后全身皮肤常有大疱，后发展成增厚的粗糙、疣状角化鳞片，遍布全身，继之鳞片脱落，露出潮红湿润糜烂创面。可再次形成棕灰色增厚或疣状鳞片。此种损害在四肢屈侧及摩擦处较明显。本病为常染色体显性遗传。

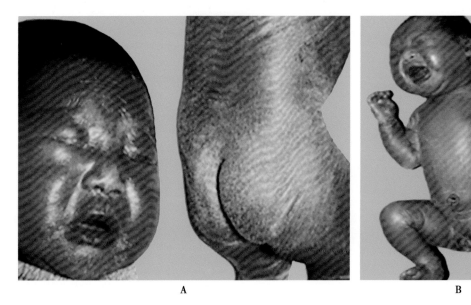

A          B

**图 9-1　表皮松解角化过度型鱼鳞病**

*全身皮肤增厚粗糙，疣状角化鳞片遍布全身，有的部位皮肤呈棕灰色增厚*

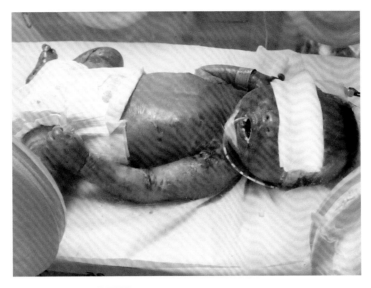

**图9-2** 表皮松解角化过度型鱼鳞病

全身皮肤多处有大疱。鳞片脱落,露出潮红湿润糜烂创面,以关节处为明显

# 板层状鱼鳞病
## (lamellar ichthyosis)

**临床特征:**又称火棉胶婴儿。特征为出生时全身皮肤光亮紧张,似覆盖了一层干燥的火棉胶薄膜。生后24小时皮肤开始皲裂,累及全层,其边缘外翻,从躯干开始薄片状脱屑,呈四方形棕灰色鳞片,中央黏着,边缘松弛游离,可全身泛发。严重者鳞片呈铠甲状增厚,掌跖角化增厚。常见眼睑外翻。

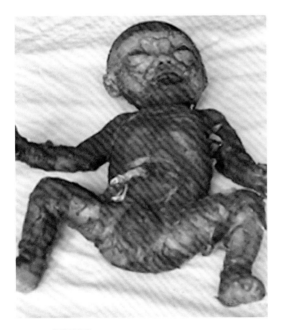

**图9-3** 全身泛发性板层状鱼鳞病

全身皮肤皲裂,部分薄片状脱屑,呈四方形棕灰色鳞片,边缘外翻,中央黏着

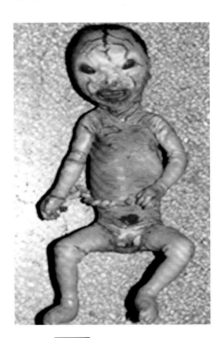

**图9-4** 板层状鱼鳞病

全身皮肤光亮紧张,部分皮肤皲裂,以颜面、上肢为明显,眼睑外翻

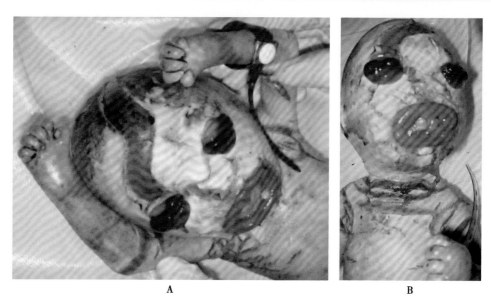

**图 9-5　板层状鱼鳞病**
皮肤光亮紧张,部分皮肤皲裂,以颜面、颈部及上肢为明显,眼睑外翻,唇外翻

# 大疱性表皮松解
## （epidermolysis bullosa）

**ICD-10 编码：Q81**
　　**临床特征**：根据临床特征,本病主要可分为：①单纯性大疱性表皮松解（ICD-10 编号为 Q81.0）；②致死性大疱性表皮松解（ICD-10 编号为 Q81.1）；③营养不良性大疱性表皮松解（ICD-10 编号为 Q81.2）。

# 致死性大疱表皮松解
## （epidermolysis bullosa letalis）

　　**临床特征**：又称 Herlitz 病。出生时即有严重广泛性分布的大疱和大面积剥脱,可于数日至数月内死亡。皮损愈后不留瘢痕,或形成粟丘疹或发生不能愈合的肉芽组织。口腔有严重溃疡及出牙困难等情况。婴儿如幸存,其后仍可发生生长迟缓及中或重度顽固性贫血,多数患儿 2 岁内死亡。本病罕见,呈常染色体隐性遗传。

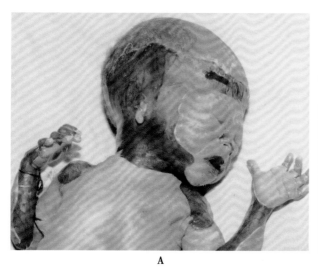
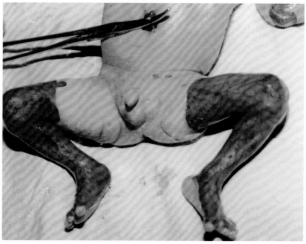

**图 9-6　致死性大疱表皮松解**
上半身（图 A）及下半身照（图 B）,全身皮肤广泛分布大疱,颜面、四肢出现大面积皮肤剥离,小耳

# 营养不良性大疱性表皮松解
## （epidermolysis bullosa dystrophica）

**临床特征:**四肢伸侧、关节部位等易摩擦处发生大疱、血疱,口腔等黏膜亦可受累。Nikolsky 征阳性。愈后残留萎缩性瘢痕。其他可有指甲营养障碍、秃发。属常染色体显形遗传病。用苯妥英钠或米诺环素有显效。

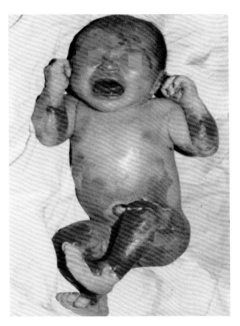

**图 9-7　营养不良性大疱性表皮松解**
全身多处皮肤发生大疱,部分剥离,以四肢最严重

# 色素失禁症
## （incontinentia pigmenti）

**ICD-10 编码:Q82.3**

**临床特征:**指皮肤出现红斑、水疱以及色素性皮肤损害,并伴有眼、骨骼和中枢神经系统异常的综合征。属 X 连锁显性遗传。

主要见于女婴。本病分为三期:第一期,出生或出生后不久即在四肢、躯干出现红斑,清澈紧张的大疱,排列成行,荨麻疹样皮疹。约 2 个月转入第二期,表现为广泛不规则线条状红色结节或斑块,皮损呈线状疣样损害,好发于手、足背部,尤其指、趾背部。约 2 个月后转入第三期,出现播散的不规则泼溅样或涡轮状色素沉着,颜色从蓝黑到棕色。色素持续多年,至青春期后色素渐退。可伴有脱发、白内障、视网膜脱落、蓝巩膜、牙发育不全、心脏异常、低智商、小头畸形等。

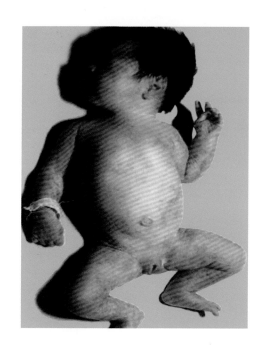

**图 9-8** 色素失禁症第一期

出生后不久即在四肢、躯干出现红
斑。部分出现荨麻疹样皮疹

# 先天性无汗型外胚层发育不良
(ectodermal dysplasia, anhidrotic)

**ICD-10 编码:Q82.4**

**临床特征:**先天性无汗型外胚层发育不良(简称 EDA)的病理基础为皮肤及其附件(汗腺、皮脂腺、毛发等)、牙齿等外胚层起源组织发育缺陷,导致出生后出现皮肤角化过度,色素沉着,汗腺、皮脂腺、黏液腺等发育不良,毛发结构和分布异常,牙齿发育不良,身材矮小。30%~50%合并智力低下。

EDA 典型临床表现包括无汗、毛发稀疏、细黄或全秃、少牙或牙齿发育异常及独特的颜面(前额突出、面中部发育不良、马鞍鼻、嘴唇突起或噘起、眼周围色素沉着、眶周皱纹、面部易发生丘疹)等四联症。部分兼有皮肤苍白干燥或色素沉着、指甲发育不全及掌部皮纹异常等征象。

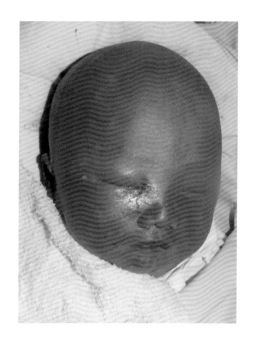

**图 9-9** 先天性无汗型外胚层发育
不良

患儿无头发、眉毛,马鞍鼻,嘴唇噘
起,面部可见丘疹

# 先天性非肿瘤性痣
## （congenital non-neoplastic naevus）

**ICD-10 编码:** Q82.5

**临床特征:** 又名鲜红斑痣、毛细血管扩张痣或葡萄酒样痣,见于面部、枕部及全身任何部位,可极小或极广泛,常随年龄增长而扩大,终生不消,只少数可渐消失。指压红斑处红色消退,松手后红色恢复。

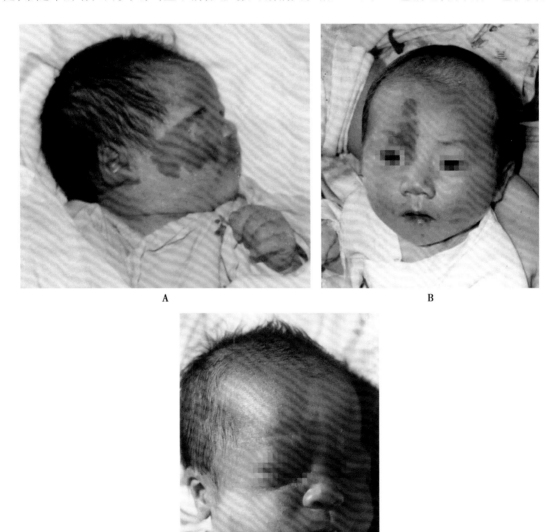

**图 9-10　不同婴儿颜面部葡萄酒样痣**

位于面部,大小不一,淡红、暗或紫红色,斑块形状不规则,边界清楚

A. 右侧面颊;B. 右侧眼眶上部;C. 大部分面部

# 副乳
## （accessory nipples）

**ICD-10 编码:** Q83.1

**临床特征:** 较正常多一个或更多个乳头。副乳可发生在躯干任何部位,常见于正常乳头至耻骨联合的

乳腺嵴上,以位于胸部者多见。30%为多个副乳。副乳通常无乳腺,亦无乳晕,且常较小,甚至仅有表面色素沉着、珍珠色样胎记或2~3mm大的凸点,在新生儿期及婴儿早期易忽略。副乳常伴无症状的泌尿生殖道畸形,或为三体综合征的体征之一。本病为常染色体显性遗传。

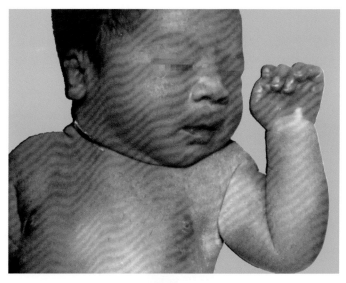

**图 9-11    副乳**
左胸部可见两个乳头,副乳位于正常乳头下方

# 先天性秃发
## (congenital alopecia)

**ICD-10 编码:Q84.0**

**临床特征:**局部或全身无毛发或毛发细弱、稀疏,常为一些畸形综合征的特征之一,病因有异质性,如少汗性外胚层发育不全,哈勒曼-斯特雷夫综合征,毛发-鼻-指/趾骨综合征等,应注意鉴别。

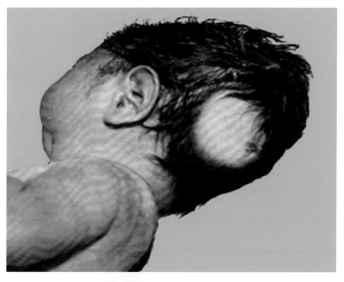

**图 9-12    局部性先天性秃发**
左枕部局部圆形区域无毛发

# 先天性多毛症
## (congenital hypertrichosis)

**ICD-10 编码:Q84.2**

**临床特征:**先天性多毛症分为全身性和局部性。全身性多毛症表现为出生后除手掌、脚掌外全身多毛,并逐渐增长、增厚。可伴牙齿发育异常、耳肥大,颈短。智力、身体发育正常。属常染色体显性遗传。局部性多毛症常见于毛痣处,也可见于一些遗传性综合征中的局部性多毛,如阿姆斯特丹型侏儒征中前额、眉毛、背部多毛。

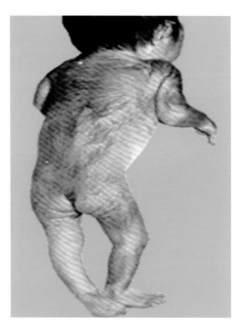

**图 9-13　先天性多毛症**
除手掌、脚掌外全身多毛,毛发较硬、较粗。
伴耳肥大、颈短。生长发育正常

# 神经纤维瘤病
## (neurofibromatosis,NF)

**ICD 10 编码:Q85.001**

**临床特征:**根据临床表现及基因定位可分为Ⅰ型和Ⅱ型。Ⅰ型基因定位于 17q11.2,主要表现为多发性神经系统肿瘤、皮肤色素斑、血管系统及其他脏器病变。Ⅱ型基因定位于 22q11,主要表现为双侧前庭神经鞘瘤。Ⅰ型诊断标准:具有下列 2 项或 2 项以上:①6 个或 6 个以上咖啡牛奶斑,青春期前直径>5mm,青春期后>15mm;②腋窝雀斑;③视神经胶质瘤;④2 个以上神经纤维瘤或 1 个丛状神经纤维瘤;⑤一级亲属中有Ⅰ型 NF 患者;⑥有 2 个或更多 Lisch 小体;⑦骨病变(蝶骨发育不良,长骨皮层变薄,假关节)。Ⅱ型诊断标准:具有下列 1 项:①双侧听神经瘤;②一侧听神经瘤,同时一级亲属中有Ⅱ型 NF 患者;③一级亲属中有Ⅱ型 NF 患者,而且有下列任何 2 种疾病:神经纤维瘤、脑(脊)膜瘤、神经鞘瘤、神经胶质瘤。当肿瘤压迫神经系统有临床症状时可行手术治疗,合并癫痫时应用抗癫痫药物。

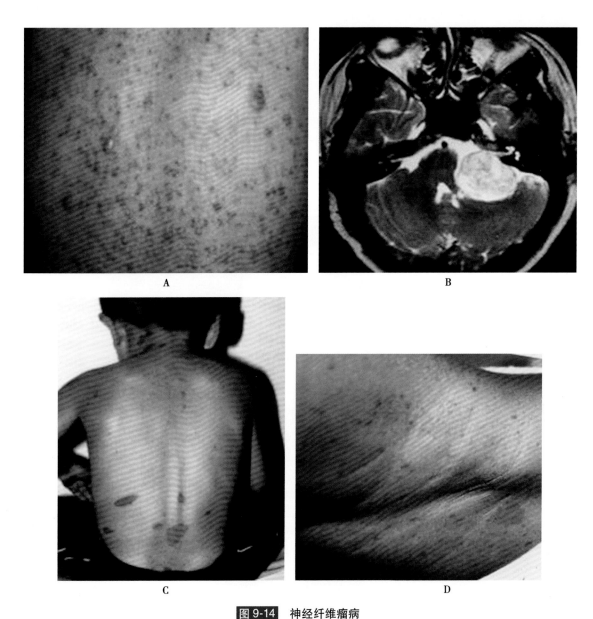

图 9-14　神经纤维瘤病

A. 躯干暗红色结节状隆起的神经纤维瘤;B. NF 患者 MRI 图像所示颅内神经纤维瘤;C. 为腰背部咖啡牛奶斑;
D. 腋窝雀斑

## 门克斯病
### (Menkes disease)

**ICD 10 编码:**E83. 001

　　**临床特征:**门克斯病是由于 *ATP7A* 基因突变所导致铜转运障碍而引起的多系统受累的遗传病,临床表现以进行性神经系统变性和结缔组织异常为特点,遗传方式为 X 连锁隐性遗传。依据临床表现不同分为经典型和轻型。经典型一般在婴儿期起病,出现发育迟缓、肌张力低下、智力低下、癫痫发作。可有漏斗胸、脐疝、腹股沟疝、颈项背部及躯干皮肤松弛、膀胱憩室炎、血管迂曲、动脉瘤、骨骼畸形等。轻型多在青少年期发病,症状较轻。典型的毛发改变表现为发短、稀疏、粗糙与扭曲,以两侧颞部及枕后部为著。异常面容为下腭宽厚、颊部下沉、双耳大、鼻扁平、高腭弓及牙萌出延迟等。可有皮肤白皙和松弛、胸部畸形、脐和/或腹股沟疝、关节运动过度等。血生化检查可见血清铜和血浆铜蓝蛋白不同程度降低。头颅 MR 可显示髓鞘形成缺陷、脑室扩大、脑萎缩、血管迂曲,MRA 显示脑血管呈螺丝锥样改变,可有硬膜下血肿和渗出。95%的患者可发现 *ATP7A* 基因突变。治疗上应尽早皮下注射组氨酸铜,给予抗癫痫等对症治疗。多预后不佳,对先证者家庭应进行携带者筛查及产前诊断。

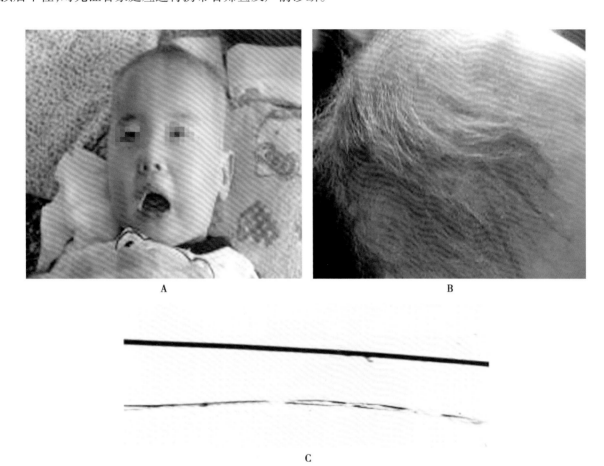

图 9-15　门克斯病

A. 患儿皮肤白皙、松弛,面容异常,颊部下沉、鼻扁平、牙萌出延迟;B. 头发稀疏、浅短、粗糙与扭曲;C. 为头发镜检所示,上方为正常儿童头发,下方为患儿头发,光镜下患儿头发与健康对照者比较毛发细、色浅、中空,呈串珠状改变

# 第十章

# 多发畸形

## 胎儿巨细胞病毒综合征
### ( fetal cytomegalovirus syndrome )

**ICD-10 编码:Q86.8**

**临床特征:**胎儿有眼小、头小、小下颌畸形。亦可有脑积水,皮肤瘀斑,肝脾肿大,腹水,肢体畸形,或为足月小样儿。出生后常发生难以治愈的新生儿肺炎,可致死。该病是因为孕妇在妊娠期感染巨细胞病毒所致。有此病史的妇女应先作优生咨询,孕期必须进行产前诊断。

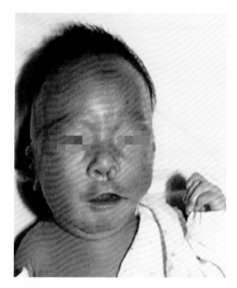

**图 10-1** 胎儿巨细胞病毒综合征新生儿照片
伴发左侧鼻息肉,耳畸形

## 阿佩尔综合征
### ( Apert syndrome )

**ICD-10 编码:Q87.0**

**临床特征:**阿佩尔综合征又称为尖头并指综合征,为散发的常染色体显性遗传性疾病,年发病率约为1/65 000,受累个体中约 2/3 携带 *FGFR2*(成纤维细胞生长因子受体-2)c.755C>G 突变,约 1/3 携带 *FGFR2* c.758C>G 突变,致病机制尚不明确。患儿主要表现为尖颅、并指(趾)两大特征,可同时出现枕部平坦、面中部凹陷、前额突出、眼距增宽、眼球突出、腭裂,下颌相对稍显前突,鼻梁低平。可有不同程度智力发育障碍。手足畸形:左右对称,并指畸形至少累及第 2、3、4 指,若第 2、3、4、5 指并指称为产科手,所有手指并指称作勺状手。并趾常涉及第 2、3、4 趾,X 线显示有骨融合。根据并指严重程度分为三型:Ⅰ型,拇指及小指末端指节游离,小指根部与示指、中指、环指融合;Ⅱ型,拇指游离,其余四指完全融合;Ⅲ型,五指全部融合;同一类型中足趾与手指表现相同。目前尚无有效治疗方法,主要通过出生后手术进行矫正。

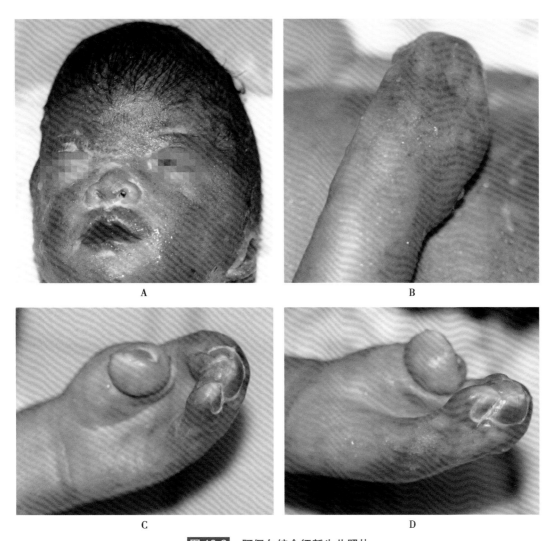

A　　　B

C　　　D

**图 10-2**　阿佩尔综合征新生儿照片

胎儿前额隆凸,眼距增宽,鼻梁低平,面中部发育不良,凹陷(图 A),双手除拇指外其余四指呈并指状(图 B~D)

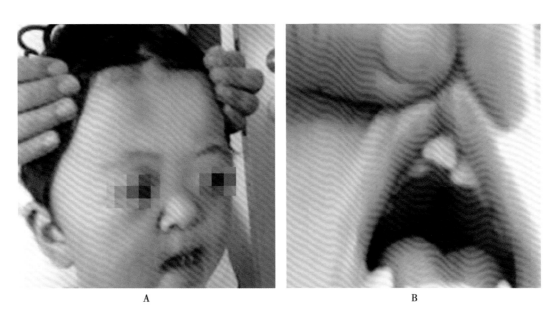

A　　　B

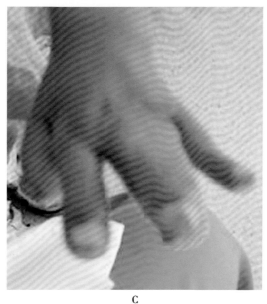
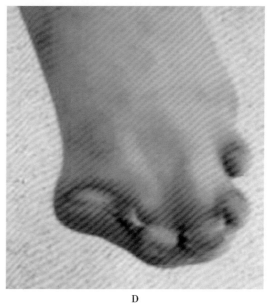

C                                    D

**图 10-3**　阿佩尔综合征患儿照片

A、B.尖颅、前额突出、面中部凹陷、腭裂、牙齿错位;C、D.患儿已行并指部分矫形术,但仍可见示指、环指完全融合,另可见五趾完全融合

# 戈尔登哈尔综合征
## (Goldenhar syndrome)

**ICD-10 编码:Q87.0**

**临床特征:**是第一、第二鳃弓发育异常形成的一组畸形,又称面-耳-脊柱畸形谱。面不对称,半侧狭小;颧骨、上颌骨或下颌骨发育不良;嘴角裂伸展成巨口;小耳、耳前肉赘常发生于耳屏至口角连线上;舌结构或功能异常;脊柱发育不良,多在颈椎;还可伴眼球上皮囊肿,小眼斜视;唇腭裂;先天性心脏病;肾异位或发育不良;肢体及肋骨异常;后发际低等畸形。可有轻度智力低下。

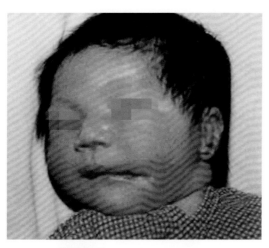

**图 10-4**　戈尔登哈尔综合征 1

左侧嘴角裂,大口,副耳位于耳屏前颈椎侧弯

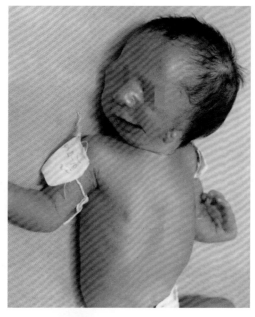

**图 10-5**　戈尔登哈尔综合征 2

左侧嘴角裂成大口,左侧小耳畸形并耳低位,左侧桡骨发育不全,手偏向桡侧,大拇指缺如

# 罗班序列征
## （Robin sequence）

**ICD-10 编码:**Q87.0

**临床特征:**因下颌区发育不良,舌的位置后移,进而影响更靠后腭的闭合,出现腭裂等系列畸形。表现为小下颌或下颌裂畸形。口小、腭裂(多呈"圆轮廓"与常见的倒置"V"形腭裂不同)、舌下垂、耳低位等。患儿常因下颌后缩,后部呼吸道受阻,导致通气量不足,气道堵塞引起缺氧、肺心病、生长停止和大脑损伤,有报道称死亡率可高达 30%。早期颌骨发育不全和后移是原发异常,不完全的腭闭合继发于舌位后移。

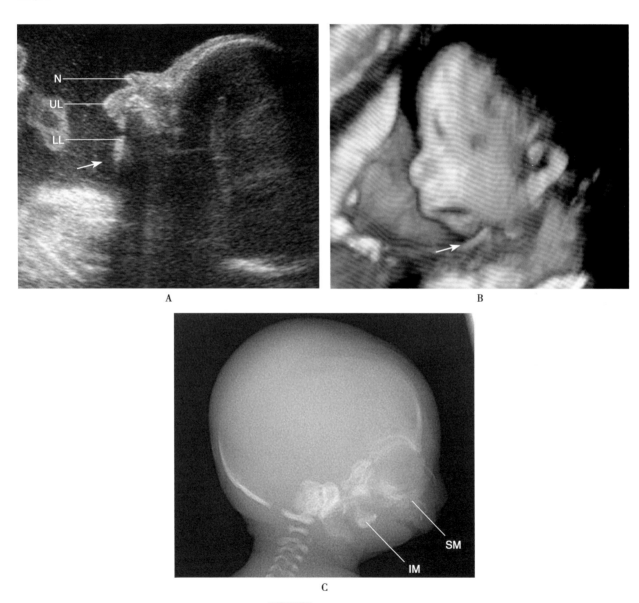

**图 10-6** 罗班序列征

颜面部正中矢状切面二维(图 A)及三维成像(图 B),下颌短小、明显后缩,下唇与下颌形成"S"形曲线消失(箭头所示);颜面部 X 线侧位片(图 C)显示下颌骨小且明显后缩(N:鼻;UL:上唇;LL:下唇;SM:上颌骨;IM:下颌骨)

# 特雷彻·柯林斯综合征
## （Treacher Collins syndrome）

**ICD-10 编码**:Q87.0

**临床特征**:又称下颌颜面发育不全。主要特征有下颌发育不全、颧骨发育不全、睑裂外向下裂、耳郭畸形。双侧颧骨及下颌骨发育不良;睑裂斜向外下,下眼睑缺损,下眼睑睫毛部分或完全缺如;耳郭畸形、外耳道缺陷、传导性耳聋;高腭弓或腭裂。头面部毛发延伸至颊侧面。患儿呈"鸟脸",偶见巨口、小眼、钩鼻、鼻后孔闭锁、耳前瘘管、腮腺缺如、上睑和虹膜缺损等。可伴有心脏畸形、隐睾、四肢缺陷和其他骨骼发育异常。5%的患儿智力滞后,常因只注意患儿耳聋而误诊。新生儿因下颌畸形可致喂养困难,少数有呼吸困难。为常染色体显性遗传,定位于 5q31.3-q32 的 *TCOF1* 基因突变是本病病因。

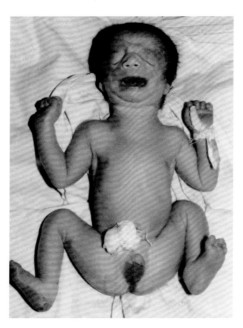

**图 10-7　下颌面骨发育不全**
睑裂斜向外下方,小下颌,耳郭缺陷

# Aarskog 综合征
## （Aarskog syndrome）

**ICD-10 编码**:Q87.1

**临床特征**:以眼距宽、短指、披肩样阴囊为主要特征。又称颜面手指生殖器综合征。患儿主要表现为:①生长发育落后:出生时发育正常或偏差,1~3 岁时出现发育落后的征象,身高、体重低于同龄儿,颅缝过宽,囟门闭合晚,出牙延迟等。②特殊面容:眼距增宽伴不同程度的眼睑下垂和轻度的眼裂下斜;圆脸,前额突出;鼻梁扁平,鼻小或短宽伴鼻孔上翘,人中发育不全;下唇厚,其下方有轻微的皱褶;耳郭畸形且低位;牙齿发育不全。③胸腹部异常:可表现为扁平胸;腹部膨隆,脐疝,腹股沟疝。④四肢及脊柱异常:短而宽的手掌及足掌,指关节松弛,手指短而弯曲,第五指短小,通贯掌,三叉点 t 高位并偏向尺侧,总嵴纹减少;足趾粗短、跖骨内收,平足等。⑤外生殖器异常:最具特点的是披肩样外生殖器,即阴囊包绕阴茎根部,阴茎短小或有阴囊裂,尿道口下移,睾丸未降,无附睾结构等。

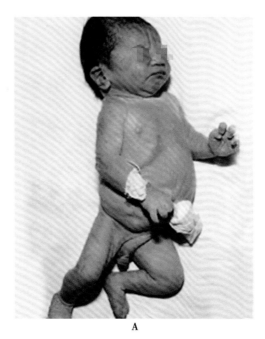

A

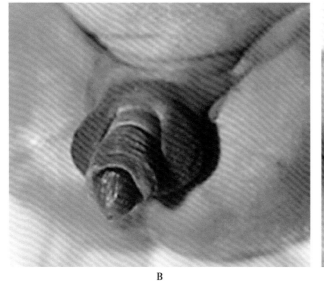

B

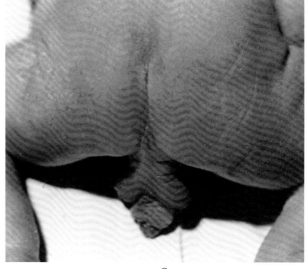

C

**图 10-8** Aarskog 综合征

A.正面观,眼距宽,指短,小指弯曲,下唇下方浅褶,轻度漏斗胸,腹膨隆;B.阴囊包绕阴茎根部,呈披肩状,隐睾;
C.肛门闭锁

# 德朗热综合征
## (De Lange syndrome)

**ICD-10 编码:**Q87.1

**临床特征:**主要特征有浓眉、眉间相连、长卷睫毛,薄而下翻的上唇,四肢短小。出生前即有身长、体重发育落后;耳位低;塌鼻梁、鼻孔朝前;长人中;颚弓高;牙齿小而稀疏;薄嘴唇、嘴角下垂;智力低下;头颅短小、前后发际低、眼部异常(近视、上睑下垂等);小下颌;皮肤多毛、大理石样花纹、周围性发绀;桡骨发育不良、通贯掌、第5指侧弯、肘屈曲、第2及3趾并趾;男性生殖器发育不全,常见隐睾。患者一般不能健康成长。本病为常染色体显性遗传,多为散发。

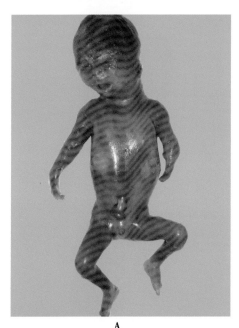

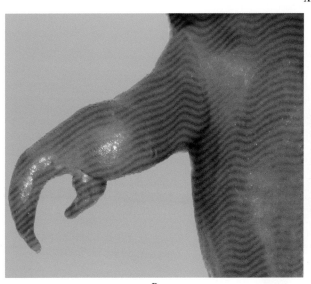

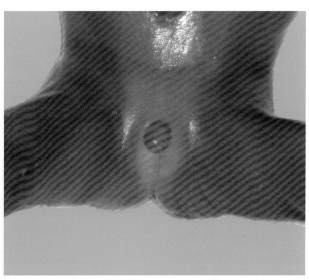

**图 10-9    德朗热综合征**

A. 正面观,头颅短小,眉毛浓密呈一字眉,上唇薄而下翻,小下颌,上肢短小,以左上肢为明显;B. 左侧上肢短小,并裂掌、缺指畸形;C. 外生殖器发育不良,睾丸未降

# 史-莱-奥综合征

## （Smith-Lemli-Opitz syndrome）

**ICD-10 编码:Q87.1**

**临床特征:**以鼻孔朝前和/或眼睑下垂,第 2、第 3 趾并趾,尿道下裂及隐睾为主要特征。主要表现:①特殊面容:小头并前额窄,外耳倾斜或耳位低,眼睑下垂、内眦赘皮、斜视,宽鼻头,鼻孔朝前,小下颌。②生长发育迟缓,中等矮小,中至重度智力低下。③四肢:通贯掌,斗形纹比例高,第 2、第 3 趾并趾,短而上移的拇指,轴后多指多见。④泌尿生殖器异常:尿道下裂、隐睾、小阴茎、阴囊发育不良;肾盂输尿管连接处梗阻、肾积水、肾囊性发育不良、重复肾、肾缺如。⑤其他:50%病例存在心脏缺陷,尤其是心内膜垫缺损、房间隔缺损、室间隔缺损、动脉导管未闭等;也可伴偶发异常如胼胝体发育不全,小脑发育不良,前脑无裂畸形,白内障,小眼畸形,桡骨发育不全,缺指等。本病为常染色体隐性遗传。

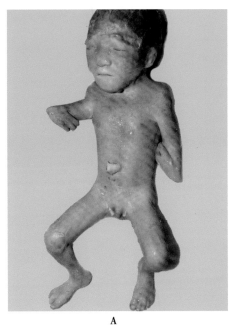

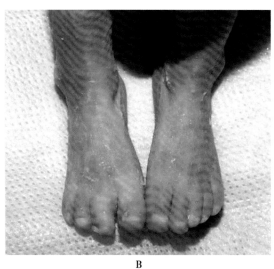

A B

**图 10-10** 史-莱-奥综合征

A. 正面观,额窄,宽鼻头,小耳,外耳道闭锁,右侧肱骨短缩,双侧桡骨缺如合并拇指缺如,外生殖器发育不良,睾丸未降;B. 右足第 2、3 趾并趾畸形

# Nager 综合征
## (Nager syndrome)

**ICD-10 编码:Q87.2**

**临床特征:**以颧骨发育不良、肢体桡侧发育不良、耳缺陷为主要特征。常见异常主要有:颧骨发育不全伴外眼角下斜,高鼻梁,小下颌,部分或全部睫毛缺如,硬腭短缩,外耳道闭锁,耳前赘疣,耳低位,通常出现双侧传导性耳聋;拇指及桡骨发育不良或不全,近端尺桡骨融合和肘伸展受限,上臂短。大多数病例为散发。

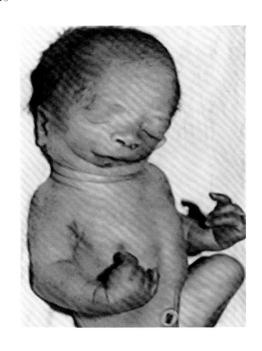

**图 10-11** Nager 综合征

眼角下斜,高鼻梁,小下颌,上臂短,双侧桡骨发育不全,拇指缺如

# VATER 联合征
## （VATER association）

**ICD-10 编码：Q87.2**

**临床特征：** VATER 联合征是一组多系统先天畸形，该联合征中的 6 种畸形包括：脊柱缺陷（verte-bral anomalies，VA）、肛门闭锁（anal atresia，AA）、心脏畸形（cardiac abnormalities，CA）、气管食管瘘/食管闭锁（tracheoesophageal fistula/esophageal atresia，TF/EA）、肾脏异常（renal anomaly，RA）、肢体异常（limb anomaly，LA）。发生率 1/40 000～1/10 000，部分病例伴有单脐动脉、肋骨畸形及外生殖器缺陷等。

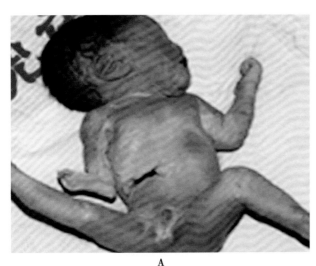
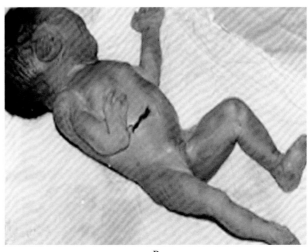

A                                                                B

**图 10-12　VATER 联合征**

*A、B. 显示肛门闭锁，外生殖器异常，耳畸形，右侧桡骨发育不良，右侧拇指缺如，舟状腹。解剖证实食管闭锁*

# 血管骨肥大综合征
## （Klippel-Trenaunay-Weber syndrome）

**ICD-10 编码：Q87.2**

**临床特征：** 以肢体不对称性肥大、血管瘤和静脉曲张为主要特征。皮肤表现为鲜红斑痣，草莓状血管瘤或海绵状血管瘤、先天性静脉曲张或淋巴瘤等，常见于腿部、臀部、腹部和下部躯干，多数累及单侧；静脉曲张分布不规则；并伴该瘤所在部位的肢体过度发育。95% 发生在下肢，骨骼肥大，导致四肢不对称。

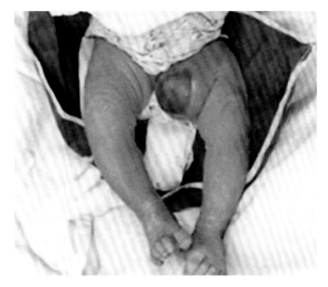

图 10-13　血管骨肥大综合征 1

双下肢不长短不对称,左下肢相对肥大,左下肢海绵状血管瘤

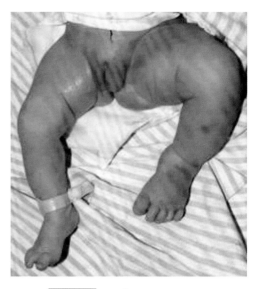

图 10-14　血管骨肥大综合征 2

左下肢明显较右下肢肥大

# 鲁宾斯坦-泰比综合征
## （Rubinstein-Taybi syndrome）

**ICD-10 编码:Q87.2**

**临床特征:**1963 年 Rubinstein 首次报道以特殊面容和指/趾粗大为特征的综合征。此病与两个致病基因有关,编码 cAMP 调节增强子结合蛋白的 CREBBP 和编码 E1A 结合蛋白的 *EP300* 基因。临床特点:特殊面容、智力障碍、隐睾、小头畸形、指/趾粗大、语言发育迟缓、反复呼吸道感染、骨龄低下、便秘、牙齿异常、胃食管反流、心电图异常、肾脏异常、视力异常、生长迟缓,其他并发症包括先天性心脏病、抽搐、耳聋、恶性肿瘤等。特殊面容包括内眦赘皮、眼睑下垂、突眼、外斜视、鼻梁宽、上颌发育不全、高腭弓。生后 1 年开始出现生长迟缓,同时缺乏青春期生长突增,以致身材矮小。90%的患儿可成长到成年,但多生活能力低下,且存在恶性肿瘤的易感性。

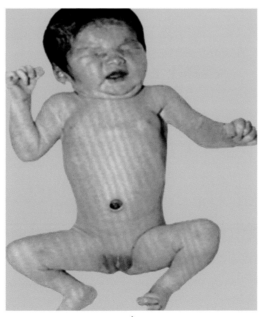

A

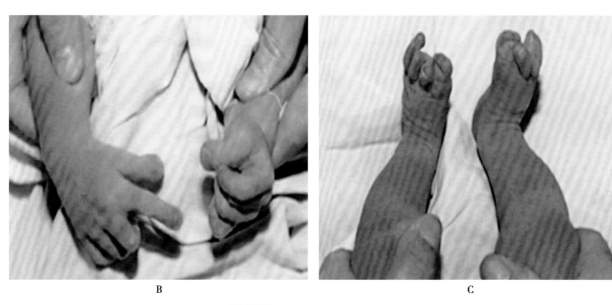

B　　　　　　　　　　　　　　C

图 10-15　鲁宾斯坦-泰比综合征 1

A.头发浓密,多毛,额发上扫,内眦赘皮;B.拇指宽并向桡侧成角,其他指也宽大;C.足跗粗大,足趾排列不整齐

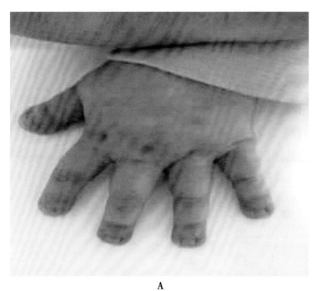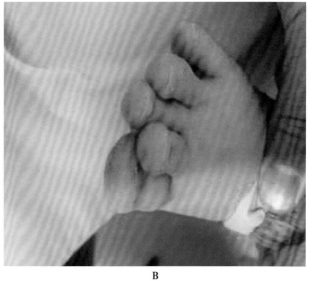

A　　　　　　　　　　　　　　B

图 10-16　鲁宾斯坦-泰比综合征 2

手指粗大,足趾粗大,排列不整

# 并腿畸胎序列征
## (sirenomelia sequence)

ICD-10 编码:Q87.2

见第八章肌肉骨骼系统先天性畸形。

# 心手综合征
## （Holt-Oram syndrome）

**ICD-10 编码 Q87.2**

**临床特征：**以上肢缺损、心脏畸形、肩窄为主要特征。上肢及肩带骨不同程度缺损；拇指缺如、发育不良、三指节或分叉，拇指与示指并指；海豹肢畸形，不对称受累，左侧常较重；指弯曲，或短缺；第一掌骨和桡骨发育不良或缺如；尺骨、肱骨、锁骨、肩胛骨及胸骨缺损；肘关节和肩关节活动度降低，活动范围小且倾斜，腕关节异常，其中常见舟状骨发育不全或有两个骨化中心。房间隔缺损及室间隔缺损最常见。本病为常染色体显性遗传，基因定位于12q24.1，其表现度在家族间及家族内部具有显著差异。

# 血小板减少-桡骨缺如综合征
## （thrombocytopenia-absent radial syndrome）

**ICD-10 编码：Q87.2**

**临床特征：**简称 TAR 综合征。血小板减少伴巨核细胞缺如或发育不良,62%的病例有白血病样粒细胞增多症,尤其出血时更为突出。双侧桡骨缺失（100%）；尺骨发育不全（100%），尺骨双侧（20%）或单侧缺失（10%）；肱骨异常（50%）,5%~10%双侧缺失；肩关节异常；50%病例有下肢异常,包括髋关节脱位、髋外翻、髌骨异常,胫腓关节异常,小足及足趾异常等。20%~30%合并先天性心脏病。约40%患者在婴儿早期因出血而死亡。本病为常染色体隐性遗传。

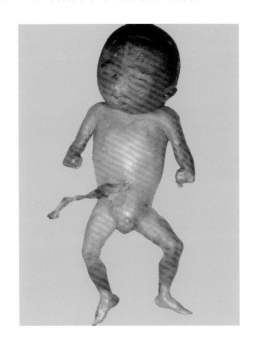

**图 10-17** 血小板减少-桡骨缺如综合征
双眉浓密,小耳,小下颌,肩窄,双侧桡骨、尺骨发育不全,脐血检查发现血小板减少

# 贝-维综合征
## （Beckwith-Wiedemann syndrome）

**ICD-10 编码：Q87.3**

**临床特征：**即脐疝-巨舌-巨体综合征,是一种先天性过度生长综合征。临床上表现为顽固性低血糖、内脏肿大（主要为肝、胰、肾、脾增生）、单侧肢体肥大、耳垂线性褶皱、肾上腺皮质细胞肿大和肾髓质发育不良。实验室检查常出现红细胞增多,胰岛素水平明显增高,可伴生长激素水平增高等。约半数的患儿出生

时即可发生低血糖。此外,妊娠中可出现胎盘大、脐带过长和羊水过多等。大多数病例为散发,但有 10%~15% 的病例为常染色体显性遗传,该综合征是由于定位于 11p15 部分基因异常而引起。

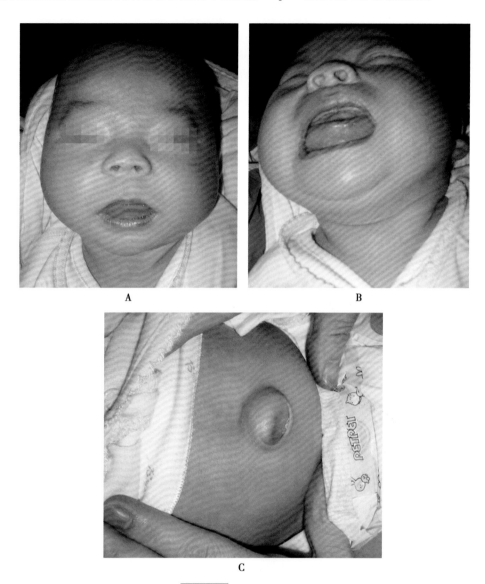

**图 10-18　贝-维综合征**

A. 圆脸,丰满,前额宽厚;舌大而厚伸出口外,口腔分泌物较多,唇边可见泡沫样黏液,出生体重及身长均超过正常标准;B. 舌大而厚,伸出口外;C. 脐疝

# 马方综合征
## (Marfan syndrome)

**ICD-10 编码:Q87.4**

**临床特征:**又称蜘蛛足样指/趾综合征,长指、晶状体半脱位综合征。以身材细长、蜘蛛足样指/趾、关节伸展过度、晶体半脱位、主动脉扩张伴动脉瘤为主要特征。身材细长,肌张力低,皮下脂肪少;长头畸形,瘦长面形,耳朵大;四肢细长,尤以手指,足趾细长如蜘蛛足样。拇指屈入手掌,握拳后拇指尖端可在尺侧露出,称为 Steinberg 征。上身/下身比例减小,或上肢/身高比值大于 1.05。韧带和关节松弛,活动范围较大。肋关节外展减小,漏斗胸或扁平胸。脊柱侧弯或后突,常限于胸椎。双足常呈外翻足。患者有晶状体半脱位,一般上移。心脏缺陷以升主动脉扩张或伴主动脉反流多见,可有升主动脉夹层动脉瘤、主动脉瓣

或二尖瓣闭锁不全及房室间隔缺损等。常有家族史，本病为常染色体显性遗传，基因位于染色体 15q15～q21.3 上，编码 *fibrillin* 基因（*FBN1*）。

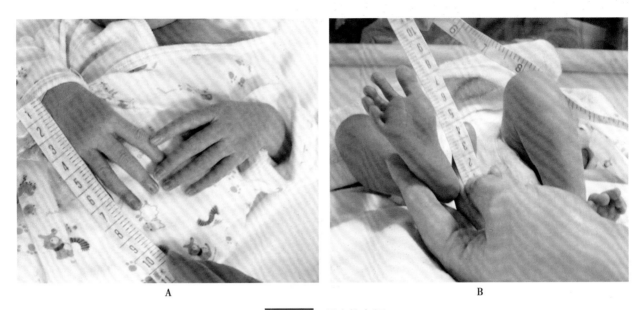

**图 10-19** 马方综合征

A. 双手背面观，显示蜘蛛足样手指，明显细长；B. 足底观面，显示蜘蛛足样足趾，明显细长

# 无心综合征

（acardiac syndrome）

**ICD-10 编码**：Q87.8

**临床特征**：又称为单卵双胎反向动脉灌注序列畸胎。是由于单卵双胎胎盘动脉-动脉反向灌注所产生的后果，常在形态发生早期导致一个胎儿的动脉血压高于另一个胎儿，一个胎儿从另一个胎儿得到血流反流，使受体胎儿下身较上身获得更多的血液，导致一个胎儿已形成的组织退化以及正在形成的组织形态发生障碍造成畸形。缺失的组织器官包括头、心脏、上肢、肺、胰和小肠上部，形成序列畸胎，包括头不全无心畸胎，无头无心畸胎及无定形畸胎。

无心畸胎可有多种缺陷，如颅骨缺如，前脑无裂，无眼，唇腭裂，肺缺如，食管闭锁，小肠异常，胸廓缺如，肝胆胰缺如，膀胱外翻，脐膨出，腹裂，肢体缺失，单脐动脉等。50%病例有染色体异常，所有病例均为死胎。

双胎中另一胎儿可有正常形态和正常的染色体，但常出现心脏负荷过重、水肿、宫内生长迟缓、右心室发育不全等表现，50%可出现死亡。

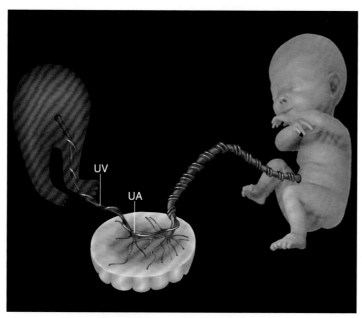

**图 10-20    无心综合征血流模式图**

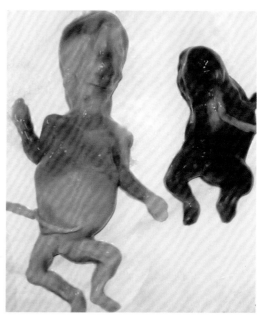

**图 10-21    无心综合征,头不全无心畸胎 1( 孕 16 周)**

双胎之一为无心畸胎,头发育不全,无上肢,心脏严重发育不全

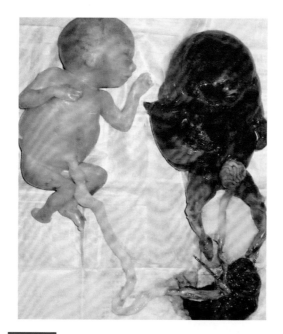

**图 10-22    无心综合征,头不全无心畸胎 2( 孕 20 周)**

无心畸胎(右侧)有一极小心脏,并有微弱搏动,但无正常心脏结构,全身水肿,颈部巨大水囊瘤,脐膨出,无眼,颅内结构异常,上肢发育不全

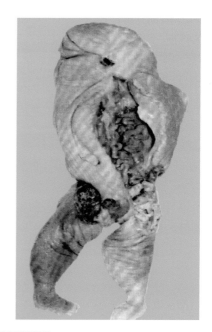

**图 10-23    无心综合征,头不全无心畸胎 3**

头部外形异常,仅在面部中央有一开口,胸腔内无心脏结构,腹腔内仅见小肠结构;上肢缺如,下肢发育相对较好

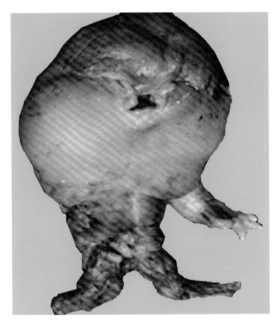

**图 10-24　无心综合征,头不全无心畸胎 4**

面部严重发育不良,右上肢缺如,下肢发育差

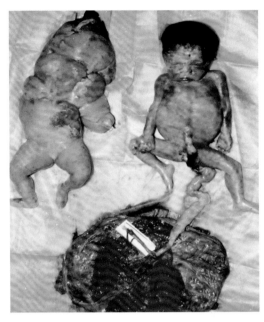

**图 10-25　无心综合征,头不全无心畸胎 5**

畸胎水肿,面部严重发育不良,右侧上肢缺如,下肢发育相对较好。另一胎躯干、肢体等结构发育正常

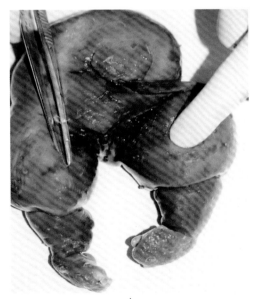

A

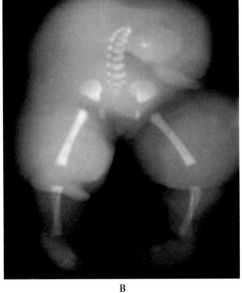

B

**图 10-26　无心综合征**

A.无心畸胎仅见躯干下部身体发育相对较好,上半身、上肢均缺如;B.畸胎 X 线正位片显示无头无脑无上肢畸形,仅见下部胸椎及以下骨性高密度结构影

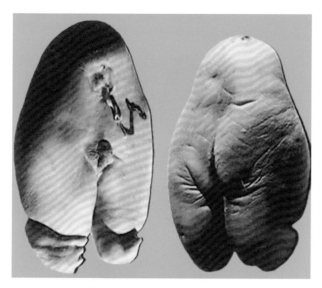

**图 10-27　无心综合征,无头无心畸胎**

左侧为正面观,右侧为背面观,头部、胸部、上肢均缺如,仅有下肢和部分腹部,表面皮肤完整

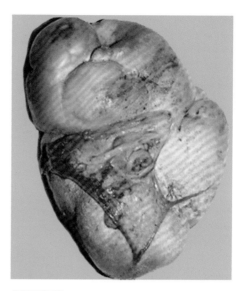

**图 10-28　无心综合征,无定形无心畸胎 1**

缺乏人的形体轮廓,发育成无形的难以辨认的肉团

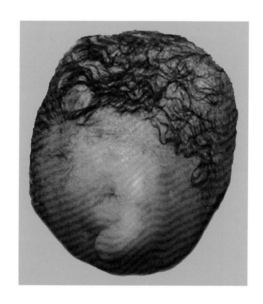

**图 10-29　无心综合征,无定形无心畸胎 2**

缺乏正常人的形体,发育成无形的肉团,可见毛发

# 缺指/趾-外胚层发育不良-唇腭裂综合征
## (ectrodactyly-ectodermal dysplasia-clefting syndrome)

**ICD-10 编码:Q87.8**

**临床特征:**简称为 EEC 综合征。患者皮肤薄而白晰,轻度角化症,乳头发育不良。毛发颜色较浅、稀疏、细而坚硬;部分无齿、小齿或龋齿;蓝色巩膜,畏光,睑裂狭小;唇裂或唇裂伴腭裂,上颌骨发育不良,颧骨轻度发育不良;手足中部缺陷,从并指/趾到缺指/趾症,轻度指甲发育不良。52% 的患者还有生殖泌尿道异常,包括输尿管扩张,重复肾,膀胱输尿管反流,肾脏发育不良或不全,肾盂积水,小阴茎,隐睾,横向阴道隔膜等。

本病为常染色体显性遗传。临床表现不同,至少存在 3 种类型:Ⅰ 型相关基因定位于染色体 7q11.2 ~ q21.3;Ⅱ 型相关基因定位于 9 号染色体;Ⅲ 型相关基因定位于染色体 3q27。

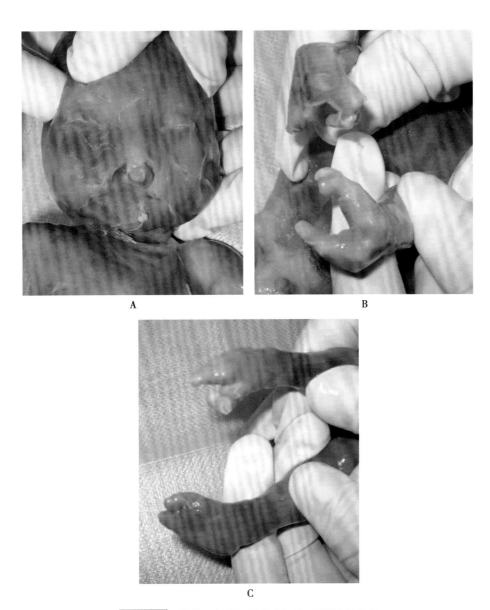

**图 10-30** 缺指/趾-外胚层发育不良-唇腭裂综合征

A. 双侧唇腭裂,睑裂狭小,上颌骨发育不良;B. 双手裂手畸形并缺指;C. 双足裂足畸形并缺趾

# 克莱恩-莱文综合征
## (Jarcho-Levin syndrome)

**ICD-10 编码:Q87.8**

**临床特征:**又称脊椎胸廓发育不全症。多节椎骨缺陷为主要特征。患者颈短,后发际低;枕骨突,前额饱满,鼻梁宽;胸廓短,蟹足样肋架;多节椎骨缺陷,肋骨张开成扇状,肋骨后部融合及缺陷。脊柱前弯或侧突。指(趾)长、弯或并指(趾)。多因胸部容量小、呼吸不畅死亡。本病为常染色体隐性遗传。

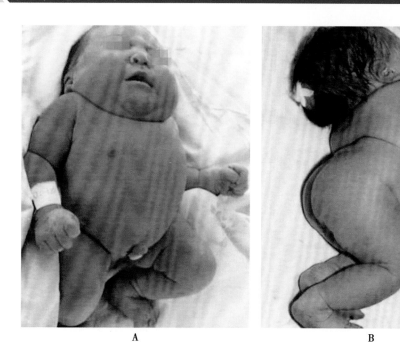

**图 10-31**　克莱恩-莱文综合征

A.颈短,胸廓短;B.枕骨突,发际低,脊柱前弯

# 致死性多发性翼状胬肉综合征
## (lethal multiple pterygium syndrome)

ICD-10 编码:Q87.8

**临床特征:**下颌至胸骨、颈侧、腋窝、肘窝、腘窝、指屈侧等部位有翼状胬肉。患儿矮小,睑下垂,外眼角下斜,内眦赘皮,眼距宽;腭裂,小颌及口角向下;常伴肘、肩、髋、膝、踝、手、足屈曲挛缩;并指,马蹄内翻足或"摇椅足";皮肤纹理和皱褶发育不全,少数有外生殖器部位的交叉翼状赘皮;隐睾或大阴唇缺如。50%以上的病例可出现水肿。所有患儿均为死胎或新生儿早期死亡。为常染色体隐性遗传。

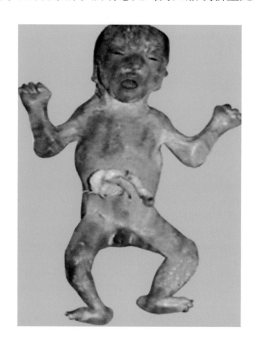

**图 10-32**　致死性多发性翼状胬肉综合征 1

双肘、膝关节屈侧可见蹼状翼状胬肉,双上肢、下肢呈屈曲状态,摇椅足,隐睾

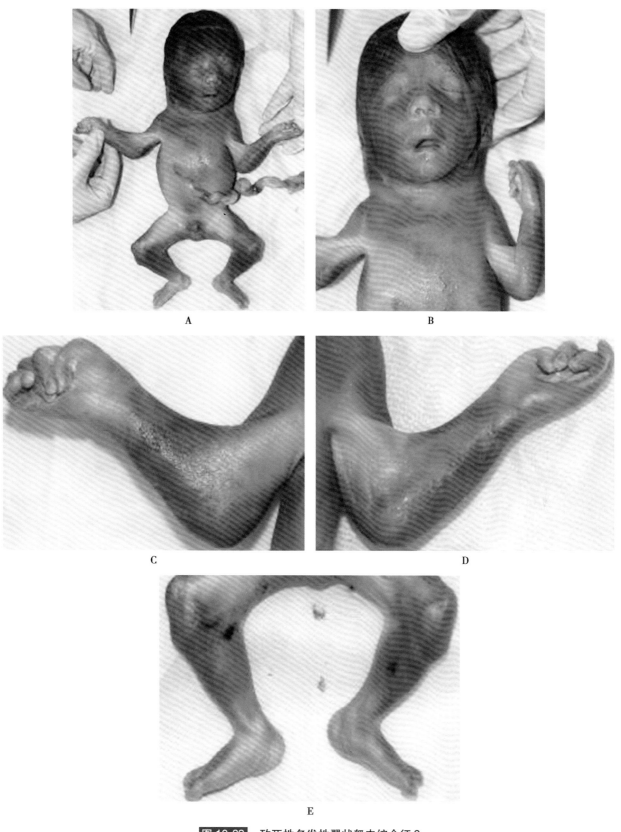

**图 10-33** 致死性多发性翼状胬肉综合征 2
颈侧、双肘、双膝屈侧可见蹼状胬肉

# Melnick-Needles 综合征
## （Melnick-Needles syndrome）

**ICD-10 编码：Q87.8**

**临床特征：**以眼睛突出、弓形长骨、带状肋骨为主要特征。患儿表现为脸面小，面颊丰满，眼球突，眼距宽，下颌小，耳低位；胸廓相对狭小，肋骨带状而不规则，锁骨短；肩部窄，漏斗胸，椎骨长；上臂及远端指趾骨短，肱骨、桡骨、尺骨及胫骨为弓形，肱骨、胫骨及腓骨远端宽，髋外翻，膝外翻；步态异常和腿呈弓形变形是本病最早见的表型改变。本病为 X 连锁显性遗传，染色体 Xq28 上的 *FLNA* 基因突变是该病病因。

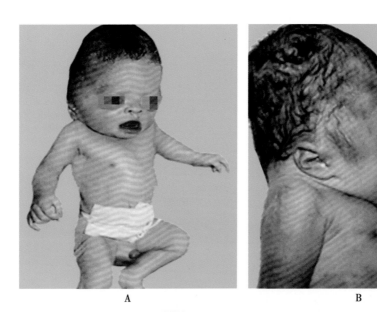

A　　　　　　　B

**图 10-34**　Melnick-Needles 综合征

正面观（图 A）及侧面观（图 B），前额隆凸，多毛，小脸，脸颊丰满，眼距宽，眼睛突出，耳低位，颈短，锁骨短，肩窄，胸廓狭窄，前臂短

# Ⅱ型耳-腭-指/趾综合征
## （oto-palato-digital syndrome，type Ⅱ）

**ICD-10 编码：Q87.8**

**临床特征：**颜面部畸形表现为前囟大，闭合晚，骨缝宽，低耳位，眼距过宽，鼻梁平坦，小下颌，腭裂。肢体畸形表现为弯曲、重叠的手指，多指/趾，并指/趾，尺骨、桡骨、股骨、胫骨弯曲，腓骨过小至缺如，掌骨不规则、发育不良，指/趾过短、缺如或发育不良，肘、腕、膝半脱位，先天性脱臼，其他：传导性耳聋，漏斗胸，胸过窄，椎骨体扁平，智力低下，小头畸形。大多数患儿为死产或死于生后 5 个月内。为 X 连锁遗传，位于 Xq28 的 *FLNA* 基因突变是本病病因。

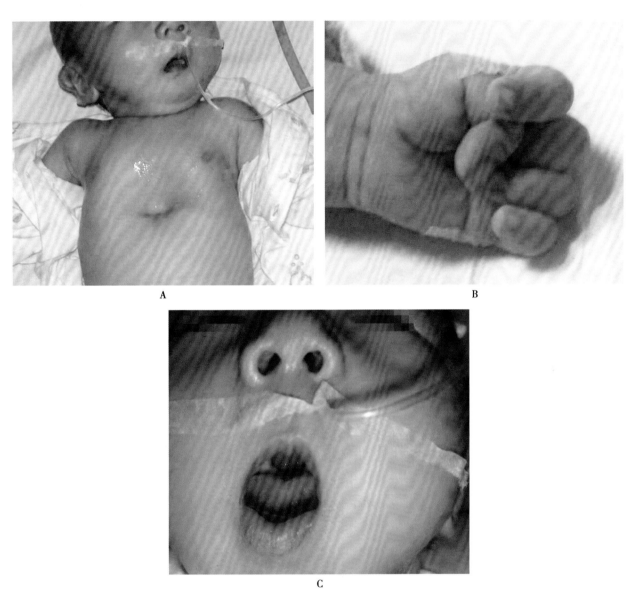

**图 10-35**　Ⅱ 型耳-腭-指/趾综合征

A. 低位耳,漏斗胸;B. 左手握拳姿势异常,呈重叠指姿势;C. Ⅱ度腭裂

# Ⅱ 型短肋-多指/趾综合征

## ( short rib-polydactylu syndrome,type Ⅱ )

**ICD-10 编码:** Q87. 8

**临床特征:** 为常染色体隐性遗传病。表现为身材矮小,四肢不对称短小,唇正中裂,腭裂,鼻扁平,耳小,耳低位,轴前、轴后性多指/趾,胫骨不对称缩短,呈椭圆形,指/趾骨化程度低,胸廓狭窄,肋骨短,锁骨高位。患儿由于肺功能发育不全引起呼吸障碍导致出生几小时后死亡。本病为常染色体隐性遗传。

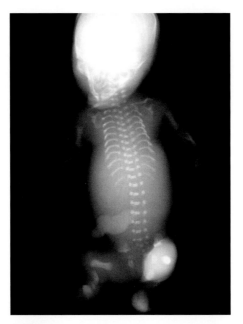

**图 10-36**　Ⅱ型短肋-多指综合征（孕22周）

X 线片显示骨性胸廓狭窄,肋骨短,肱骨、尺骨、桡骨、胫骨及腓骨短小

# Townes-Brocks 综合征
## （Townes-Brocks syndrome）

**ICD-10 编码 Q87.8**

**临床特征:** 以拇指畸形、耳畸形、肛门畸形为主要特征。耳畸形包括上耳郭过度折叠和小耳,有时呈杯状;耳前窦道、瘘管或皮赘,轻到重度神经性耳聋,小部分传导性耳聋;手畸形包括拇指发育不良或拇指纵裂、拇指末节分离、拇指三指节;异位肛门、肛门狭窄或闭锁;泌尿生殖系统畸形包括肾发育不全、多囊肾,尿道下裂等。智力低下。本病为常染色体显性遗传,症状表现度差异很大,致病基因为 16q12.1 上的 *SALL1* 基因。

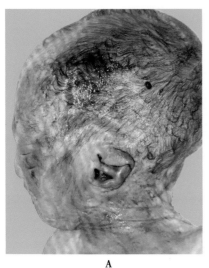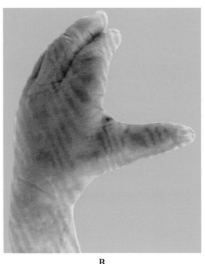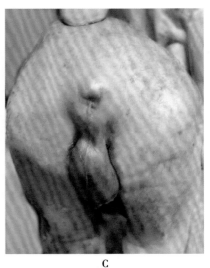

| A | B | C |

**图 10-37**　Townes-Brocks 综合征

A.上耳郭过度折叠和小耳,外耳发育不良;B.左手拇指三节指;C.肛门闭锁

# 无脾综合征
## （asplenia syndrome）

**ICD-10 编码:Q87.8**
详见第二章循环系统先天性畸形。

# 多脾综合征
## （polysplenia syndrome）

**ICD-10 编码:Q87.8**
详见第二章循环系统先天性畸形。

# 羊膜破裂序列征
## （amnion rupture sequence）

**ICD-10 编码:Q87.8**
**临床特征:**畸形具有多样性,是羊膜破裂形成的羊膜带条索缠绕胎儿身体某部位,致该处发育受阻或破坏,造成序列畸形。从指/趾小缩窄环到多发严重畸形,各不相同。畸形部位常黏附有羊膜纤维带或小碎片状羊膜组织。畸形可分有:①非对称性、多发性肢体畸形。严重时指/趾或四肢可完全截断。亦有多指/趾、并指/趾、畸形足、脊柱侧弯等。②头面部畸形。约1/3患儿有颅骨部分缺失、无脑畸形、脑膨出、小头畸形、不规则唇腭裂、无眼、不对称性小眼等。③其他如胸腹裂,脐膨出,脊柱畸形。脑神经缺失、心血管异常、气管食管瘘、副脾等少见。产前超声见胎儿肢体截断,或不对称畸形时,应疑此征。出生体检应注意局部有无羊膜纤维带或碎片状羊膜组织黏着、插入儿体。

其类型及严重程度与羊膜破裂时间有关,破裂越早,畸形越严重。再发风险可以忽略。

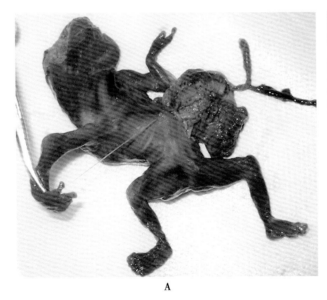
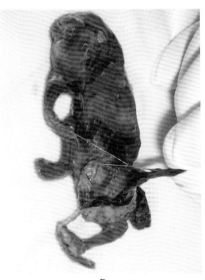

A            B

**图 10-38 羊膜破裂序列征 1( 孕 16 周)**
胎儿多发畸形,颅骨缺损,颜面部结构不清,脊柱侧凸,腹裂,足内翻,四肢可见缠绕的条索状羊膜带

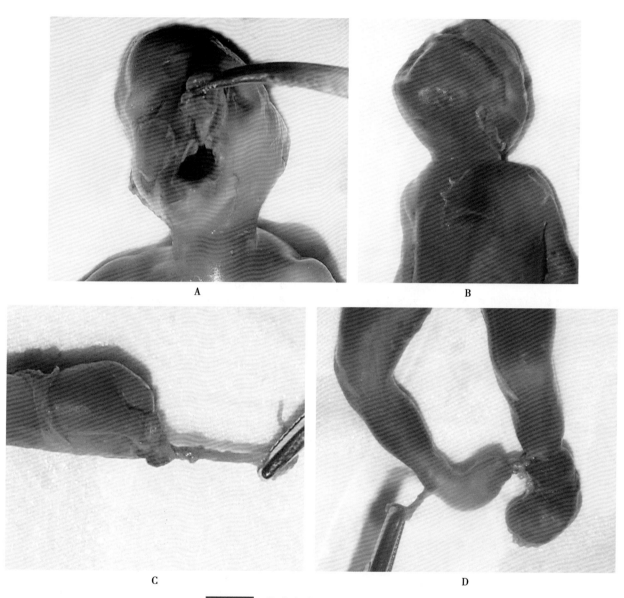

A

B

C

D

图 10-39 羊膜破裂序列征2(孕17周)

正面观(图A)与背面观(图B),唇腭裂,颅骨缺失,脑膜脑膨出;C.左手缠绕的条索状羊膜带,远端指节缺失;D.右足内翻畸形,可见羊膜带粘连,但未见明显缩窄环;左下肢远端可见羊膜带缠绕形成明显缩窄环,远端肢体淤血水肿

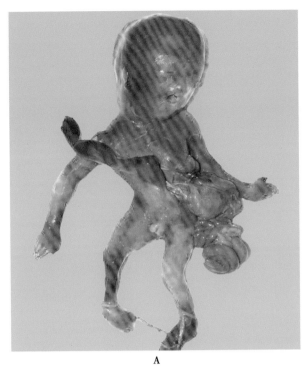

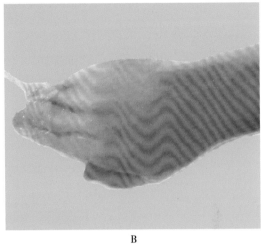

A          B

**图 10-40**　羊膜破裂序列征 3（孕 20 周）

A. 腹裂畸形，小下颌，脊柱侧凸，双下肢远端可见缠绕的羊膜带；B. 右手局部照片显示指骨缠绕的条索状羊膜带，远端指节缺失、粘连

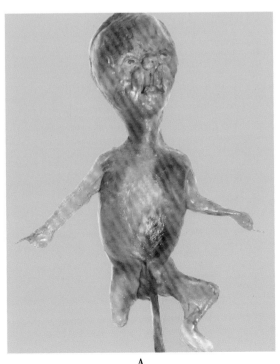

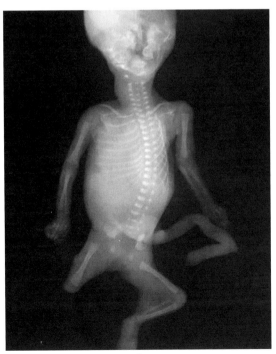

A          B

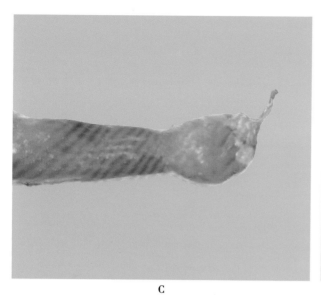

C

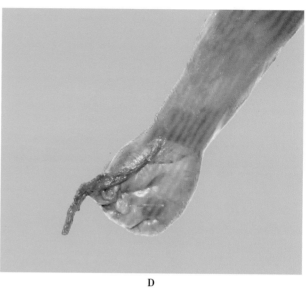

D

图 10-41    羊膜破裂序列征4(孕21周)

A.双侧唇腭裂并左侧面斜裂,严重鼻畸形,双手远端可见粘连的羊膜带,左膝关节蹼,右侧小腿及足缺如;B.X 线片显示脊椎明显侧凸,右侧胫腓骨及足缺失,双手指远端缺如;C、D.双手粘连条索状羊膜带,双手远端指节被羊膜带切断

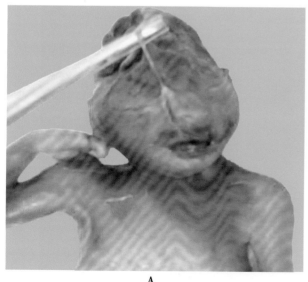

A

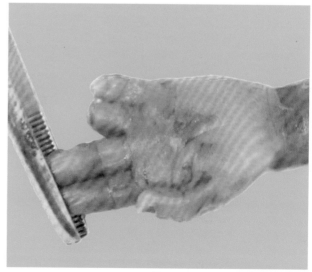

B

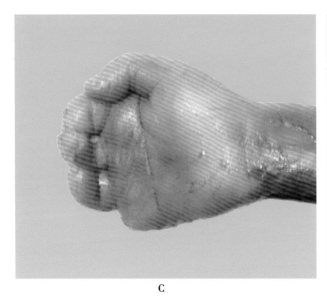

C

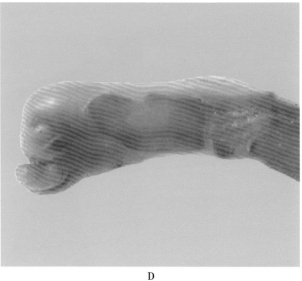

D

**图 10-42** 羊膜破裂序列征 5 ( 孕 24 周 )

A. 胎儿多发畸形,脑膜脑膨出,鼻子变形,鼻尖与脑组织之间见羊膜带粘连,眼间距增宽;B. 左手环指及小指远端指节缺失;C. 右手小指完全缺失,第 2 至 4 指远端指节缺失并粘连;D. 左足第 1、2、3 趾远端缺失

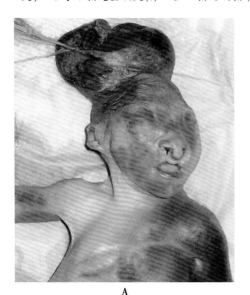

A

**图 10-43** 羊膜破裂序列征 6 ( 孕 28 周 )

A. 双侧唇腭裂,脑膜脑膨出,膨出物可见索状羊膜带粘连;B. 左手指远端指节缺失并粘连;C. 双足足趾缺趾并粘连畸形

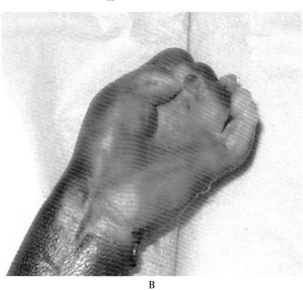

B

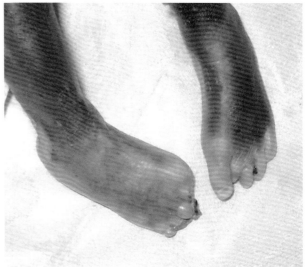

C

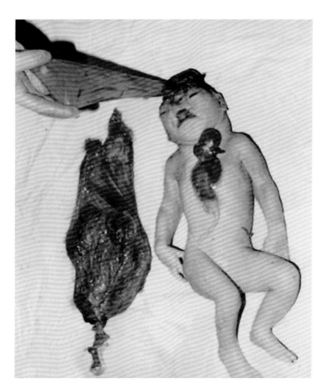

**图 10-44　羊膜破裂序列征 7**

胎盘羊膜与颅顶部粘连,形成无脑畸形,合并 Cantrell 五联症

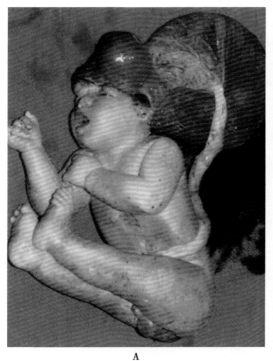

A

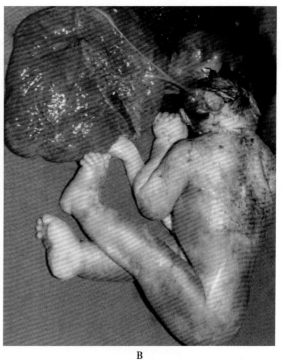

B

**图 10-45　羊膜破裂序列征 8**

胎盘羊膜与头部粘连,形成颅骨缺损,脑膨出

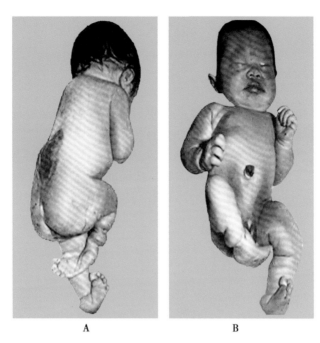

**图 10-46** 羊膜破裂序列征 9

A、B. 双足内翻畸形,右侧小腿处有缩窄环,合并胸腰段脊柱裂

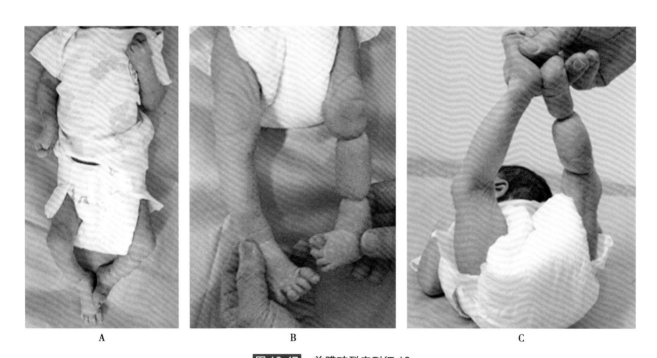

**图 10-47** 羊膜破裂序列征 10

A. 羊膜破裂导致左手第 2 指有缩窄环,右手缺指;B、C. 左小腿可见两个羊膜破裂导致的缩窄环,左足缺趾

# 泄殖腔外翻序列征

## (exstrophy of cloacal sequence)

ICD-10 编码:Q87. 8

见第七章泌尿生殖系统先天性畸形

# 神经皮肤黑色素沉着序列征
## （neurocutaneous melanosis sequence）

**ICD-10 编码：Q87.8**

**临床特征：**软脑膜、蛛网膜黑色素膜细胞过度增生形成错构瘤，覆盖躯干大部分，最常以浴衣样方式分布出现在躯干下部、腹部和大腿上部，形成大片色素沉着，从暗褐色到黑色并常带毛，软脑膜、蛛网膜增厚，亦有色素沉着，伴黑色素母细胞巢并连成片，在脑底部最重。中枢神经系统功能最初可正常，因黑色素母细胞进行性侵犯软脑膜、蛛网膜，1~2岁后神经发育滞后，常有癫痫样痉挛。黑色素瘤恶变的危险度为10%~13%。为常染色体显性遗传病，有高度外显率，可达100%。基因定位在5q23.1-q34。

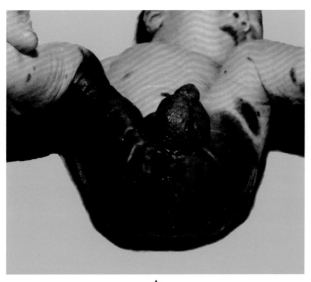
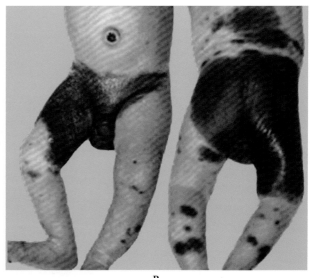

A　　　　　　　　　　　　　　　　　　　　　B

**图 10-48**　神经皮肤黑色素沉着序列征
黑色素分布在背部、臀部和下肢，大小不一，大者覆盖整个臀部

# 口与下颌-四肢发育不良畸形谱
## （oromandibular limb hypogenesis spectrum）

**ICD-10 编码：Q87.8**

**临床特征：**又称缺舌-缺指/趾综合征，无舌-无指/趾综合征，舌腭关节强硬综合征，面部四肢破裂阻断畸形谱（facial-limb disruptive spectrum）。以小下颌、缺舌、四肢缺损为主要特征。患儿主要表现：嘴小，小下颌，无舌，不同程度舌裂或无舌固着。下牙发育不全，腭裂，鼻阔，眼距宽，下眼睑缺损，面部不对称；四肢不同程度发育不良甚至完全缺如；常伴有大脑和心脏畸形。病因不详，常散发。

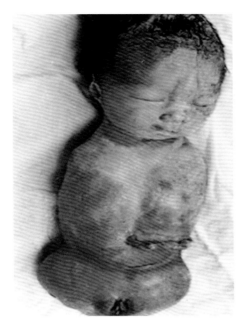

**图 10-49** 口与下颌-四肢发育不良畸形谱

嘴小,小下颌,小耳,鼻阔,四肢缺如

# Cantrell 五联症

（pentalogy of Cantrell）

**ICD-10 编码 Q87.8**

**临床特征:** Cantrell 五联症包括高位脐膨出、心脏异位、下部胸骨、前膈及心包缺陷等五个畸形,该征的特征性标志是脐膨出和心脏异位合并存在。腹壁缺损可以很小,仅局部缺损,也可为巨大的脐膨出,肠管、肝、心脏均可向外膨出,表面覆盖一层透明膜。异位心可能仅表现为部分心脏向胸腔外膨出,也可表现为整个心脏位于胸腔外,可有胸腔积液、心包积液。本病可合并心血管、颜面及颅脑畸形。

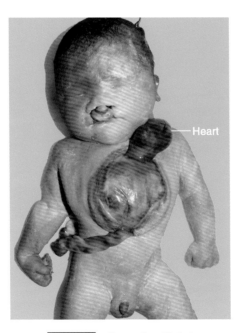

**图 10-50** Cantrell 五联症 1

双侧唇腭裂,胸腹联合裂,心脏(Heart)异位到体外,肝脏、小肠疝出,表面覆盖一层透明薄膜

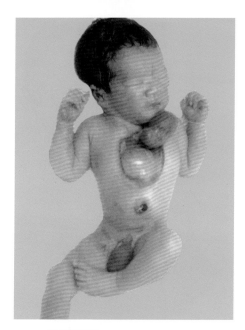

**图 10-51**　Cantrell 五联症 2

胸腹联合裂,心脏异位到体外,脐上方小肠疝出,表面覆盖一层透明薄膜,脐带正常

# 肢体-体壁复合畸形
## (limb body wall complex)

**ICD-10 编码:**Q87. 8

**临床特征:**由胸腔或腹腔裂和肢体缺损组成,还常伴有颅脑和面部缺损。大部分病例自然流产。

患儿表现为腹壁裂,颅脑畸形,明显的脊柱侧凸,缺指/趾、多指/趾、桡骨的骨结合;常合并内脏异常,如肺、膈肌、胆囊、肾等缺如,小肠闭锁、膀胱外翻,脐带极短等多种畸形。

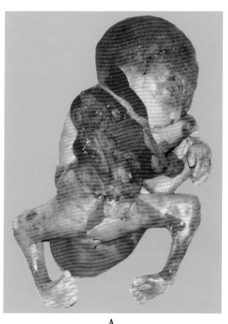
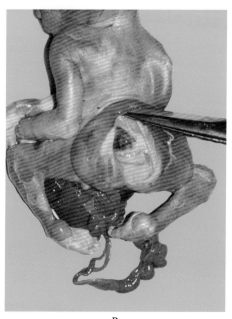

A                                    B

**图 10-52**　肢体-体壁复合畸形 1( 孕 18 周)

A.正面观显示巨大腹裂,肝、脾、胃、肠等脏器外翻在腹壁外,双足内翻,无肛门和外生殖器,脊柱侧凸;B.背面观显示骶尾部脊柱裂

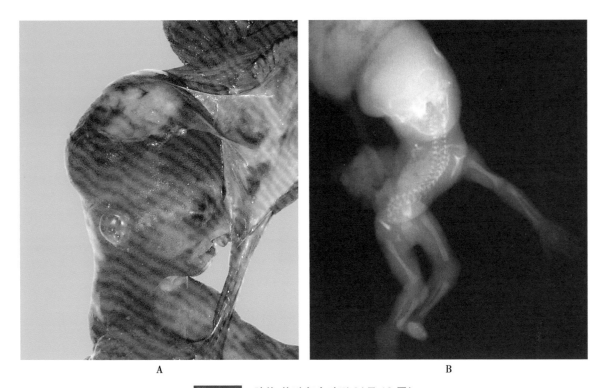

图 10-53　肢体-体壁复合畸形 2（孕 19 周）

A. 颅面部侧面观，颅骨缺失，羊膜带粘连于脑表面，双侧唇腭裂；B. X 线片显示右上肢完全缺失，右肩胛骨发育不良，脊柱明显侧凸畸形，颅骨部分缺失

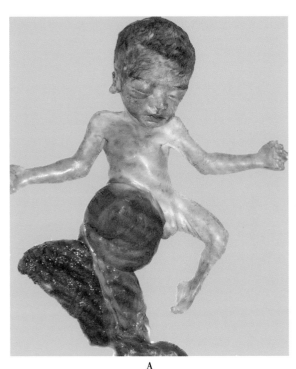

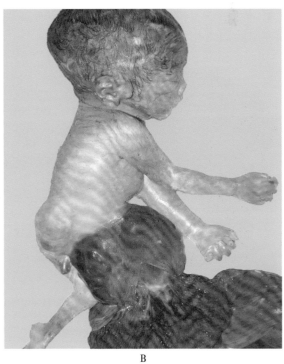

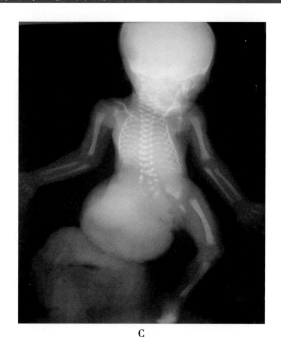

**图 10-54**　肢体-体壁复合畸形 3
A. 正面观,腹部巨大脐膨出,脐带明显缩短;B. 侧面观,右下肢完全缺如;C. X 线片显示腹腔部分脏器膨出,右下肢肢体完全缺如

# 双胎输血综合征
## （twin-twin transfusion syndrome）

**ICD-10 编码:Q87.8**

**临床特征:**是指两个胎儿循环之间通过胎盘血管吻合进行血液输注,从而引起一系列病理生理变化及临床症状,是单绒毛囊双胎一种严重的并发症。血液循环相通包括动脉-动脉吻合、静脉-静脉吻合、动脉-静脉吻合,也可同时存在上述三种血管吻合形式,使胎儿之间发生血液输注。双胎输血时出现双胎之间不平衡性生长。一个胎儿(受血者)接受了另一胎儿(供血者)的大量血液,致使受血胎儿血量增多、心脏肥大、肝肾增大、体重增长快,并由于多尿而导致羊水量多;而供血胎儿则恰恰相反,出现贫血、脱水、生长发育迟缓、羊水量少等情况,两胎间体重相差 20% 以上。若严重时供血胎儿会死亡,受血胎儿亦可因血量过多而在生后 24 小时内死于心衰。

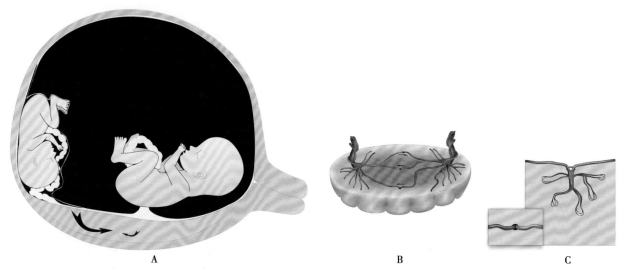

**图 10-55**　双胎输血综合征发生机制示意图
A. 双胎输血综合征示意图,胎盘深部出现明显的动静脉分流,导致两胎间血液循环的不平衡形成 TTTS(大箭头和小箭头显示大、小胎儿血流在胎盘内的血流方向与大小);B、C. 胎盘表面脐血管为单一血管,脐动静脉不相互伴行,供体脐动脉(蓝色)和受体脐静脉(红色)在胎盘表面的同一小孔进出,在胎盘深部出现动静脉交通

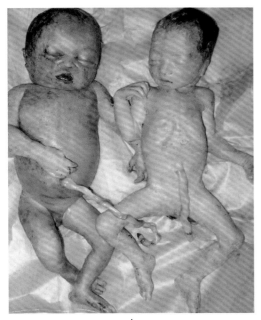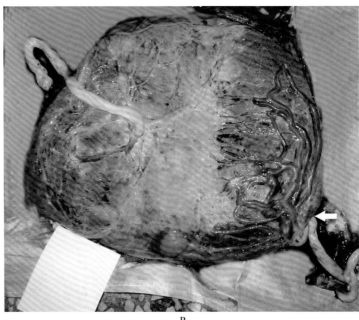

A         B

**图 10-56** 双胎输血综合征 1

A. 受血胎儿充血性心衰,全身水肿,腹水,腹膨隆;供血胎儿瘦小,少血,苍白,两胎儿体重差别达 25%;B. 双胎共一个胎盘,供血儿边缘性脐带入口(箭头所示),受血儿胎盘脐带入口在胎盘中央,两胎部分血管通过胎盘直接相连

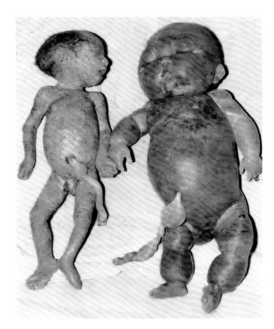

**图 10-57** 双胎输血综合征 2

受血儿充血性心衰,全身水肿,大量腹水,供血儿较小,苍白

# 纸样畸胎
## (fetus papyraceous)

ICD-10 编码:Q87.8

**临床特征:**妊娠过程中双胎之一死亡,在胎盘上可见到死胎遗骸。

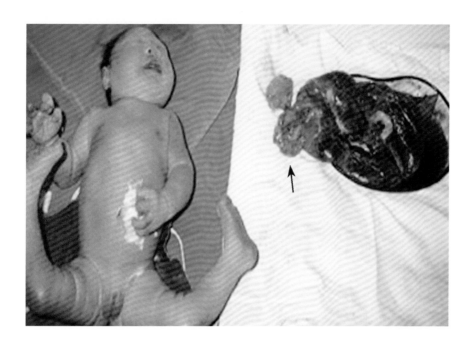

**图 10-58 纸样畸胎**
单卵双胎,箭头所示为单卵双胎之一为纸样畸胎,另一新生儿双膝反屈畸形

# 内脏反位
## ( situs inversus )

**ICD-10 编码:Q89.3**

**临床特征:**整个消化管道左右反向,胃在上腹部右侧,肝脏在左上腹。常伴心脏移位,呈镜像右位心。左肺3叶,右肺2叶。X线和超声检查可见心脏位于右侧胸腔,胃泡位于右上腹部,肝在左肋下。50%病例合并内脏发育异常:肠旋转不良,小肠闭锁、狭窄,双胃,环状胰腺,胆囊闭锁,肠系膜固定不全,腹股沟疝等。常见的心血管系统异常有法洛四联症、肺动脉狭窄、房间隔缺损或室间隔缺损、大动脉转位、动脉导管未闭、肺静脉异常等。若无其他并发症,患儿可不出现临床症状,而不易被早发现。

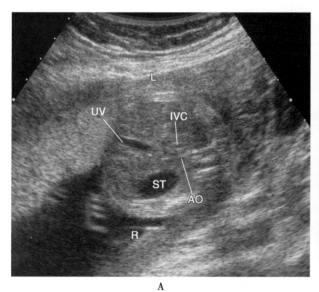
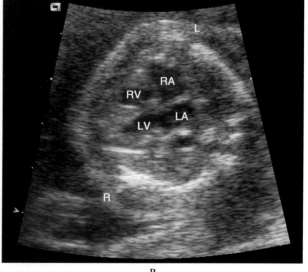

A      B

**图 10-59 内脏反位产前超声图像**
A.腹部横切面显示腹腔脏器反位;B.四腔心切面,心尖指向右侧(R),心房反位,心室左祥,房室连接一致,同时可见胸腔狭窄,心胸比值增大,肋骨短等改变(LA:左心房;LV:左心室;RA:右心房;RV:右心室;IVC:下腔静脉;AO:腹主动脉;ST:胃泡;UV:脐静脉;L:左侧)

# 连体双胎
## （conjoined twins）

**ICD-10 编码:Q89.4**

**临床特征:** 是指单卵孪生体部分未分离,在身体某部位互相连接的先天畸形。畸形表现多种多样。可分为相等连胎(对称性连胎)和不相等连胎(不对称性连胎),后者两胎大小不一,排列不一,小的一胎又称为寄生胎。

对称性连胎有多种类型(表 10-1),常根据两胎相连融合的解剖部位来命名,其命名一般在相连融合的解剖部位后加上"连胎"即为某种连胎畸形。如头部连胎指头与头相连,胸部连胎指胸与胸相连等。如果为侧侧相连融合的连胎,相连融合的范围一般较广泛,常常从头或臀开始向下或向上出现身体侧侧广泛融合,且常融合至胸部,这种大范围、多部位的连胎习惯上用未融合的解剖结构来命名。如双头连胎,是指胸、腹部广泛相连而头部未相连,有完整的头。

寄生胎为不对称性连体双胎,表现为两胎大小不一,排列不一,一个胎儿的器官可正常发育,而另一个较小的寄生胎可在正常发育胎体的某一个部位形成另一胎儿的部分胎体,未能发育成形。

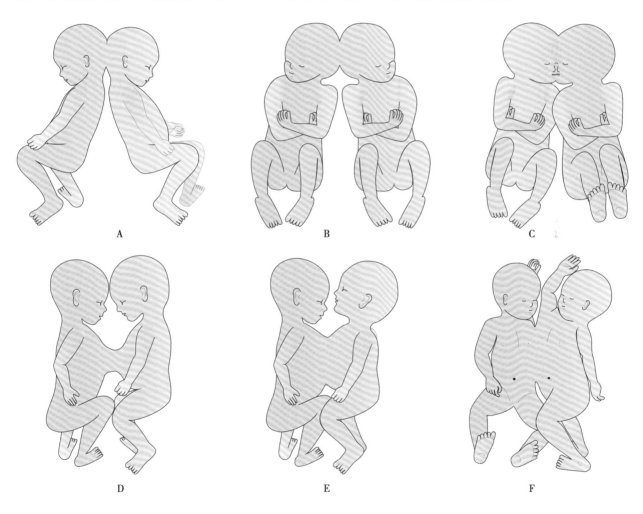

A　　　　　B　　　　　C

D　　　　　E　　　　　F

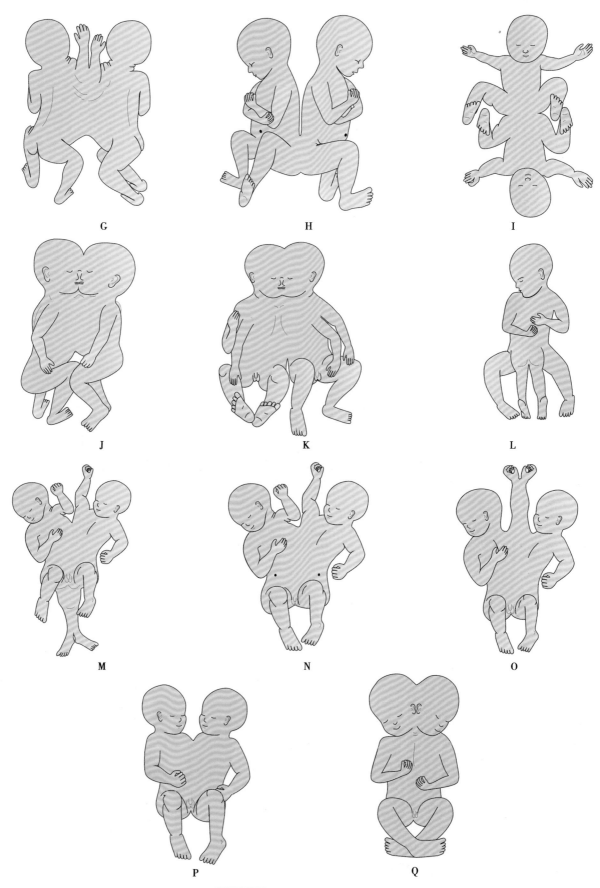

**图 10-60**　不同类型联体模式图

A~C. 颅部连胎；D~G. 胸部连胎；H、I. 臀部连胎；J~Q. 融合范围广泛的严重连胎

表 10-1 连体双胎的类型

**身体下部分融合连胎：下部身体仅一个或部分融合。**
 双面连胎(diprosopus)：一个胎体，一个胎头，但有两个面部。
 双头连胎(dicephalus)：一个胎体，两个胎头。
 坐骨连胎(ischiopagus)：骶尾部下部分相连。
 臀部连胎(pygopagus)：骶尾部后侧部分相连。

**身体上部分融合连胎：上部身体仅一个或部分融合。**
 双臀连胎(dipygus)：仅有一个头、胸、腹，但有两个臀部及四个下肢。
 并头连胎(syncephalus)：面部融合，可伴有或不伴有胸部融合。
 颅部连胎(craniopagus)：头部相连。

**身体中部融合连胎：身体的中部相连，上、下不融合，完全分离。**
 胸部连胎(thoracopagus)：胸部融合。
 脐部连胎(omphalopagus)或剑突连胎(xiphopagus)：从脐到剑突软骨之间的腹部融合。
 胸脐连胎(thoraco-omphalopagus)：胸、腹部均融合。
 脊柱连胎(rachipagus)：骶骨以上脊柱融合在一起。

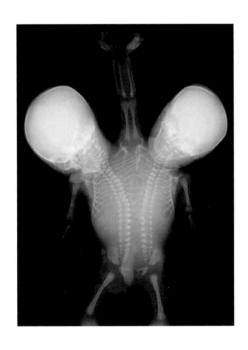

图 10-61　双头连胎(孕 29 周)
X 线片可见两个颅面骨、两条脊柱骨，一个盆骨，相近侧肋骨侧侧融合，融合的上肢内可见两根肱骨、尺骨及桡骨

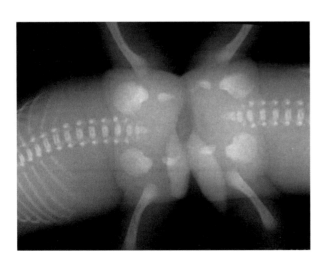

图 10-62　脐部连胎
X 线片显示双胎骨盆骨化中心完整，坐骨骨化中心距离明显增大

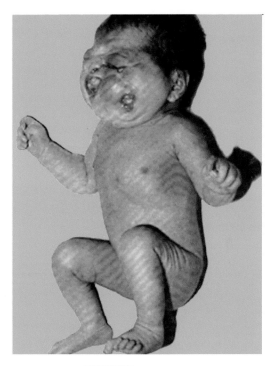

**图 10-63　双面连胎**
面部可见双嘴,异常嘴位于左面颊下方,躯干和四肢正常

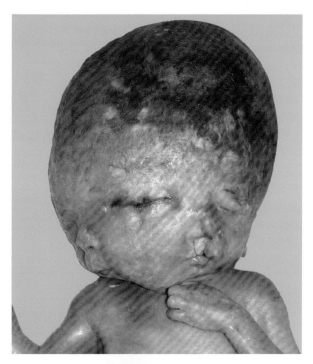

**图 10-64　双面连胎**
面部腹侧观可见两张脸,中间两眼部分融合

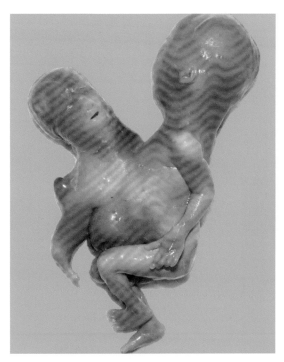

**图 10-65　胸腹寄生胎(孕 17 周)**
寄生胎体形小,躯干和四肢缺乏正常形态

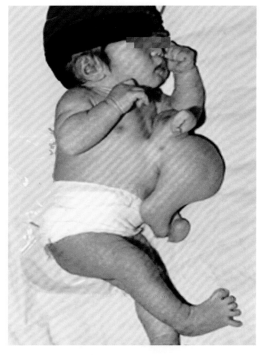

**图 10-66　腹部寄生胎**
寄生胎联于寄主的上腹部,缺乏正常人形

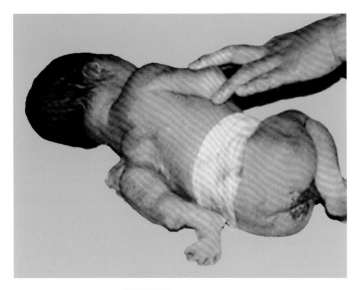

**图 10-67** 背部寄生胎

婴儿背部有一寄生胎,外观表现为下肢样,缺乏正常人形

# 梅克尔-格鲁贝尔综合征
## (Meckel-Gruber syndrome)

**ICD-10 编码:Q89.7**

**临床特征:** Meckel-Gruber 综合征是一种罕见的以胎儿先天性多发畸形为特征的致死性常染色体隐性遗传病,全球范围内新生儿发病率为 1/140 000~1/13 250。致病基因定位于染色体 17q21~q24。主要临床特征包括脑膨出,小头,颅缝早闭。颈短,多指/趾(多数为轴后多指/趾),畸形足。多囊肾,肾发育不良。有的还可有大脑、小脑发育不良或无脑,心脏畸形,肺发育不良等;小眼,腭裂,小下颌,耳歪斜、耳畸形;肝囊肿、外生殖器和/或内生殖器发育不良。

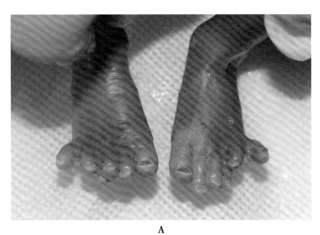

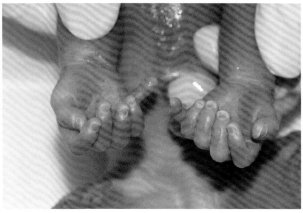

A

B

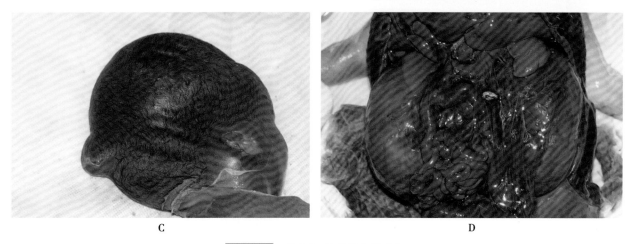

C              D

**图 10-68** **梅克尔-格鲁贝尔综合征**

A、B. 双手及双足均可见轴后六指(趾);C. 枕部脑膜膨出;D. 肾脏明显增大,几乎占据整个腹腔,内呈多囊样发育不良

# X-连锁脑积水系列征(MASA 综合征)

(mental retardation,aphasia shuffling gait,adducted thumb syndrome)

**ICD-10 编码:Q89.7**

**临床特征:** 此病是 X 连锁隐性遗传,位于 Xq28 上编码神经细胞黏附分子的 *L1CAM* 基因存在多种不同形式的突变,与中脑导水管狭窄有关。主要临床特征包括智力低下和痉挛状态(尤其是四指末端)。中脑导水管狭窄伴脑积水,约 50% 存在有拇指屈曲(皮层性拇指)。偶有面部稍粗糙、不对称;脑缺陷如胼胝体发育不良、脑干小和脑穿通性囊肿。

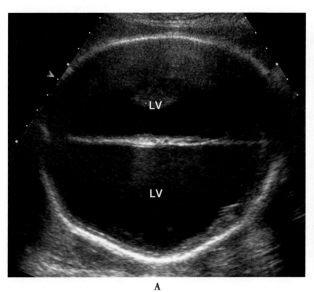

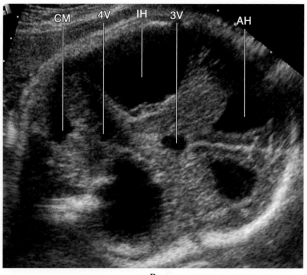

A              B

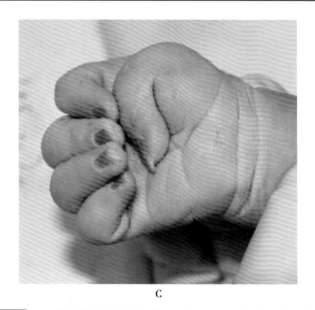

C

**图 10-69** 37 周胎儿 X-连锁脑积水系列征（MASA 综合征,基因确诊）
A. 胎儿侧脑室水平横切面显示双侧侧脑室(LV)明显扩张,大脑皮质明显变薄;B. 小脑水平横切面显示第 3 脑室(3V)及双侧脑室系统明显扩张,第 4 脑室(4V)及颅后窝池均无明显扩张;C. 手张力较大呈痉挛状态,拇指屈曲(CM:颅后窝池;IH:侧脑室下角;AH:侧脑室前角)

# X 连锁显性型斑点状软骨发育异常（Conradi-Hunermann 综合征）
## （Conradi-Hunermann-Happle syndrome）

**ICD-10 编码:Q89.7**

**临床特征:** 不对称肢体短小,半点扩化早,皮肤毛孔大。多有轻到中度生长不足,不同程度的低鼻梁伴扁平脸,颧骨隆凸发育不全伴睑裂下斜,白内障。骨骺斑点状扩化区不对称缩短及各种关节挛缩,有时脊柱可见侧凸,新生儿期有红斑和厚鳞屑,儿童后期进展为可变的毛囊性皮肤萎缩伴"橘皮样"的大毛孔和鱼鳞病,毛发稀疏、粗糙,头皮斑秃。偶见耳郭发育异常,六指/趾等。婴儿早期体质较弱易发生感染。

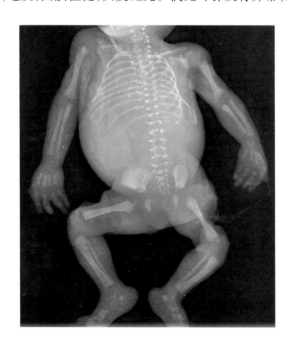

**图 10-70** X 连锁显性型斑点状软骨发育异常
X 线片左侧肱骨近端有成形异常和点状矿化

# 尾发育不良综合征（尾退化综合征）
## （caudal regression sequence）

**ICD-10 编码：Q89.7**

　　**临床特征：**骶骨或腰椎发育不全，骶骨缺如导致臀部扁平，臀间裂缩短，臀部小凹形成，脊索尾端破裂导致激发的神经损伤，从尿、粪不能节制到神经的完全缺如，以及由于神经受损导致的下肢肢体活动减少而表现出的尾端发育受限，严重受累的婴儿具有松弛外展的臀部和继发于运动缺乏的腘蹼。此外，马蹄内翻足和仰趾外翻足较为常见。较少的异常包括肾发育不良，无肛门、唇腭裂，小头畸形和脊髓脊膜膨出。

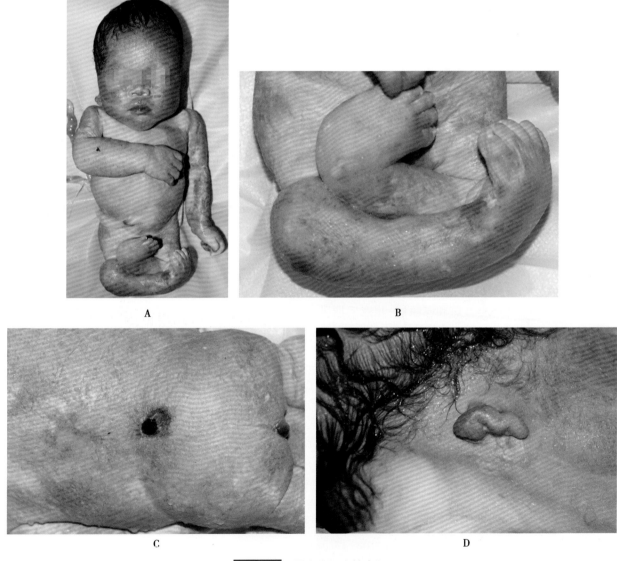

A　　　　　　　　　　　　　　　　　　　　B

C　　　　　　　　　　　　　　　　　　　　D

**图 10-71　尾发育不良综合征**

　　A. 有正常的上身和短小的下身，脊柱骶尾部缺失；B. 双下肢腓骨发育不良；C. 臀间裂缩短；D. 右侧小耳、低位耳、形态异常

# Pfeiffer 综合征
（Pfeiffer syndrome）

**ICD-10 编码**：Q89.7

**临床特征**：Pfeiffer 综合征是一种罕见的常染色体显性遗传病，主要临床表现为颅缝早闭、面中部发育不良、粗大倾斜的拇指及蹈趾，部分并指/趾。临床表现繁杂多样，并且轻重不一。具有遗传异质性，研究表明位于 8 号染色体的成纤维细胞生长因子受体 1 或者位于 10 号染色体的成纤维细胞生长因子受体 2 的基因突变可导致该病的发生。据临床表现可分三种类型：Ⅰ 型主要有短头，面中份发育不良，手指和脚趾畸形，神经系统及智力发育正常或近乎正常；Ⅱ 型有更加严重广泛的露骨融合，可表现为三叶草样头颅，极度眼球突出，手指及脚趾畸形，肘关节强直或骨性融合，伴有神经系统并发症及发育迟缓；Ⅲ 型与 Ⅱ 型类似但不具备三叶草样头，诊断困难。

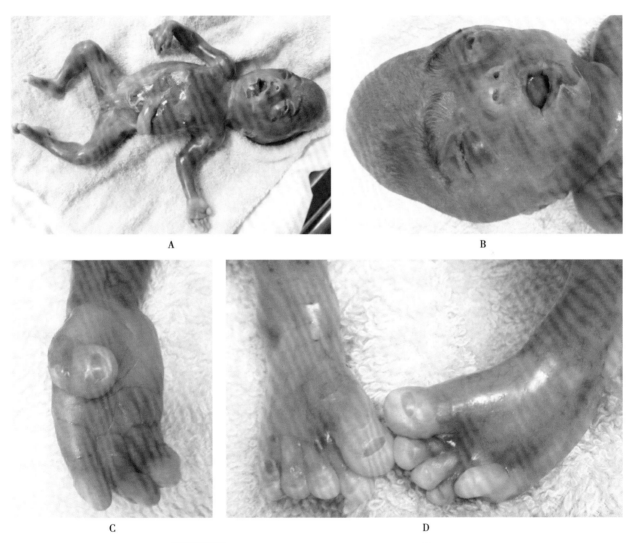

A

B

C

D

**图 10-72** Pfeiffer 综合征（香港大学深圳医院刘蕾提供）

A. 标本大体观；B. 头颅呈"三叶草"形；C、D. 双足及右手姿势异常，双侧蹈趾及右手拇指粗大，双足姿势异常

# 第十一章

# 染色体综合征

## 唐氏综合征
### (Down syndrome)

**ICD-10 编码:Q90.0**

**临床特征:**又名21三体综合征,比正常人多一条21号染色体。临床特征的严重程度因人而异。常见体征有:出生时肌张力减低,颈背皮肤增多,颅缝分离;内眦赘皮,扁平鼻,小耳,小嘴,外眼角上斜,眼虹膜有布鲁什菲尔德斑(Brushfield 斑);单条手掌纹(通贯掌),手掌宽而短,并伴有手指短,特别是第5指;掌上三叉点向远端移位。手指尺侧箕型纹多,第1趾与第2趾间距宽,跖褶纹深,足底踇趾球区为胫侧弓形纹;发育常迟于正常人,有轻到中度精神发育迟缓,智力障碍是其最主要的特征。唐氏综合征在出生时还常伴有:心脏缺陷(如室间隔缺损),食管闭锁,十二指肠闭锁,听力障碍,髋关节脱位,睡眠呼吸暂停和甲状腺功能低下等。儿童期的患儿易患急性淋巴细胞性白血病。

唐氏综合征最常见的染色体核型为47,XX(XY),+21,少数为易位型或嵌合型。高龄孕妇或夫妇一方为染色体平衡易位携带者是高危人群。建议孕妇进行产前孕母血清学筛查,高危人群进行产前诊断,确诊需要进行染色体检查。目前无有效的治疗方法。

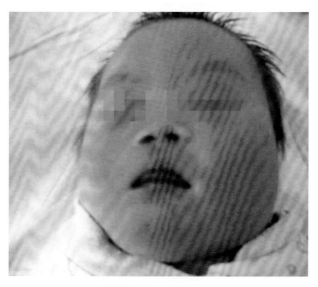

**图 11-1　唐氏综合征 1**
典型的唐氏综合征面容,扁平脸,外眼角上斜,舌向外伸

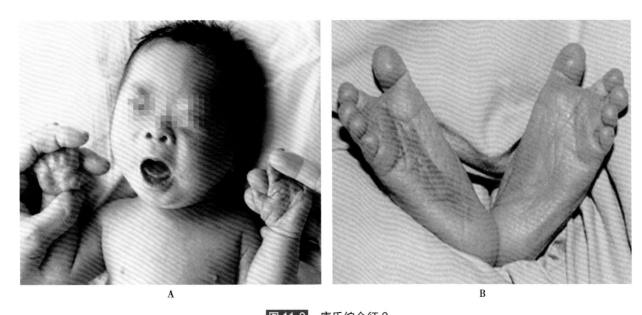

A                                    B

图 11-2　唐氏综合征 2

A.头围小,脸部平坦,眼裂小,外眼角上斜,内眦赘皮,鼻根低,张口伸舌,双手呈通贯掌;B.双足第 1 趾与第 2 趾间距增宽

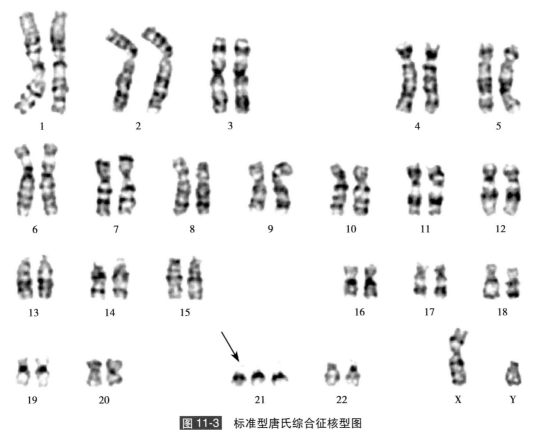

图 11-3　标准型唐氏综合征核型图

比正常人多一条 21 号染色体,47,XY,+21

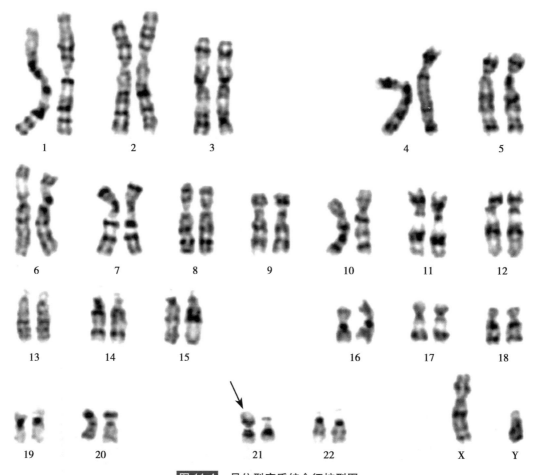

**图 11-4　易位型唐氏综合征核型图**
染色体核型为 21 三体易位型,46,XY,rob(21;21)(q10;q10),+21

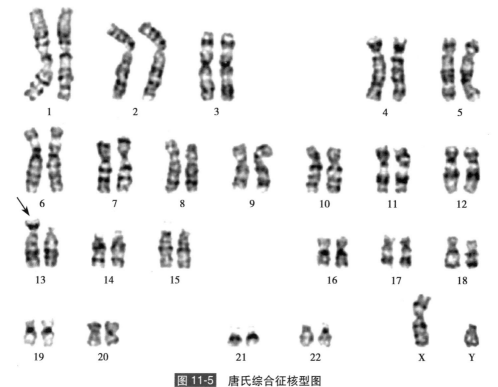

**图 11-5　唐氏综合征核型图**
染色体核型为 21-三体易位型,46,XY,rob(13;21)(q10;q10),+21

# 18 三体综合征
## （trisomy 18 syndrome）

**ICD-10 编码:**Q91.0 三体性 18,减数分裂不分离

Q91.1 三体性 18,(同源)嵌合体(有丝分裂不分离)

Q91.2 三体性 18,易位

Q91.3 爱德华兹综合征,未特指

**临床特征:**又名 Edwards 综合征,是由于 18 号染色体比正常人多一条所致。重度智力低下及发育迟缓是其主要特点。肌张力亢进,小于同龄胎儿,低出生体重。头部窄长,后枕部隆突,前额横径小,耳低位,眼裂短;小口,腭弓窄,小下颌。常有特殊的紧握拳姿势,第 3、4 指紧贴掌心,第 2 指或第 5 指重叠其上。足畸形常见有摇椅状足底伴跟骨突出。常合并先天性心脏病、肺发育不良、拇指发育不全或缺失、膈疝、腹裂、肾畸形、男性隐睾、女性大阴唇和阴蒂发育不全。常为单脐动脉。90%在生后 1 年内死亡。无有效治疗方法。产前可进行孕母血清学筛查,确诊需要进行染色体检查。

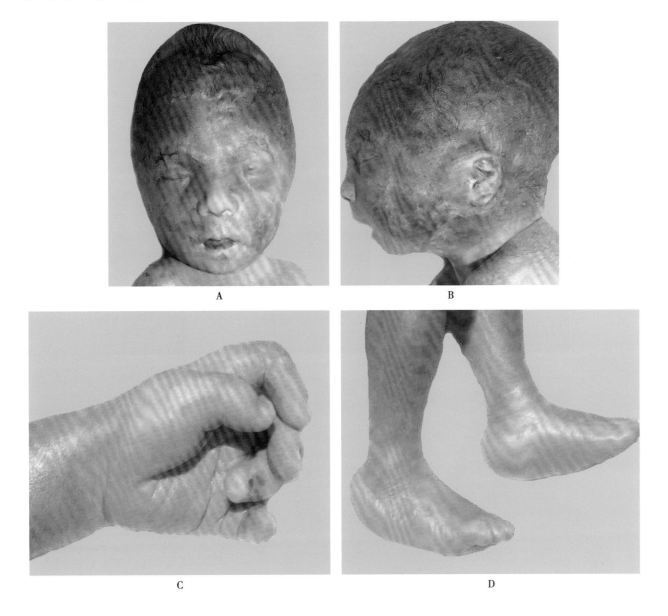

A

B

C

D

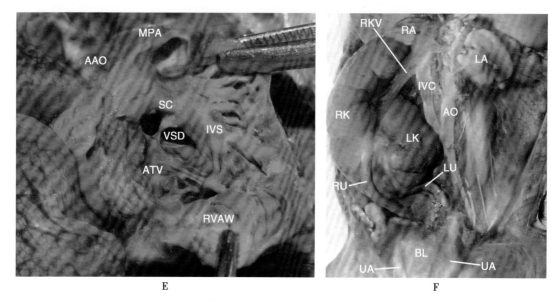

E

F

**图 11-6　18 三体综合征 1（孕 26 周）**

A. 正面观显示头小而长，前额突出，眼距宽，内眦赘皮，染色体核型为 47，XX，+18；B. 侧面观显示枕部隆凸，小下颌，低位耳；C. 左手腹侧观显示左手示指压于中指上，小指压于环指上，"重叠指"状；D. 双足侧面观显示双足后跟增厚，呈"摇椅"状；E. 暴露右侧心室壁（RVAW），显示巨大室间隔缺损（VSD）；F. 左侧肾区未见肾脏，左肾（LK）交叉异位至右侧肾脏（RK）内下方，两肾脏下级融合，显示两条输尿管（LU 和 RU）分别于膀胱三角两侧进入膀胱（MPA：主肺动脉；AAO：升主动脉；IVS：室间隔；ATV：三尖瓣前瓣；RKV：右肾静脉；IVC：下腔静脉；BL：膀胱）

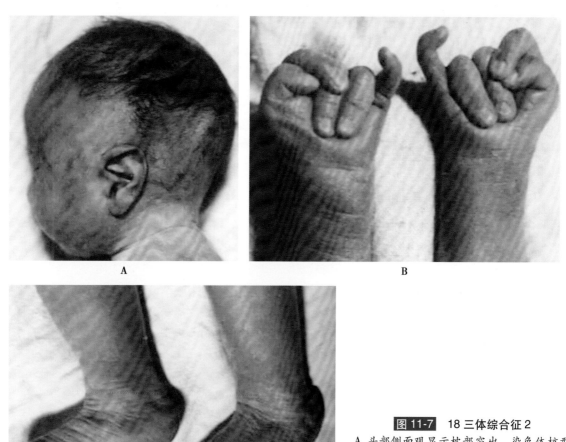

A

B

**图 11-7　18 三体综合征 2**

A. 头部侧面观显示枕部突出。染色体核型为 47，XY，+18；B. 双手正面观显示小指压于环指上，示指压于中指上，呈典型重叠指状；C. 足后跟明显后突

C

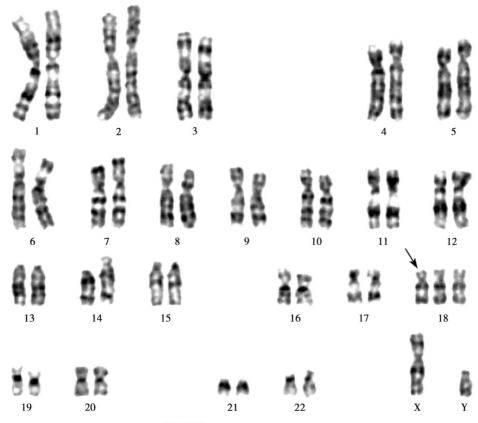

**图 11-8** 18 三体综合征核型图

比正常人多一条18号染色体,核型为 47,XY,+18

# 13 三体综合征

## （trisomy 13 syndrome）

**ICD-10 编码**：Q91.4 三体性 13,减数分裂不分离

Q91.5 三体性 13,(同源)嵌合体(有丝分裂不分离)

Q91.6 三体性 13,易位

Q91.7 帕托综合征,未特指

**临床特征**：又名帕托综合征,是由于 13 号染色体比正常人多一条所致。严重智力障碍,婴儿早期有呼吸暂停小发作。小头,前额低斜。可表现为前脑无裂征,眼距窄或独眼,单一眼眶在面中央,两眼球融合,视网膜变性,盲管状鼻位于眼眶之上等,伴有不同程度的前脑、嗅神经和视神经发育不全。耳郭畸形、唇腭裂、小下颌。掌中轴三叉点高位,手指弯曲或伴叠压,多指,足跟后突呈摇椅样足。常合并心血管、消化道、泌尿生殖系统畸形。

13 三体综合征的染色体核型为 47,XX+13。高龄孕妇及罗氏易位携带者需行产前诊断。但同源 13/13 易位者不能产生正常配子。80%在生后 1 年内死亡,无有效治疗方法。确诊需进行染色体检查。

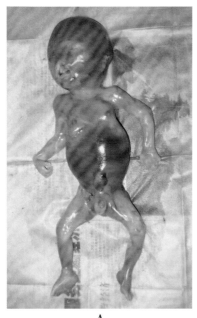
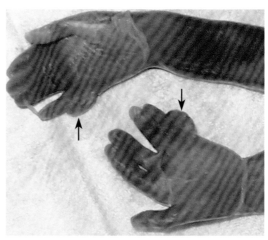

A                                        B

图 11-9 13 三体综合征 1(孕 17 周)

A. 双侧唇腭裂,产前超声检查合并有肠道回声增强,单脐动脉,染色体核型为 47,XX,+13B;
B. 双手轴后六指(箭头所示)

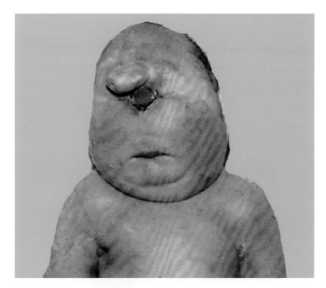

图 11-10 13 三体综合征 2

颜面部正面观,独眼,眼眶上方喙鼻,鼻长、单鼻孔,无人中

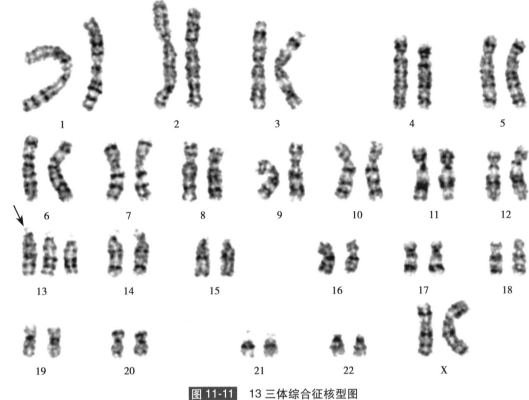

**图 11-11** 13 三体综合征核型图

比正常人多一条 13 号染色体,核型为 47,XX,+13

# 22 三体综合征

## (trisomy 22 syndrome)

ICD-10 编码:Q92.8

临床特征:22 三体综合征是活产婴儿中较少见的一种常染色体病,于 1972 年由 Bnhler 等人发现,它的发生是由于父母生殖细胞在减数分裂过程中常染色体不分离所致。22 三体综合征的典型临床表现:头小且不对称,内眦赘皮,斜视常见。鼻短呈钩状,上唇长,均有腭裂或腭高拱,下颌小而后缩是特征。耳大并后旋,耳前区常有乳头状瘤,皮下见软骨结节或窦道等畸形。颈短,乳头位低,先天性髋脱位,拇指畸形。2/3 有先天性心脏病,男性外生殖器发育不全,皮纹无特殊。嵌合型 22 三体综合征主要表现为生后很难存活,存活者表现为智力障碍、眼睑下垂、牙齿畸形、听力丧失、后发际线低、卵巢衰竭、并指、偏侧萎缩以及条纹状色素沉着。完全型 22 三体综合征常发生在胎儿期,并且是致命的,大约 2.7% 的流产以及0.2% 的死胎与此相关,临床多表现为早产、生后不久死亡、眼距增宽、鼻梁扁平、腭裂、肾脏畸形、肛门直肠畸形以及外生殖器畸形等。活产 22 三体较少见,大多数存活者生后 3~4 天死亡,国外有报道最大存活者至 3 岁。

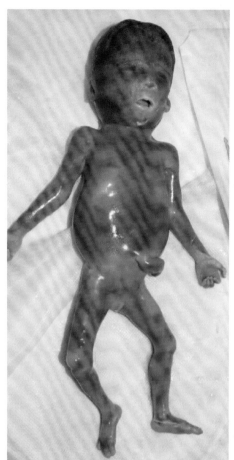
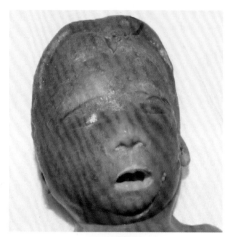
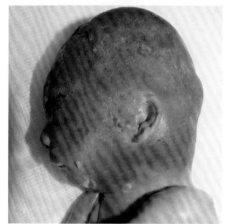

**图 11-12**　22 三体综合征

颈短,小下颌,耳前区可见乳头状瘤

# 三倍体综合征

（triploidy syndrome）

**ICD-10 编码:Q92.7**

**临床特征:**是指比正常 2 套染色体多出一套染色体,染色体总数达 69 条。多余染色体来源于父亲者占多数,约 60%,染色体核型为 69,XXY,来源于母亲者约占 37%,核型为 69,XXX,另外一种核型为 69,XYY,约占 3%。

主要畸形表现有:早期即出现的宫内严重生长迟缓;面部畸形包括眼距过宽、小下颌畸形、小眼畸形等;颅脑畸形包括脑室扩张、Dandy-Walker 畸形、胼胝体发育不全、前脑无裂畸形、脑膜膨出等;胎儿颈部透明层增厚或颈部囊状淋巴管瘤;其他畸形有心脏畸形、肾脏畸形、足内翻畸形、单脐动脉、羊水过少等。三倍体胎儿伴有部分水泡状葡萄胎,且容易导致流产。

所有的完全三倍体病例都是死胎或在新生儿早期死亡。

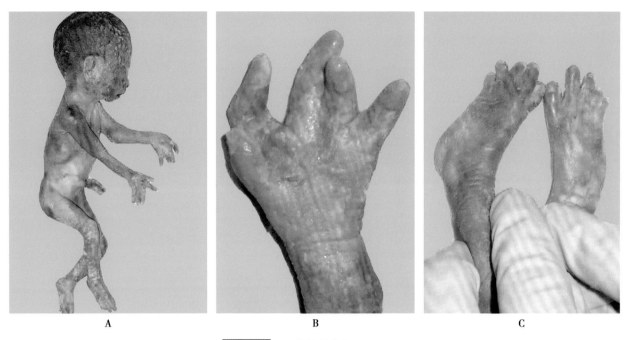

**图 11-13**　三倍体综合征（孕 22 周）

A. 宫内发育迟缓，头体不成比例，小下颌。染色体核型为 69,XXX；B. 左手第 4 指短指，缺一指节；C. 双足足趾部分短趾畸形

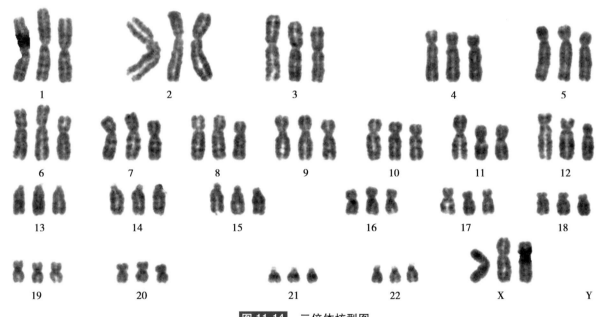

**图 11-14**　三倍体核型图

比正常两套染色体多一套完整的染色体，染色体总数为 69 条，核型为 69,XXX

# 染色体 5p-综合征

## (deletion of short arm of chromosome 5)

**ICD-10 编码**：Q93.4

**临床特征**：喉肌发育不良，哭声尖细酷似猫叫，故又称猫叫综合征(Cri-du-chat syndrome)。严重智力障碍，生长发育迟缓。脸圆、不对称。眼距宽，内眦赘皮，睑裂下斜，眼球小。小下颌，耳低位，颈短，肌张力低，手指或脚趾部分蹼化或融合；通贯手。随年龄增长，喉肌发育，猫叫样哭声可消失，脸可变成倒三角形。

因 5 号染色体短臂部分缺失而致本病,故应通过染色体分析确诊。常由携带平衡易位的父母遗传而来,再次妊娠时应行产前羊水细胞染色体检查。

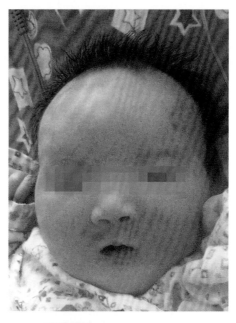

**图 11-15** 染色体 5p-综合征

眼距宽,内眦赘皮,前额隆突,脸呈倒三角形。染色体核型为 46,XX,del(5)(p13.3)

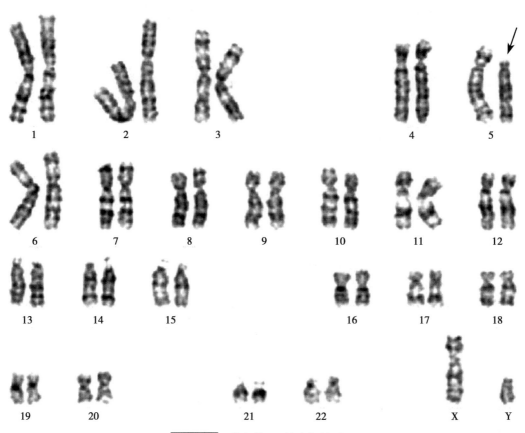

**图 11-16** 染色体 5p-综合征核型图

5 号染色体短臂部分缺失,核型为 46,XX,del(5)(p13.3)

# 特纳综合征
## （Turner syndrome）

ICD-10 编码：Q96.0-96.9

**临床特征：**特纳综合征可分为两大类，即致死型与非致死型特纳综合征。据统计，约10%在早孕期即流产，妊娠12~40周的死胎发生率达75%左右，致死型核型为45,X，而非致死型核型多为嵌合体等其他类型。

致死型特纳综合征的典型表现为颈部较大的囊状淋巴管瘤，胎儿全身水肿，伴少量~中量胸腔积液及腹水，心脏畸形及肾脏畸形。

非致死型特纳综合征的产前超声可无任何表现，新生儿期亦可无特殊临床表现而难以和染色体正常儿相区分，如不进行染色体核型分析，临床诊断本病常要在患儿青春期后出现卵巢发育不全的症状后，才能明确诊断，此时患儿常表现为身材矮小，生殖器、乳腺不发育，闭经及不同程度的智力落后等。部分核型为45,X的特纳综合征胎儿能存活到分娩，其后的临床表现与非致死型类似。

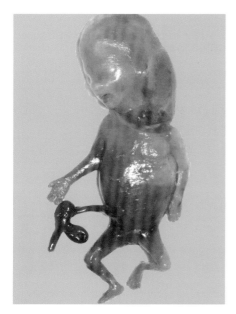

**图 11-17　致死型特纳综合征 1（孕 16 周）**
全身水肿，颈部水囊瘤，染色体核型为 45,X

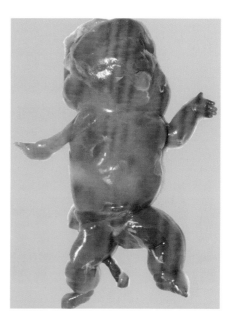

**图 11-18　致死型特纳综合征 2（孕 16 周）**
全身水肿，颈部水囊瘤，胸腔积液，染色体核型为 45,X

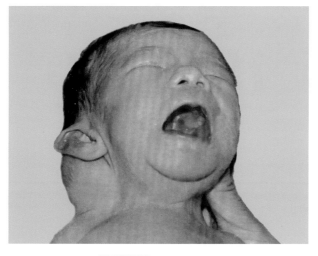

**图 11-19　特纳综合征**
患儿颈后皮下组织明显增厚，于右侧颈部形成包块，染色体核型为 45,X

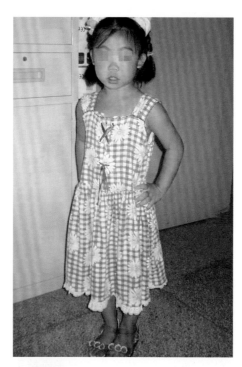

**图 11-20**　非致死型特纳综合征(16 岁)

身材矮小,严重低于同龄儿,月经未来潮,染色体核型为 45,X

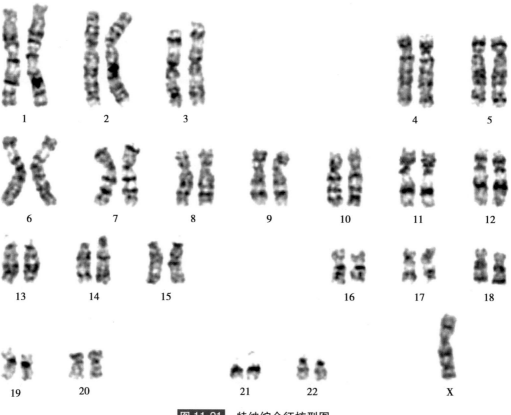

**图 11-21**　特纳综合征核型图

只有一条性染色体(X),核型为 45,X

# 超雌综合征
## (triple-X syndrome)

**ICD-10 编码:Q97.0**

**临床特征:**超雌综合征(47,XXX)是性染色体非整倍体的主要形式之一,主要形成原因是母方染色体不分离所致,而其中主要错误发生阶段是第一次减数分裂期间。与其他性染色体非整倍体不同,XXX 核型的患者并没有显著的身体特征。患者呈女性,通常高于平均身高,智力发展水平正常或有延滞,大部分人有生育能力且无特定的生理问题。47,XXX 综合征与许多疾病存在着可能的联系,但是并没有显著的证据能够支持这些联系。

# 克兰费尔特综合征
## (Klinefelter syndrome)

**ICD-10 编码:Q98.0**

**临床特征:**是一种性染色体异常所致的原发性性腺功能减退症,发病率在男性中为 1‰~2‰。临床特征:①睾丸小而硬,生精障碍;②男性乳房发育;③身材高大,下肢过长,骨骼比例失调;④低睾酮和高促性腺激素;⑤多染色体核型。以 47,XXY 多见。其发生原因是卵子或精子在减数分裂时或受精卵在有丝分裂时染色体不能分裂所致,形成 47,XXY 核型或其他核型 48,XXXY;49,XXXXY 等。多数为母亲卵细胞减数分裂障碍所致。

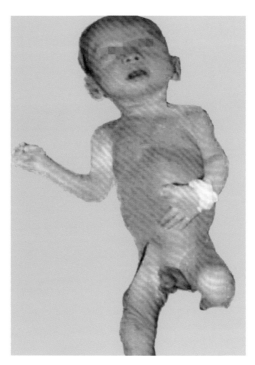

**图 11-22　克兰费尔特综合征**

下肢细长,外生殖器男性,小睾丸,染色体核型为 47,XXY

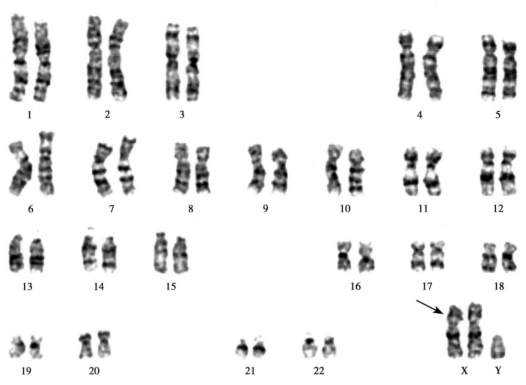

图 11-23　克兰费尔特综合征核型图

比正常男性多一条 X 染色体，核型为 47,XXY

# 第十二章

# 其他类别

## 血管瘤
### (hemangioma)

ICD-10 编码：D18.0

**临床特征**：血管瘤是介于错构瘤性畸形和真性肿瘤之间的灰色区。一般生长局限并形成肿块，因此常被当做肿瘤。其缺乏染色体异常的事实不支持其为真性肿瘤。曾根据增生的血管中有无神经束密切混合存在，分别将它们归为畸形或肿瘤。尽管是明确的良性，但病变体积可以很大且影响外观，如影响重要脏器则可致命。文献中虽有几例血管瘤恶变的报道，但大部分几乎不恶变。血管瘤多见于儿童，多数在出生时已存在，半数以上病例发生在头颈部，也见于躯干或四肢。大多数血管瘤为单发，当为多发（伴或不伴有内脏相关病变）或累及身体大片区域时称为（多灶性）血管瘤病。广义的血管瘤还包括：婴幼儿血管瘤（迅速消退的先天性血管瘤、不消退的先天性血管瘤）、斯德奇-韦伯综合征、希佩尔-林道病等综合征中的器官血管瘤病变以及血管内皮细胞瘤、血管肉瘤、多发性血管角皮瘤、卡波西肉瘤等。临床上的草莓状血管瘤，多数海绵状血管瘤和部分混合型血管瘤均属此类，约占先天性皮肤血管病变的80%。

血管瘤与其他肿瘤最大的不同之处在于它有很高的自行消退率。一般在婴儿出生后到2岁左右，尤其是6个月之内，血管瘤呈一个快速增殖阶段，2~8岁处于一个生长缓慢的相对静止期（或叫消退前期），其后即进入消退（后）期，调查显示大多数毛细血管瘤可自行消退，但其机制不完全清楚。

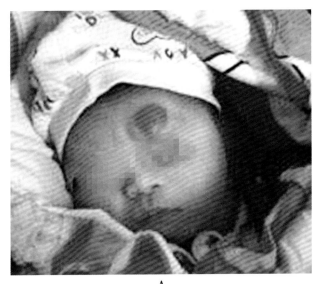

A

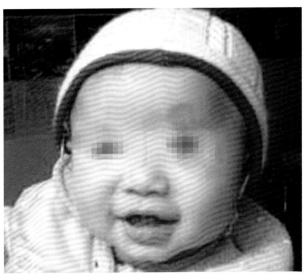

B

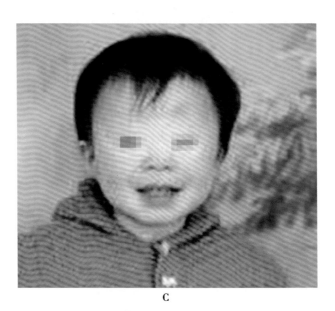

C

图 12-1　血管瘤变化过程

A.4月龄患儿,额部血管瘤;B.同一患儿11月龄,未经任何治疗,额部血管瘤瘤体自然消退;C.同一患儿2周岁,额部血管瘤部已消退,仅留色素沉着

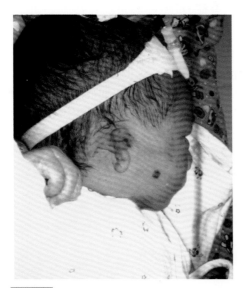

图 12-2　右侧面部血管瘤并小耳畸形(病理检查证实为血管瘤)

右面颊可见一个小的杨梅状血管瘤,鲜红色,柔软,略高出皮肤,边界清楚。右侧小耳畸形

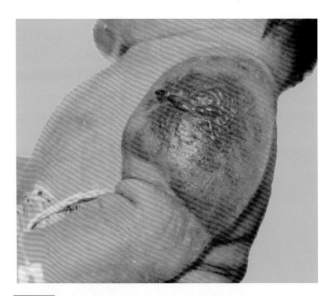

图 12-3　左上臂海绵状血管瘤(病理检查证实为海绵状血管瘤)

左上臂可见边界清晰肿块,肿块表面可见毛细血管走行,皮肤呈紫红色,质柔软

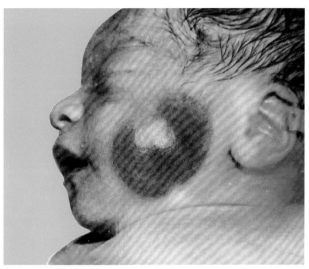

**图 12-4**　左面部海绵状血管瘤（病理检查证实为海绵状血管瘤）

左面颊红色突起，柔软，边界清楚

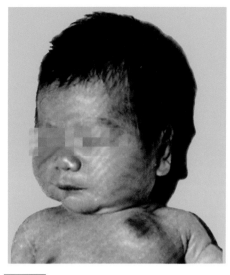

**图 12-5**　海绵状血管瘤 1（病理检查证实为海绵状血管瘤）

左侧胸部红色突起，柔软

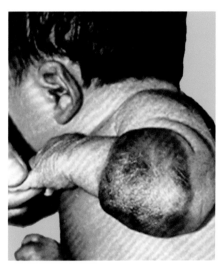

**图 12-6**　海绵状血管瘤 2（病理检查证实为海绵状血管瘤）

左前臂海绵状血管瘤，边界清楚

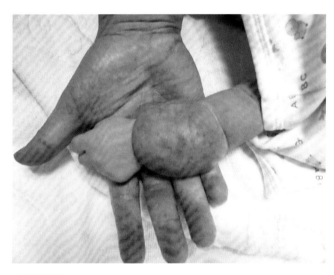

**图 12-7**　海绵状血管瘤 3（病理检查证实为海绵状血管瘤）

左前臂近腕处血管瘤，呈淡红色，边界清楚

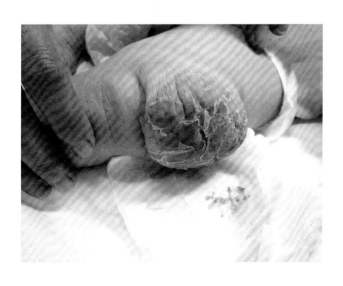

**图 12-8**　海绵状血管瘤 4（病理检查证实为海绵状血管瘤）

左下肢膝部瘤体，表面皮肤呈青紫色，有溃破

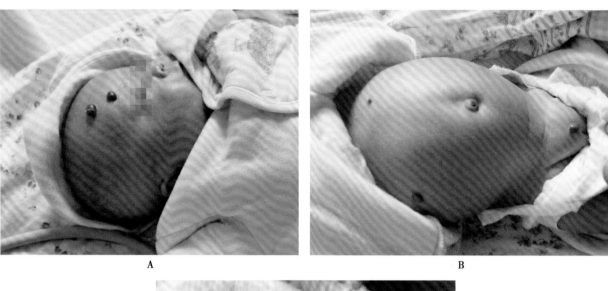

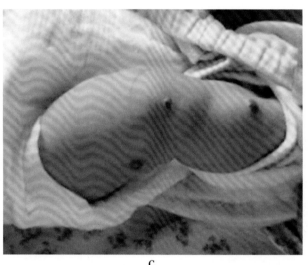

**图 12-9**　皮肤多发血管瘤（病理检查证实为血管瘤）

A.前额血管瘤；B.胸腹部血管瘤；C.下肢血管瘤

# 淋巴管瘤
## （lymphangioma）

ICD-10 编码：D18.1

**临床特征**：大多数淋巴管瘤属于畸形而非真性肿瘤，因淋巴系统与静脉系统间的循环障碍所致。有三种表现形式：毛细血管型、海绵状和囊性，归类于脉管畸形。单纯性淋巴瘤病情较轻，首选物理治疗；海绵状及囊性淋巴管瘤外科治疗为主，海绵状淋巴瘤易复发。

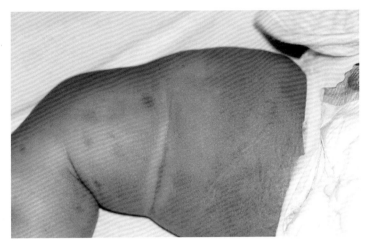

**图 12-10** 右大腿淋巴管瘤(病理检查证实为淋巴管瘤)
右侧大腿淋巴管瘤,外形肿胀

## 海绵状淋巴管瘤
### (cavernous lymphangioma)

**临床特征**:淋巴管扩大成窦状形成瘤体,有纤维外膜,可分布于皮肤、黏膜、肌肉等处,使皮肤隆起,颜色同正常皮肤,柔软如海绵状,含有多个充满淋巴液或陈旧性褐色液囊腔,有波动感但界限不清。可见于皮下组织或内脏。弥漫性者在组织中延伸,使组织和器官肿大。累及舌、唇、口腔、上呼吸道时,可影响进食、发声及呼吸;若发生于四肢可导致象皮肿及肢体肥大、运动障碍;累及头颈部、口腔、纵隔者可致呼吸梗阻。反复感染可使局部纤维化加剧,肿胀加重,导致进一步功能障碍。

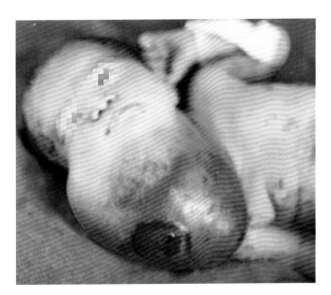

**图 12-11** 右侧面颈部海绵状淋巴管瘤(病理检查证实为海绵状淋巴管瘤)
右侧面颊、下颌区及颈部可见巨大的肿瘤,瘤体表面局部有溃破,肿瘤影响婴儿进食和呼吸

# 囊性淋巴管瘤
## (cystic lymphangioma)

　　**临床特征：**多房性囊肿，壁薄，腔较大，内含淋巴液，柔软，边界不清，与黏膜、皮肤无牢固性粘连。多发生于颈部后三角区，称张力性肿块。呼吸及咳嗽时肿块张力加大。发生在颈前三角区者可造成咽喉阻塞，呼吸困难。发生在腋下、胸腔或腹腔，可引起呼吸障碍。无感染性损害时，透明试验可透光。若囊内出血，透明试验变暗。

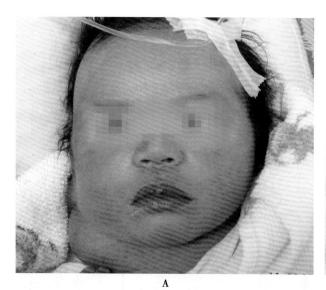
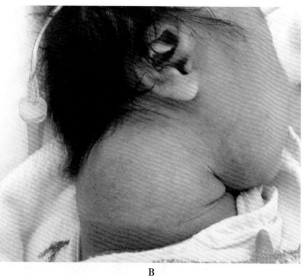

A　　　　　　　　　　　　　　　　　　　　　　　B

**图 12-12**　颈部囊性淋巴管瘤（病理检查证实为囊性淋巴管瘤）
正面观（图 A）及右侧面观（图 B），右侧颈部肿块，触诊有波动感，表面皮肤正常

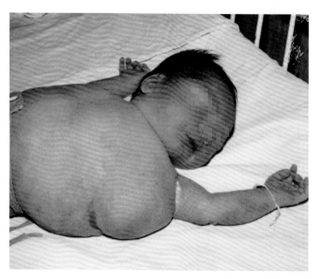

**图 12-13**　左腋下和左胸部囊性淋巴管瘤（病理检查证实为囊性淋巴管瘤）
左腋下和左侧胸部巨大肿块，瘤体边界不清，囊性，表面皮肤颜色正常，胸部变形

# 肾肿瘤
## (renal tumor)

ICD-10 编码 D30.0

**临床特征:**胎儿肾肿瘤罕见。最常见的胎儿肾脏肿瘤为先天性中胚层细胞肾瘤(congenital mesoblastic nephroma,CMN),是新生儿期最常见的原发性肾肿瘤,病理学上以中胚层组织为主,有完整的包膜,与错构瘤表现类似,是一种低度恶性的纤维母细胞性肿瘤。目前一般采用根治性切除术,预后较好。肾母细胞瘤、透明细胞肉瘤、横纹肌样瘤等恶性肿瘤较少见,预后不良。

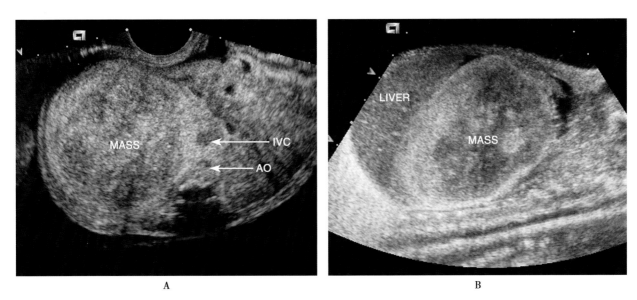

**图 12-14** 肾肿瘤超声图像(病理证实为平滑肌瘤)

腹部横切面(图 A)及矢状切面(图 B)可见右肾区巨大实质性非均质性肿块(MASS),内部回声不均匀,下腔静脉(IVC)受压向左侧移位,达腹主动脉(AO)正前方(LIVER:肝脏)

# 颅脑肿瘤
## (brain tumor)

**临床特征:**胎儿颅内肿瘤常引起头颅增大,造成难产。颅内畸胎瘤常为致死性肿瘤,平均生存期约为3周,原发性神经外胚层肿瘤约为5个月,星形细胞瘤约为26个月。脉络丛肿瘤可以为良性肿瘤(乳头状瘤),也可为恶性肿瘤(乳头状癌);星形细胞瘤为浸润性生长肿瘤,预后不良,存活率低于10%,平均生存期畸胎瘤约为3周,原发性神经外胚层肿瘤约为5个月,星形细胞瘤约为26个月,多数肿瘤切除后有复发危险。

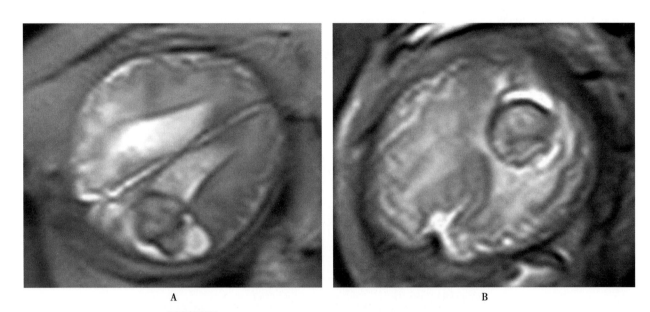

A　　　　　　　　　　　　　　　B

**图 12-15**　37 周胎儿胶质细胞瘤(病理检查证实为胶质细胞瘤)

A、B. MRI T₂ 加权侧脑室体部水平横断面及右侧大脑半球矢状位断面:显示右侧大脑半球顶叶混合性占位病变信号

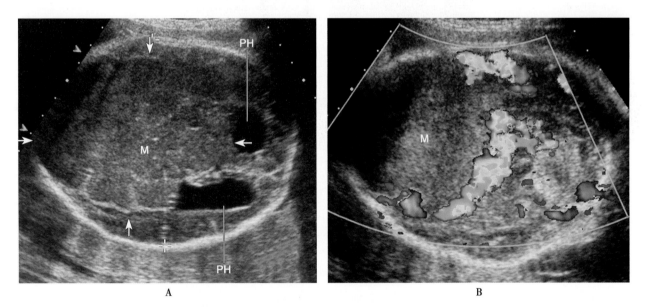

A　　　　　　　　　　　　　　　B

**图 12-16**　36 周星形细胞瘤(病理检查证实为星形细胞瘤)

侧脑室水平横切面二维(图 A)及彩色多普勒(图 B)显示左侧大脑半球额叶及顶叶巨大低回声实质性占位病变
(M),脑中线明显向右侧移位,肿瘤边界清楚,无明显包膜回声,其内部有较丰富血流信号,双侧侧脑室后角(PH)明
显扩张

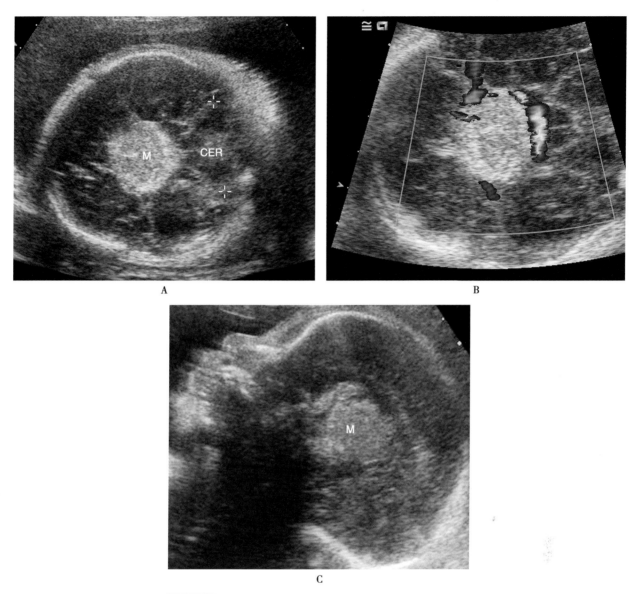

**图 12-17**　25 周胎儿颅咽管瘤(病理检查证实为颅咽管瘤)

胎儿脑底部水平横切面二维(图 A)、彩色多普勒(图 B)及大脑矢状切面(图 C)显示颅底中央部高回声占位性病变(M),边界清楚,包膜完整,内部可见线状血流信号

# 心脏肿瘤
## ( cardiac tumor )

**临床特征:**胎儿心脏肿瘤在心脏疾病中占极少数,但胎儿期心脏肿瘤相对常见,组织学类型主要为横纹肌瘤(rhabdomyoma),是胎儿、新生儿、小儿原发性心脏肿瘤中最常见的类型,发生率约为 1/10 000。肿瘤可多发也可单发,50%的心脏横纹肌瘤伴有结节性硬化症,多发性肿瘤伴发结节性硬化的可能性更大。肿瘤可阻碍心脏血流而引起胎儿水肿甚至宫内死亡。肿瘤较小者临床上可完全无症状,肿瘤较大、数目较多、影响心脏血流动力学者,临床症状严重。

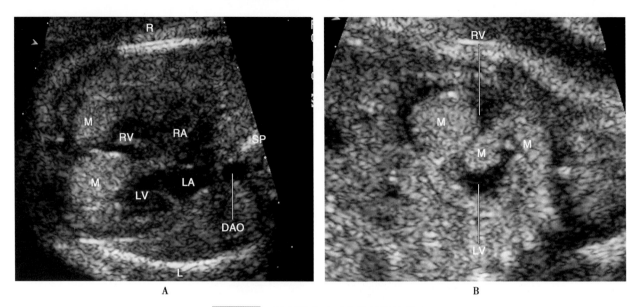

A

B

图 12-18 33周胎儿心脏多发性横纹肌瘤

A.四腔心切面显示突向左心室(LV)及右心室(RV)内回声较强且均匀的实质性肿块(M);B.心室双腔切面显示右心室下壁、室间隔及左室前壁强回声实质性肿块(LA:左心房;RA:右心房;L:左侧;R:右侧;SP:脊柱;DAO:降主动脉)

# 畸胎瘤
## (teratoma)

**ICD-10 编码:**D36.9

**临床特征:**可发生于除牙、头发以外的任何部位,最常见于躯干中线的骶尾部。瘤体形态和大小各异,多为不规则形,实质性,直径由几厘米至婴儿头大,有完整的包膜,界线清楚,内含各种分化成熟的不同组织,如皮肤、毛发、腺体、牙齿、骨骼、神经、胃肠组织以及黏液等,有时可见肝、肺、肾、卵巢、睾丸等组织或未分化组织。畸胎瘤分为成熟性(良性)、未成熟性(恶性)畸胎瘤、单胚层和高度特殊化畸胎瘤。部分成熟性畸胎瘤可转化为不成熟性畸胎瘤,而极少部分未成熟性畸胎瘤可转化为成熟性畸胎瘤。

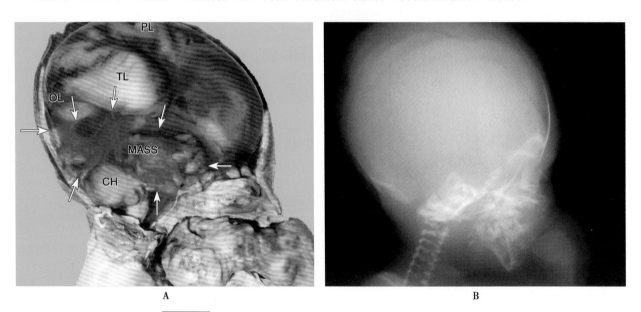

A

B

图 12-19 颅内及口腔畸胎瘤(病理检查证实为成熟性畸胎瘤)

A.头部矢状切面右侧面观,显示颅内及口腔内巨大肿瘤(MASS)均从蝶骨长出,向颅腔内生长者,压迫脑组织,小脑(CH)、延髓受压向下移位,肿瘤边界清楚(箭头所示),向口腔生长者充满咽部及口腔,并从口腔向外突出;B.头面部X线侧位片,显示胎儿口腔膨出肿块为低密度影内混杂少许高密度影,颅底部骨性结构斜度增大(PL:顶叶;OL:枕叶;TL:颞叶)

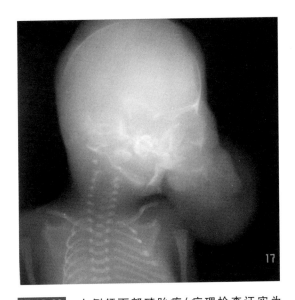

**图 12-20** 左侧颌面部畸胎瘤（病理检查证实为不成熟性畸胎瘤）

X 线片显示肿块侵蚀上颌骨，上颌骨高密度影部分缺损，肿块内可见点状高密度影，为骨性成分

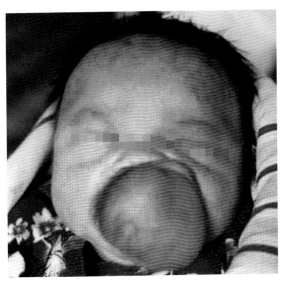

**图 12-21** 口腔畸胎瘤（病理检查证实为畸胎瘤）

口腔内肿瘤突向口外，使口腔不能关闭

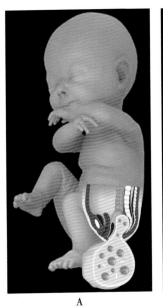
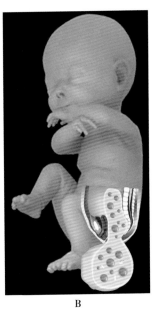
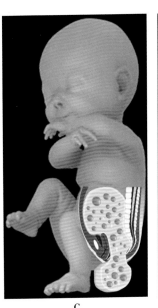
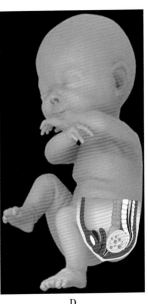

A      B      C      D

**图 12-22** 胎儿骶尾部畸胎瘤模式图

A. Ⅰ型：肿瘤瘤体主要突于体腔外，仅小部分位于骶骨前方；B. Ⅱ型：肿瘤瘤体显著突于体腔外，但也明显向盆腔内生长、伸展；C. Ⅲ型：肿瘤瘤体突于体腔外，但肿瘤的主要部分位于盆腔和腹腔内；D. Ⅳ型：肿瘤仅位于骶骨前方，不向体腔外突出

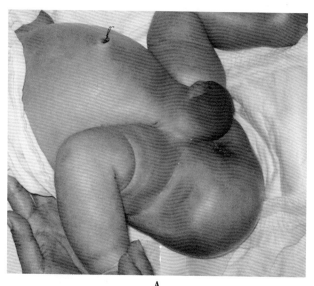
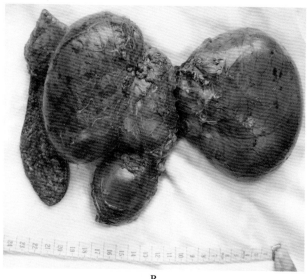

A
B

**图 12-23　骶尾部畸胎瘤(病理检查证实为成熟性畸胎瘤)**
　A. 右侧面观,骶尾部巨大肿块,瘤体明显突出体外,肛门受压前移;B. 手术摘除的肿块标本,包膜完整,无外侵现象

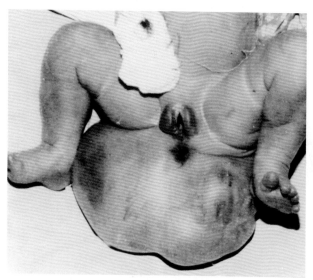
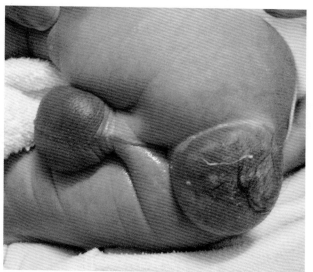

**图 12-24　骶尾部畸胎瘤(病理检查证实为畸胎瘤)**
骶尾部巨大瘤体,瘤体明显突出体外,肛门前移

**图 12-25　骶尾部畸胎瘤(病理检查证实为畸胎瘤)**

# 血红蛋白巴氏胎儿水肿综合征
## (Hb Bart hydrops fetalis syndrome)

**ICD-10 编码:D56.0**

　　**临床特征:**胎儿皮肤苍白,明显水肿,腹膨隆。胎盘巨大。解剖时见心、肝、脾肿大,胸腹腔积液。胎儿为 α 地中海贫血纯合子,缺失 α 珠蛋白的 4 个基因,导致 α 链完全缺失,只有 β 链聚合成四聚体 Hb Bart 和少量的 Hb Portland。Hb Bart 对氧的亲和力高,释放到组织中的氧极少,造成组织坏死,致胎儿水肿、死亡。胎儿可继发颅面部畸形,发生不同程度的唇腭裂、眼耳缺陷及四肢远端缺如。夫妇均为 α 地中海贫血杂合子患者时,孕前须作遗传咨询,怀孕后应进行产前诊断。

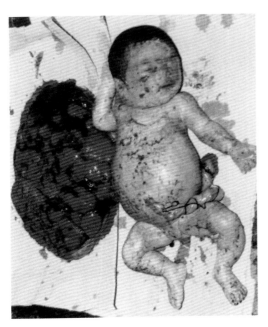

图 12-26　血红蛋白巴氏胎儿水肿综合征 1
胎盘巨大,腹部膨隆

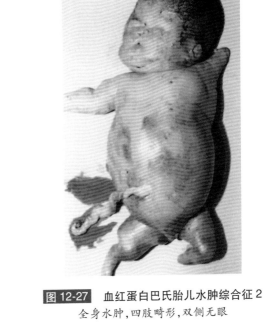

图 12-27　血红蛋白巴氏胎儿水肿综合征 2
全身水肿,四肢畸形,双侧无眼

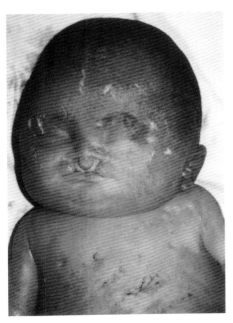

图 12-28　血红蛋白巴氏胎儿水肿综合征 3
全身水肿,双侧无眼,双侧唇裂

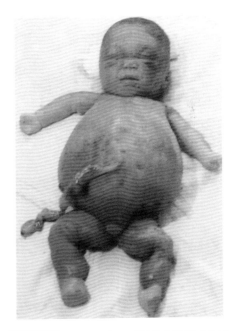

图 12-29　血红蛋白巴氏胎儿水肿综合征 4
右足所有足趾缺如,双手手指缺如,腹部膨隆

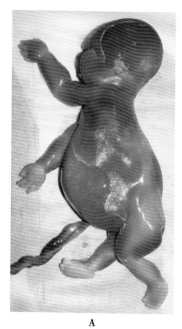

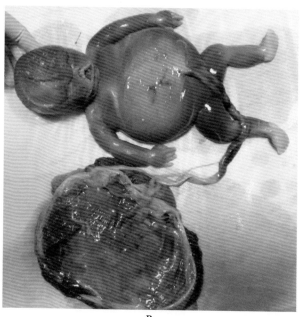

**图 12-30　地中海贫血**
*胎儿全身皮肤水肿,腹腔积液*

# 先天性甲状腺功能减退症
（congenital hypothyroidism）

**ICD-10 编码:E03.1**

**临床特征:**又称甲低,呆小病或克汀病。新生儿期常处于睡眠状态,反应低下,吸吮无力,哭声低,声音粗哑。体温低,末梢循环差,生理性黄疸消退延迟。首次排胎便时间延迟,常腹泻、便秘。婴幼儿期面容臃肿,鼻根低平,眼距宽,舌大而宽厚、常伸出口外。头大、颈短,甲状腺肿大,头发干枯、发际较低。皮肤苍黄、干燥,毛发稀少。体温低,怕冷,安静少动,表情呆板、淡漠。生长发育迟缓,身材矮小,躯干长而四肢短。智力低下。血清 T4 和 TSH 检查可确诊。预后与治疗开始的时间有关。生后越早治疗越好,智商可达正常。治疗开始越晚,智力障碍越严重。

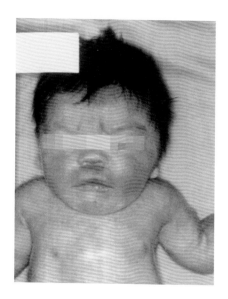

**图 12-31　先天性甲状腺功能减退症**
*鼻梁低平,眼距宽,唇厚,头大,表情呆板*

# 苯丙酮尿症
## (phenylketonuria)

**ICD-10 编码:**E70.0

**临床特征:**简称 PKU。新生儿期无特殊临床症状,可有喂养困难、呕吐。婴儿期头发黄,皮肤白,虹膜色淡,尿和汗液有特殊的鼠尿味。易兴奋不安,多动,肌张力增高,25%有惊厥。生长发育缓慢,智力低下。血清苯丙氨酸检查可确诊。及早给予低苯丙氨酸饮食,以预防脑损伤,否则将有严重智力低下。本病是由于苯丙氨酸代谢障碍引起的一种先天性代谢缺陷病,为常染色体隐性遗传。

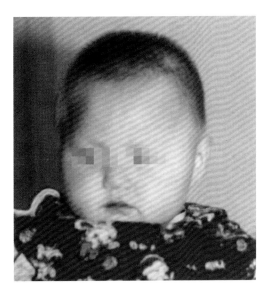

**图 12-32** 苯丙酮尿症
头发黄,肤色浅

# 白化病
## (albinism)

**ICD-10 编码:**E70.3

**临床特征:**皮肤、毛发及眼睛色素完全或部分缺乏,为遗传性疾病。根据遗传学和临床表现不同,可分为两类:①全身性白化病,又称眼-皮肤白化病,为常染色体隐性遗传病。全身皮肤缺少色素,毛细血管扩张呈粉红色,毛发细、软,呈现白、银白或黄白色,亦可为金或红茶色,或具特征性的眼虹膜呈透明状淡灰或淡红色,眼底也无色素。因瞳孔遮光不全,受强光直射时频繁眨眼,可有眼球震颤。久之皮肤易发生日光性皮炎和角化病,甚至基底细胞癌或鳞状细胞癌。②部分性白化病,分为两类:a. 斑状白化病:皮肤和毛发局部色素缺乏,形状大小不一,边界清楚。白化呈网眼状,胸腹、上肢及面部少见。属常染色体显性遗传病。b. 眼白化病,白化仅限于眼部,皮肤毛发正常。属 X 连锁隐性遗传病。目前白化病除对症治疗外,尚无根治手段,应以预防为主。

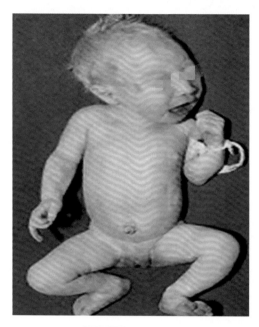

**图 12-33 白化病 1**

毛发细、软、稀少,呈黄白色

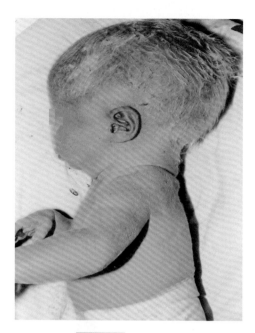

**图 12-34 白化病 2**

全身皮肤呈粉红、偏白色,毛发细、软、稀少,呈银白色

# 腹股沟疝
## (inguinal hernia)

**ICD-10 编码:K40**

**临床特征:**疝可为单侧或双侧性,以单侧多见,右侧为左侧的 2~3 倍。先天性腹股沟疝均为斜疝,可出现于腹股沟、阴囊或大阴唇,是由于腹股沟鞘状突闭锁延迟或停顿所致。新生儿剧烈哭闹时,腹股沟部即出现包块,安静后消失。随发作次数增加,包块不断向下伸展,质软,有弹性,可挤压将之还纳入腹腔。诊断应与鞘膜积液、隐睾等鉴别。可以是其他畸形综合征的一部分。6 个月内婴儿随生长发育,腹肌逐渐增强,有自愈可能;6 个月以上的婴儿需外科治疗。

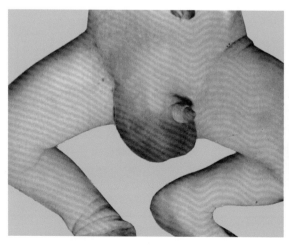

**图 12-35 右侧腹股沟疝新生儿照片 1**

右侧阴囊明显增大,阴茎阴囊缝偏向左侧

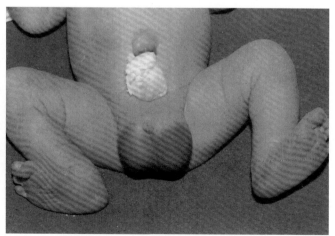

**图 12-36 双侧腹股沟疝新生儿照片 2**

双侧阴囊明显增大

# 脐疝
## (umbilical hernia)

**ICD-10 编码:K42**

**临床特征:**由于脐部发育缺陷脐环未闭合,或脐带脱落后脐带根部组织与脐环粘连愈合不良,在腹内压力增高的情况下,肠管等经脐部薄弱处突出形成脐疝。脐部可复性肿块是最重要的临床表现,尤其在婴儿啼哭时更为明显,一般无其他症状。由于婴儿腹壁及疝环均较柔软,嵌顿甚为罕见。小型脐疝无需外科治疗。

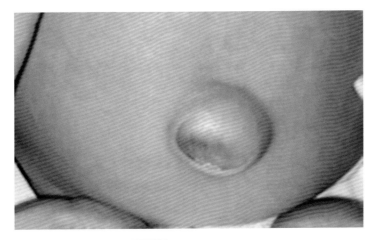

**图 12-37** 脐疝新生儿照片
脐部膨出物较小,表面覆盖正常皮肤

# 参考文献

1. 秦怀金,朱军.中国出生缺陷防治报告.北京:人民卫生出版社,2017.

2. 李胜利,朱军.简明胎儿畸形产前超声诊断学.北京:人民军医出版社,2014.

3. 李胜利.胎儿畸形产前超声与病理解剖图谱.北京:人民军医出版社,2013.

4. 李胜利,罗国阳.胎儿畸形产前超声诊断学.第2版.北京:人民军医出版社,2017.

5. 李胜利.产科超声检查.北京:人民军医出版社,2008.

6. 李胜利.胎儿畸形超声诊断图谱.广州:广东语言音像出版社,2003.

7. 朱军.孕妇指南-预防胎儿出生缺陷.成都:成都时代出版社,2017.

8. 朱军,王和.增补小剂量叶酸预防神经管缺陷.成都:成都时代出版社,2008.

9. 李竹.出生缺陷防治.北京:科学出版社,2010.

10. MARKIEWICZ M,ABRAHAMSON E.新生儿学诊断彩色图谱.王谨,译.天津:天津科技翻译出版公司,2006.

11. 杜德克.胚胎学.史小林,译.北京:中信出版社,2004.

12. 魏克伦,魏兵,于军.出生缺陷与精准医疗.北京:科学出版社,2020.

13. LARRY R.COCHARD.奈特人体胚胎学彩色图谱.高英茂,译.北京:人民卫生出版社,2004.

14. KENNETH LYONS JONES.SMITH人类先天性畸形图谱.傅松,主译.北京:人民卫生出版社,2007.

15. 黄澄如.实用小儿泌尿外科学.北京:人民卫生出版社,2006.

16. 朱晓东,张宝仁.心脏外科学.北京:人民卫生出版社,2007.

17. 洪伟光,王炜.手部先天性畸形.北京:人民卫生出版社,2004.

18. CONSTANTINE MAVROUDIS,CARL L.BACKER.小儿心脏外科学.刘锦纷,孙彦隽主译.世界图书出版公司,2014.

19. TAYLOR S,RAFFLES A.儿科诊断彩色图谱.刘戈,张秋枫,译.天津:天津科技翻译出版公司,2006.

20. 谢幸,孔北华,段涛.妇产科学.9版.北京:人民卫生出版社,2018.

21. 李松.出生缺陷诊断图谱.北京:北京医科大学出版社,2002.

22. 邱蔚六.口腔颌面外科学.北京:人民卫生出版社,2008.

23. 皮昕.口腔解剖生理学.北京:人民卫生出版社,2007.

24. 刘权章.临床遗传学彩色图谱.北京:人民卫生出版社,2006.

25. 杨培增,范先群.眼科学.北京:人民卫生出版社,2018.

26. 吴建清,徐冶.人体解剖学与组织胚胎学.北京:人民卫生出版社,2018.

27. 赵辨.中国临床皮肤病学.南京:江苏科学技术出版社,2017.

28. 秦泗河.小儿矫形外科.北京:北京大学医学出版社,2007.

29. 潘少川.实用小儿骨科学.北京:人民卫生出版社,2016.

30. 邵肖梅,叶鸿瑁,丘小汕.实用新生儿学.5版.北京:人民卫生出版社,2019.

31. GABRIELE MASSELLI.胎儿与妊娠期母体疾病磁共振成像.尹训涛,陈伟,蔡萍,王荣品,主译.北京:北京大学医学出版社,2020.

32. N.REED DUNNICK,JEFFREY H.NEWHOUSE,RICHARD H.COHAN,et al.泌尿生殖系统影像诊断学.

陈涓,姜蕾,主译. 北京:中国科学技术出版社,2019.

33. XIMENA WORTSMAN,GREGOR B. E. JEMEC. 皮肤疾病超声诊断学临床诊断、超声图像与病理对照. 卢漫,邹先彪,译. 北京:科学出版社(中国),2020.

34. ENID GILBERT-BARNESS,DIANE DEBICH-SPICER,MARK WILLIAMS,et al. Embryo and Fetal pathology. New York:United States of America by Cambridge University Press,2004.

35. STEVENSON RE,HALL JG. Human malformations and related anomalies,second edition. Oxford:Oxford University Press,2006.

36. BRYNN LEVY. Prenatal Diagnosis. New York:Humana Press,2018.

37. HELLER,MARTIN JOHANNES. Ultrasound of Congenital Fetal Anomalies. Boca Raton:CRC Press,2020.

# 附录：

# 出生缺陷监测医院名录（1986—2020 年）

详见二维码资源。

出生缺陷监测医
院名录（1986—
2020 年）

# 中英文对照索引